高等院校教材

供本科护理学类专业使用

常见病证中西医护理临床思维训练

主　编　李春艳　罗尧岳

副主编　陈偶英　彭丽丽　霍　依　朱　伟

编　委　（按姓名汉语拼音排序）

贲定严（湖南中医药大学护理学院）　　林　奕（湖南中医药大学第一附属医院）

卜兰兰（湖南中医药大学医学院）　　　凌　智（湖南中医药大学中医学院）

陈偶英（湖南中医药大学护理学院）　　刘朝圣（湖南中医药大学第一附属医院）

段丽娜（湖南中医药大学第二附属医院）　罗尧岳（湖南中医大学发展规划与医院管理处）

冯晓琳（湖南中医药大学护理学院）　　彭丽丽（湖南中医药大学护理学院）

黄　河（湖南中医药大学护理学院）　　吴　湘（湖南中医药大学资产与实验室管理处）

霍　依（湖南中医药大学护理学院）　　伍永慧（湖南中医药大学护理学院）

晋溶辰（湖南中医药大学护理学院）　　杨金花（湖南中医药大学护理学院）

雷晓红（湖南中医药大学第二附属医院）　杨　艳（湖南中医药大学护理学院）

李春艳（湖南中医药大学护理学院）　　朱　伟（湖南中医药大学医学院）

梁百慧（湖南省中西医结合医院）

编写秘书　徐彬斌（湖南中医药大学护理学院）

北京大学医学出版社

CHANGJIAN BINGZHENG ZHONGXIYI HULI LINCHUANG SIWEI XUNLIAN

图书在版编目（CIP）数据

常见病证中西医护理临床思维训练 / 李春艳，罗尧岳主编. -- 北京：北京大学医学出版社，2024. 12.
ISBN 978-7-5659-3284-7

Ⅰ. R47

中国国家版本馆CIP数据核字第2024SR8436号

常见病证中西医护理临床思维训练

主　　编：李春艳　罗尧岳
出版发行：北京大学医学出版社
地　　址：(100191) 北京市海淀区学院路38号 北京大学医学部院内
电　　话：发行部 010-82802230；图书邮购 010-82802495
网　　址：http：//www.pumpress.com.cn
E - m a i l：booksale@bjmu.edu.cn
印　　刷：北京溢漾印刷有限公司
经　　销：新华书店
责任编辑：孙敬怡　　责任校对：靳新强　　责任印制：李　啸
开　　本：850 mm×1168 mm　1/16　　印张：15　　字数：433千字
版　　次：2024年12月第1版　2024年12月第1次印刷
书　　号：ISBN 978-7-5659-3284-7
定　　价：58.00元

版权所有，违者必究
（凡属质量问题请与本社发行部联系退换）

主编简介

湖南中医药大学护理学院副院长，硕士研究生导师。兼任中国生命关怀协会人文护理专业委员会常务委员、中国老年学和老年医学学会护理和照护分会委员、湖南省医学教育科技学会第三届护理教育专业委员会副主任委员、湖南省健康管理学会阿尔茨海默症健康管理专业委员会副主任委员、湖南省护理学会安宁疗护专业委员会副主任委员。曾入选首届"湖南省121创新人才培养工程"，获"湖南省普通高校青年教师教学能手""湖南省普通高校青年骨干教师""湖南省芙蓉百岗明星""湖南省课程思政教学名师"等荣誉称号。

主要从事护理教育、老年护理研究，主持国家社科基金1项、省部级以上科研项目15项。发表论文70余篇，其中SCI、EI、CSCD、中文核心论文20篇。出版学术著作3部，主编、参编教材15部。曾获第十二届湖南省高等教育教学成果奖二等奖1项，湖南省医学教育科技创新奖三等奖1项，市级社会科学优秀成果奖一等奖、三等奖各1项，湖南省自然科学优秀学术论文三等奖1项，市级自然科学优秀学术论文二等奖2项、三等奖1项。获第十五届全国多媒体课件大赛三等奖2项，湖南省普通高校教师教学创新大赛二等奖1项，湖南省微课大赛二等奖3项。

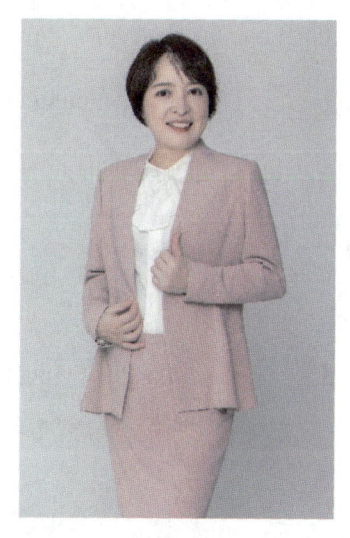

李春艳

湖南中医药大学教授，博士研究生导师；湖南中医药大学发展规划与医院管理处处长，国家级一流本科专业建设点负责人；兼任虚拟仿真实验教学创新联盟护理学类专业工作委员会副主任委员、中国医药教育协会医药产教融合工作委员会副主任委员、世界中医药学会联合会中医诊断学专业委员会理事、全国高等学历继续教育规划教材评审委员会委员、湖南省护理学会护理理论研究专业委员会主任委员等。

主要从事常见病证中西医护理临床思维训练、中医护理导论、护理学科研方法等课程教学、研究、临床工作，具备较丰富的中医理论知识，以及临床诊疗、教学及科学研究经验。以第一作者或通讯作者发表论文60余篇，主编、副主编教材和专著20余部，获国家级教学成果奖二等奖1项、湖南省高等教育教学成果奖三等奖2项、教育部高等学校科学研究优秀成果奖自然科学奖二等奖1项、中华护理学会科技奖（科学普及奖）1项、湖南省自然科学奖二等奖1项等。

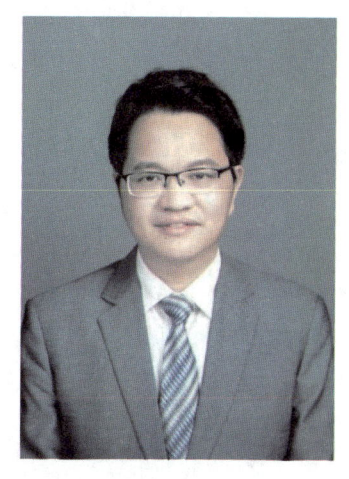

罗尧岳

前　言

2020年10月14日，时任教育部高等教育司司长吴岩做客医学教育大讲堂，提出要加快培养适应健康新需求的"大爱无疆，尚德精术"的护理人才。《护理学类专业教学质量国家标准》中明确提出护理学类专业本科生需"具有运用多学科知识进行护理评估、制订护理计划并对护理对象实施整体护理的基本能力"，以及"具有初步运用评判性思维和临床决策的能力"。而高等中医药院校护理学类专业学生，在此基础上还应具备一定的中医辨证思维能力和在中医理论指导下对临床各科常见病证进行辨证施护的能力。

本教材突出"以学生为中心"，坚持"成果导向"，以临床常见病证为主线，运用典型案例模拟临床真实情境，引导学生在中西医护理理论指导下，对案例进行系统分析，并根据患者病情制定中西医结合的个性化护理方案，系统培养学生中西医结合的护理临床思维及中西医护理常用操作技术的应用能力。教材内容分为11章，第一章为绪论，主要介绍护理临床思维的概念及内涵、课程性质、课程目标、课程学习内容、护理临床思维的训练方法等。第二章至第十一章依次围绕肝衰竭、脑出血、心绞痛、带状疱疹、糖尿病、慢性阻塞性肺疾病、乳腺癌、多囊卵巢综合征、小儿肺炎、急性阑尾炎10个模块展开。每一模块分为两节，其中第一节以临床中西医结合典型案例为主线，从中西医不同角度，系统分析患者的中西医诊断及其诊断依据、病因与发病机制，以及中西医治疗原则，结合案例介绍中西医结合护理评估的内容，分析其护理问题，针对护理问题提出中西医结合的护理措施，并结合患者病情变化训练学生的中西医结合护理临床思维。第二节结合案例指导学生开展中西医护理技能的综合训练，强化学生对中西医护理技能的综合运用能力。全书内容全面、简洁明了，每章均设有学习目标及课程思政模块，并在书后附有常见中西医护理技能的操作标准，有助于综合训练读者的中西医护理临床思维及护理技能，以提升其在临床中系统分析和解决实际问题的能力。

本教材适用范围广，不仅可供护理学类专业本科学生使用，还可供相关专业的研究生、继续教育学生使用，也可作为护理教育工作者从事教学的参考书，以及广大临床护理工作者学习、进修提高的辅导教材。本教材主要由湖南中医药大学及附属医院的20余位教师组成的跨学科团队编写而成，融合了所有编者的智慧和多年的教学经验。教材编写在体现护理新理念的基础上，注重体现知识的时代性。但受水平限制，教材编写仍存在不足和疏漏之处，恳请广大读者批评指正。

李春艳　罗尧岳
2024年12月

目 录

- 第一章 绪论 ·· 1
  - 一、护理临床思维的概念及内涵 ··· 1
  - 二、课程性质 ·· 4
  - 三、课程目标 ·· 4
  - 四、课程学习内容 ·· 5
  - 五、护理临床思维的训练方法 ·· 5
  - 六、护理临床思维的评价 ··· 6

- 第二章 肝衰竭中西医护理临床思维与技能综合训练 ································ 8
  - 第一节 肝衰竭中西医护理临床思维训练 ··· 8
    - 一、案例解析 ··· 9
    - 二、肝衰竭的中西医结合护理 ··· 13
    - 三、病情变化及护理 ·· 15
  - 第二节 肝衰竭中西医护理技能综合训练 ·· 18
    - 一、训练目标 ·· 18
    - 二、训练流程 ·· 19

- 第三章 脑出血中西医护理临床思维与技能综合训练 ······························ 23
  - 第一节 脑出血中西医护理临床思维训练 ·· 23
    - 一、案例解析 ·· 24
    - 二、脑出血的中西医结合护理 ··· 28
    - 三、病情变化及护理 ·· 32
  - 第二节 脑出血中西医护理技能综合训练 ·· 38
    - 一、训练目标 ·· 38

二、训练流程 …………………………………………………………………………… 39

◆ **第四章　心绞痛中西医护理临床思维与技能综合训练** …………………………… 45
　第一节　心绞痛中西医护理临床思维训练 ………………………………………… 45
　　一、案例解析 …………………………………………………………………………… 46
　　二、心绞痛的中西医结合护理 ………………………………………………………… 51
　　三、病情变化及护理 …………………………………………………………………… 55
　第二节　心绞痛中西医护理技能综合训练 ………………………………………… 60
　　一、训练目标 …………………………………………………………………………… 61
　　二、训练流程 …………………………………………………………………………… 61

◆ **第五章　带状疱疹中西医护理临床思维与技能综合训练** ………………………… 67
　第一节　带状疱疹中西医护理临床思维训练 ……………………………………… 67
　　一、案例解析 …………………………………………………………………………… 68
　　二、带状疱疹的中西医结合护理 ……………………………………………………… 71
　　三、病情变化及护理 …………………………………………………………………… 72
　第二节　带状疱疹中西医护理技能综合训练 ……………………………………… 75
　　一、训练目标 …………………………………………………………………………… 75
　　二、训练流程 …………………………………………………………………………… 75

◆ **第六章　糖尿病中西医护理临床思维与技能综合训练** …………………………… 80
　第一节　糖尿病中西医护理临床思维训练 ………………………………………… 80
　　一、案例解析 …………………………………………………………………………… 81
　　二、糖尿病的中西医结合护理 ………………………………………………………… 85
　　三、病情变化及护理 …………………………………………………………………… 88
　第二节　糖尿病中西医护理技能综合训练 ………………………………………… 92
　　一、训练目标 …………………………………………………………………………… 93
　　二、训练流程 …………………………………………………………………………… 93

◆ **第七章　慢性阻塞性肺疾病中西医护理临床思维与技能综合训练** ……………… 98
　第一节　慢性阻塞性肺疾病中西医护理临床思维训练 …………………………… 98

一、案例解析 ··· 99
　　二、慢性阻塞性肺疾病的中西医结合护理 ······································ 106
　　三、病情变化及护理 ··· 109
　第二节　慢性阻塞性肺疾病中西医护理技能综合训练 ······························ 114
　　一、训练目标 ·· 115
　　二、训练流程 ·· 115

第八章　乳腺癌中西医护理临床思维与技能综合训练 ································ 121
　第一节　乳腺癌中西医护理临床思维训练 ·· 121
　　一、案例解析 ·· 122
　　二、乳腺癌的中西医结合护理 ··· 127
　　三、病情变化及护理 ··· 130
　第二节　乳腺癌中西医护理技能综合训练 ·· 132
　　一、训练目标 ·· 133
　　二、训练流程 ·· 133

第九章　多囊卵巢综合征中西医护理临床思维与技能综合训练 ····················· 138
　第一节　多囊卵巢综合征中西医护理临床思维训练 ································ 138
　　一、案例解析 ·· 139
　　二、多囊卵巢综合征的中西医结合护理 ··· 144
　　三、病情变化及护理 ··· 148
　第二节　多囊卵巢综合征中西医护理技能综合训练 ································ 151
　　一、训练目标 ·· 151
　　二、训练流程 ·· 152

第十章　小儿肺炎中西医护理临床思维与技能综合训练 ····························· 155
　第一节　小儿肺炎中西医护理临床思维训练 ··· 155
　　一、案例解析 ·· 156
　　二、支气管肺炎的中西医结合护理 ·· 159
　　三、病情变化及护理 ··· 161
　第二节　小儿肺炎中西医护理技能综合训练 ··· 165

一、训练目标 ·· 165
　　二、训练流程 ·· 166

◆ **第十一章　急性阑尾炎中西医护理临床思维与技能综合训练** ············· 170
　第一节　急性阑尾炎中西医护理临床思维训练 ································ 170
　　一、案例解析 ·· 171
　　二、急性阑尾炎的中西医结合护理 ·· 173
　　三、病情变化及护理 ··· 175
　第二节　急性阑尾炎中西医护理技能综合训练 ······························ 177
　　一、训练目标 ·· 178
　　二、训练流程 ·· 178

◆ **附录　常见中西医护理技能操作标准** ··· 182

◆ **主要参考文献** ·· 227

第一章 绪 论

随着社会经济的发展和医学模式的转变，护士在临床护理工作中不仅要能正确地执行医嘱，还需要发挥自身的主观能动性，学会独立思考，正确判断，做出科学的护理决策，这就要求护士具备科学严谨的护理临床思维能力，才能在不断变化的临床护理工作中做到有条不紊、科学高效。如何培养护士的临床思维能力已成为当前护理教育和实践中的热点问题。

一、护理临床思维的概念及内涵

1. 护理临床思维的概念 护理临床思维是指运用理论、智力和经验对患者现存的或潜在的护理问题进行综合分析、判断和执行护理措施的决策能力，是护理人员在临床护理工作中对患者健康状况的评估、诊断、护理和预防过程进行综合分析、判断的思维过程和思维活动。

2. 护理临床思维的内涵 国外专家提出临床思维能力主要是由批判性思维能力和临床逻辑推理能力组成。国内学者认为护理临床思维主要包括**批判性思维**、**系统思维**、**逻辑思维**、**循证思维**等方面。

（1）批判性思维（critical thinking，CT）：既是一种思维过程，又是一种能力素质，是个体在复杂的情境中，能灵活地运用已有的知识和经验，对问题及其解决方法进行选择、识别、假设，在反思基础上分析、推理，做出合理判断和正确取舍的高级思维方法及形式。全球医学教育最基本要求（global minimum essential requirements in medical education，GMER）规定批判性思维是医学生应该具备的基本能力之一。

（2）系统思维：是一种逻辑抽象能力。系统思维有别于创造思维或形象思维等本能思维，是以系统论为基本模式的思维形态，是对事物的整体观，能简化人们对事物的认知。系统思维的特点有整体性、结构性、立体性、动态性、综合性。其中整体性存在于系统思维过程的始终。系统思维方法是现代科学思维的重要方法之一，也是临床护理质量的重要保障及评价护士素质的重要指标。

（3）逻辑思维：是人们在认识过程中借助于概念、判断、推理反映现实的过程。是用科学的抽象概念、范畴揭示事物的本质，表达认识现实的结果。其中包括概念、判断、推理等思维形式和比较、分析、综合、抽象、概括等方法，学会应用归纳、类比、演绎等推理方法。意大利萨莱诺创建的西方最早的医科大学的条例中，就指出"除非学生们先前已经在逻辑方面打好了基础，就不能期望他们去学习医学科学"。他们决定："若不事先学三年逻辑，不得学习医学"。可见早就有人对逻辑思维能力培养对医学工作者的重要性有深刻的认识。而临床思维就是建立在其基础之上的思维方法，逻辑思维的掌握程度反映着临床思维的水平，反映着认识疾病的水平。

（4）循证思维：循证医学的核心思想是审慎、明确、明智地将最新的最佳证据与临床情境、专业判断和患者偏好及需求结合，做出临床决策，解决临床实践中的问题。循证医学已经逐渐发展成为一门科学。循证护理是护理人员在计划护理活动过程中，审慎地、明确地、明智地将科研结论与临床经验、患者愿望相结合，获取证据，作为临床护理决策依据的过程，是高级护理实践专门人才的核心能力之一。循证思维是针对临床问题开展辩证分析、逻辑推理、科学获取有效的证据，并结合临床问题、科研结论、专业判断和患者需求做出合理决策、理性抉择的过程，是对疾病诊疗和照护做出最佳决策的一种思维方式，其关键在于如何获取证据、评估证据和应用证据。循证护理能力是护士在完成循证护理实践活动过程中，为履行全部工作角色而具备的循证护理知识、技能、判断力、态度和价值观的整合，具体由护理问题识别能力、文献检索及评价能力、文献结果汇总能力、证据传播能力、证据应用情境评估能力、团队构建及协作能力、循证护理方案实施能力及证据应用效果评价能力8个方面组成。

（5）预见性思维：预见性护理是护士运用护理程序对患者进行全面综合的分析判断，提前预知护理风险，及时采取有效的措施，避免护理并发症、意外等情况的发生，提高护理质量和患者满意度。预见性护理即超前护理，是现代护理发展的新理念。预见性思维就是人们根据事物发展的特点、方向、趋势所进行的预测推理的一种思维能力，是思维能动性的表现。预见性思维的核心是在质疑和探究基础上的一种深化的认知过程。预见性思维能力有助于提高护士独立思考与钻研的能力；保证护士进行安全、有效的护理行为；调动护士的积极性，体现护士的自身价值；使护理工作由被动变为主动，体现护理专业价值。

（6）创新性思维：是主体在强烈的创新意识驱使下，通过发散思维和集中思维，运用直觉思维和逻辑思维，借助形象思维和抽象思维等思维方式，对头脑中的知识、信息进行新的思维加工组合，形成新的思想、新的观点、新的理论的思维过程。或者说，凡是运用独特、新颖的思维方式来解决问题的思维均属于创新性思维。常用的创新性思维包括逆向思维、侧向思维、求异思维、类比思维、综合（集中）思维、发散（扩散）思维、顿悟（灵感）思维等方式。

3. 中医护理临床思维的概念及内涵 中医护理临床思维是指在中医护理实践中所运用的一种思考方式和方法。它包括对患者的整体性观察、辨证施护、调理防病等方面的思维过程，具有中医传统理论的特色和原则。中医护理临床思维强调整体观、辨证施护、调理防病等中医特色，为患者提供更全面、个性化的护理服务，是护士将中医临床护理知识与临床实践相结合的桥梁。因此培养正确的中医护理临床思维是中医临床护理学的教学任务之一。**中医护理临床思维的最主要的特点是整体观和辨证施护。**

（1）**整体观**：中医学具有完整的理论体系，在这一独特理论体系中，有一个基本特点，即整体观念。整体，就是统一性和完整性。中医学认为，人体是一个有机整体，构成人体的各部分之间在结构上是不可分割的，在功能上是相互协调的、相互为用的，在病理上是可以相互影响的；同时也认识到人体与自然环境的统一性，人类在能动地适应自然和改造自然的斗争中，维持着机体正常的生命活动。这种内外环境的统一性、机体自身完整性的思想，称为整体观念。整体性是中医思维的最突出特征，是中医学对人体疾病诊断、施治的出发点。中医学的整体观念包括以下两个方面的内容。

1）人体是一个有机的整体：人体是由许多的组织器官所构成的，脏腑、经络、整肢体、孔窍和气血津液等虽各有不同的生理功能，但都不是孤立的，而是相互联系的。从而形成了一个以五脏为中心，配合六腑，联系五体、五官、九窍的五大系统，并通过纵横广泛分布的经络，贯通内外上下，运行气血津液，滋养并调节各组织器官的活动。所以说人是一个有机的整体。

2）人与自然界的统一性：人与自然界存在着密切的联系。人类生活在自然界中，自然界存在着人类赖以生存的必要条件。同时，自然界的变化，如季节气候、昼夜晨昏、地理环境不同等，直接或间接地影响人体，而机体则相应地产生反应。属于生理范围内的，即是生理的适应性反应；超越了这个范围，即是病理性反应。由于人与自然界存在着既对立又统一的关系，所以因时、因地、因人制宜，也就成为中医治疗学上的重要原则。

(2) **辨证施护**：中医辨证施护，是运用中医学理论和中医临床思维方法，阐述临床各科常见病证的临床症状、病因病机、治护原则、护理措施及健康教育等内容的一门学科。辨证施护原则是临床护理疾病时所必须遵循的基本原则，主要有护病求本、调整阴阳、扶正祛邪、同病异护与异病同护和三因制宜。

1) **护病求本**：本与标是相对的概念，用以说明病变过程中矛盾的主次关系。标即现象，本即本质；本是主要矛盾，标是次要矛盾。施护原则一般是先护治本，后护治标，即所谓"治病必求其本"，但在疾病发展过程中，标病转为主要矛盾时就有急则护治其标、缓则护治其本、标本同护治的不同。掌握疾病的标本就能分清施护的主次缓急原则。护病求本，就是在护理疾病时，必须寻找出疾病的根本原因，抓住疾病的本质，并针对疾病的根本病因进行护理。护病求本是中医护理中最基本的原则。

2) **调整阴阳**：阴阳的相对平衡维持着人体正常的生命活动过程，疾病的发生，从根本上说是阴阳的相对平衡遭到破坏，出现了偏盛偏衰的结果。因此，调整阴阳，恢复阴阳的相对平衡，是临床护理的根本法则之一。调整阴阳是针对机体阴阳偏盛偏衰的变化，采取损其有余、补其不足的原则，使阴阳恢复到相对平衡的状态。调整阴阳，可以概括为损其偏盛和补其偏衰两大类。如寒病用温热法，热病用清凉法，虚证用补法，实证用泻法。阴虚内热就要滋阴清热，外感发热就解表散热等。

3) **扶正祛邪**：扶正指采用益气、养血、滋阴、助阳等有助于扶持补益正气的护理方法；祛邪指采用如发表、攻下、渗湿、利水、消导、化瘀等有助于祛除病邪的护理手段。疾病的过程是正气与邪气相争的过程，邪胜于正则病进，正胜于邪则病退。临床施护过程中，扶持正气有助于抗御、祛除病邪，而祛除病邪有助于保存正气和正气的恢复。因此，扶正祛邪的护理原则旨在改变邪正双方力量的对比，使之有利于疾病向痊愈转化。在一般情况下，扶正适用于正虚邪不盛的病证，而祛邪适用于邪实而正虚不甚的病证，扶正祛邪同时并举，适用于正虚邪实的病证，但具体应用时，应分清以正虚为主，还是以邪实为主。正虚较急重者，应以扶正为主，兼顾祛邪；邪实较急重者，则以祛邪为主，兼顾扶正。若正虚邪实以正虚为主，正气过于虚弱不耐攻伐，兼以祛邪反而更伤其正，则应先扶正后祛邪；若邪实正不甚虚，或虽邪实正虚，兼以扶正反会助邪，则应先祛邪后扶正。总之，应以扶正不留邪、祛邪不伤正为原则。

4) **同病异护与异病同护**：同病异护是指同一种疾病，由于发病时间、地区及患者机体的反应性不同，或处于不同的发展阶段，所表现的证候不一样，通过辨证分析，给予不同的护理方法。如咳嗽有外感咳嗽和内伤咳嗽之别，外感咳嗽以祛邪为主，内伤咳嗽则以补虚为主。异病同护是指不同的疾病在发展过程中出现同一性质的证候，往往采用相同的护理方法。如久痢脱肛和子宫下垂（中气下陷的证候）的根本原因都是中气不足，则采用一样的护治法则，即升提中气。

5) **三因制宜**：疾病的发生、发展受多方面因素影响，如时令、气候、地理环境等，尤其是个体体质因素对疾病影响更大。因此，在护理疾病时不能固守一法，必须根据季节、气候、地区，患者的体质、年龄等不同特点而选用不同的护理方法。这种因人、因时、因地制宜的施护原则简称三因制宜。强调具体问题具体分析，是辨证施护原则性与灵活性相结合的施护原则。

4. 中西医结合护理临床思维的概念及内涵 中西医结合护理临床思维是一种综合性的医疗和护理方法，将中医和西医两种医学体系的理念、知识、技术和方法融合在一起，以全面、个体化的方式来理解、评估和处理患者的健康问题。这种思维方式强调综合运用中医和西医的理论，根据患者的生理、病理、心理和社会因素，制订中西医结合的护理计划和干预措施，旨在促进患者的康复和健康。中西医结合护理临床思维强调整体观念、个体化护理、预防为主、辨证施护等原则，以提供更综合、更具针对性的护理服务。

二、课程性质

"常见病证中西医护理临床思维训练"课程以临床常见病证为主线,应用综合案例模拟临床真实情境,在中西医护理理论指导下,运用中西医护理临床思维,对案例进行分析,提出中西医结合的个性化护理方案,并通过综合性和设计性实验项目的开展,巩固中西医护理常用操作技术,培养学生在真实情境下运用所学知识处理临床问题的能力、团队合作能力及中西医护理临床思维能力。

三、课程目标

"常见病证中西医护理临床思维训练"课程突出以"学生为中心"、坚持"成果导向",通过本课程学习,学生能识记肝衰竭、脑出血、心绞痛、带状疱疹、糖尿病、慢性阻塞性肺疾病(COPD)等常见病证相关的中西医护理的基本知识,能综合运用中西医护理常用操作技术,具备一定的中西医结合护理临床思维,能与患者进行有效的沟通与交流,能针对患者具体情况,运用跨学科知识对患者实施系统化整体护理,同时坚定理想信念,激发家国情怀,热爱中医护理事业,提升职业素养和文化素养,养成科学精神。

1. 知识目标

(1) 复述肝衰竭、脑出血、心绞痛、糖尿病、带状疱疹、COPD 等常见疾病的护理评估的内容。

(2) 阐述肝衰竭、脑出血、心绞痛、糖尿病、带状疱疹、COPD 等常见疾病的发病机制及病因病机。

(3) 比较肝衰竭、脑出血、心绞痛、糖尿病、带状疱疹、COPD 等常见疾病的中西医诊断及治疗要点。

2. 能力目标

(1) 能针对肝衰竭、脑出血、心绞痛、糖尿病、带状疱疹、COPD 等常见疾病提出常见护理问题。

(2) 能针对肝衰竭、脑出血、心绞痛、糖尿病、带状疱疹、COPD 等常见疾病的护理问题,采取相应的中西医结合的护理措施。

(3) 能根据患者病情应用常用的中西医护理技术操作。

(4) 具备一定的中西医结合的护理临床思维能力、整体护理实践能力。

3. 素质目标

(1) 坚定理想信念,培养正确的世界观和人生观,坚定共产主义理想和建设中国特色社会主义信念,成为一个有理想、有本领、有担当的新时代中国青年,做新时代的社会主义建设者和接班人。

(2) 激发家国情怀,培育爱党、爱国、爱社会主义、爱人民、爱集体的意识,关爱生命,坚持生命至上、人民至上的意识,培养敬佑生命、救死扶伤、甘于奉献、大爱无疆的医者精神。

(3) 对护理学科有正确认识,对其发展具有责任感,初步形成以维护和促进人类健康为己任的专业价值观,树立大卫生、大健康和预防为主的理念。

(4) 尊重护理对象的价值观、文化习俗、个人信仰和权利,平等、博爱,体现人道主义精神和全心全意为护理对象的健康服务的专业精神,具备实施健康中国战略的责任感与使命感。

(5) 具有追求慎独修养、严谨求实、探索创新、艰苦奋斗的工作态度和符合职业道德标准的职业行为,培养科学精神。

（6）增强法治意识，树立依法行护的法律观念，遵从医疗护理相关法规，自觉将专业行为纳入法律和伦理允许的范围内，具有运用相关法规保护护理对象和自身权利的意识。

（7）尊重同事和其他卫生保健专业人员，具有良好的团队精神和跨学科合作的意识。

（8）热爱中医护理事业，能正确认知、传承和发展中医药文化的意义以及中医护理学科的性质与内涵，并具有为其发展做出努力的责任意识；能学习运用中医护理知识和技能，具有维护与促进民众健康的职业责任。

四、课程学习内容

本书选择了肝衰竭、脑出血、心绞痛、带状疱疹、糖尿病、慢性阻塞性肺疾病、乳腺癌、多囊卵巢综合征、小儿肺炎、急性阑尾炎共10个临床常见疾病，以临床中西医结合典型案例为主线，从中西医不同角度对案例进行系统分析，分析患者中西医诊断及其诊断依据、病因与发病机制，阐述中西医治疗原则，中西医结合护理评估的内容，提出护理问题，针对护理问题提出中西医结合的护理措施，并结合患者病情变化训练学生中西医结合的护理临床思维。同时结合案例指导学生开展中西医护理技能的综合训练，强化学生对中西医护理技能的综合运用能力。同时，本书还整理了常见中西医护理技能的操作标准，为学生开展护理技能综合训练提供参考。

五、护理临床思维的训练方法

1. 案例教学法（case-based teaching，CBT） 由美国商学院20世纪初倡导，是教师根据教学目标要求，通过提供一个典型病例，让学生置身于一个特定的教学情景之中。然后在教师指导下，学生借助案例中的信息，运用所掌握的基本理论去分析、解决问题的一种教学方法。学生在学习过程中应用案例教学，激发学习兴趣，培养创新思维、逻辑思维。目前，世界高等医学教育的改革趋势之一就是让学生早期接触临床，在临床医学教育过程中加强对医学生实践能力的培养。案例教学法是临床实践活动的真实模拟，它是以病例为先导的学习，既可巩固理论知识，又能充分调动学生积极性，提高学生分析、解决实际问题的能力，有助于培养学生临床思维能力。

2. 基于问题的学习（problem-based learning，PBL） 是培养医学生临床思维能力的一种重要方法，目的是培养学生如何发现问题、分析问题并解决问题的能力。由美国神经病学教授Barrows于1969年在加拿大多伦多的麦克马斯特大学（McMaster University）首创，打破了传统的医学教学模式，在西方取得良好教学效果，是西方主流教学模式之一。PBL教学模式目前已为国际上诸多医学院校采用。据WHO报告，全球目前有1700余所医学院采用PBL教学模式，且这个数目还在增加。近年来，我国部分医学院校进行了有益的探索和尝试，取得了一定的经验。这一新兴的教学模式极大地激发学生的学习兴趣，培养学生自主学习能力，提升学生综合思维和创新能力，有着传统教学法无可比拟的优越性，符合我国目前正在进行的临床医学教育综合改革对医学生培养模式的要求。PBL教学模式通常由6～8名同学、一名导师组成，学生是主体，老师是学生学习的促进者。学习围绕一个PBL课程中包含的核心知识展开思维、推理和分析，经过"提出问题→收集资料→讨论问题→解答问题→汇总分析"的过程获取医学知识。PBL提高了医学生多角度思考问题的能力，启迪智慧，促进交流，共同提高，有效合作。

3. 基于团队的学习（team-based learning，TBL） 又称为团队导向学习，是一种创新的教学策略与模式，课堂形态是将班级分为多个团队小组，以自学、思考、讨论、发表等方式学习并解决问题。团队合作学习基于以学生为中心的理念，将学习的主导权还给学生，教师的角色转化为学习的促进者与引导者，这样的教学策略与模式促进了学生团队协作精神、合作能力及自主学习能力的培养。TBL教学过程通过不同形式，实现了学生主动学习、讨论式学习和互学互教的拓展性学习，既注重学生临床技能的培养，又注重基础知识的学习，真正做到了基础理论与临床技能培养并重。另外，TBL教学法以团队协作为基础，提高了学生分析问题、解决问题的能力，以及团队合作和人际交往等综合能力。

4．模拟临床思维教学法 是指按照临床诊疗工作的思维路径，重新整合传统教材内容，通过课堂模拟教学和专题讨论的方式，调动学生综合应用基础知识分析解决临床问题的积极性，从而达到培养学生临床思维能力目标的教学方法。属于医学模拟教学的范畴。模拟临床思维教学法始于20世纪70年代，在发达国家已得到广泛推广应用。该模式要求学生在对教材知识掌握的基础上，通过课堂上模拟临床处理疾病的过程，形成综合运用基础知识来分析解决临床问题的思维能力，为书本知识和临床实践构建桥梁。模拟临床思维教学法包括患者模拟和病例模拟两种形式，目的就是从动脑和动手两方面入手，全面培养学生实际操作能力。

5．沉浸式学习 是一种通过深度参与和身临其境的方式，让学生沉浸于学科领域中的学习经历。这种学习方法通常利用虚拟现实（VR）、增强现实（AR）、模拟环境等技术，为学生创造出一种仿真、交互且真实感极高的学习环境。

6．护理病例讨论 是指由护士长或职级较高的责任组长主持，召集有关护理人员对护理有困难或护理效果不明显的病例进行讨论，通过护理讨论，尽快明确护理问题，确定下一步合理的护理方案及举措，保证患者得到及时、有效的高水平的护理。需要进行讨论的护理病例包括（病例讨论范围）：病情危重抢救病例、疑难病例、特殊和罕见病例、重大手术和新开展的手术病例，新业务、新技术及死亡病例等。护理病例讨论是培养护理临床思维的有效方法。通过讨论实际或虚构的护理病例，护理专业人员能够在小组或团队中共同分析和解决问题，从而提高临床思维水平。

7．护理教学查房 是指在护理临床专业教育中的一种教学活动，通过模拟或实际进行患者查房，让学生在实际临床环境中练习和应用所学的护理知识和技能。这种教学方法能够帮助学生将理论知识与实际护理操作相结合，培养临床护理思维能力、观察能力和问题解决能力。

六、护理临床思维的评价

护理临床思维能力的评价方式包括以下几种。

1．课程考试法 课程考试包括理论考试、床边考试、操作技能考试。以考试的形式来测量护理人员的临床思维能力不能反映其临床观察能力和应变能力，考试的成绩容易受监考老师个人经验影响，存在一定的偏差。

2．客观结构化临床考试（objective structured clinical examination，OSCE） 又称为多站式临床考试，是护理学教育以及资格考试领域评价临床能力的一种新型考试模式，它由一系列模拟临床情景的考站组成，受试者在规定时间内依次通过各个考站，对站内的标准化病人（SP）进行检查和（或）接受站内考官的提问，提出诊断结果和处理方法，并获得测试成绩。具有能从知识、技能和态度多方面对学生的临床能力进行考核的优点。

3．问卷评价法 是指通过统一设计的问卷来评价护理临床思维的方法。有学生运用批判性思维测试量表（WGCTA）、加利福尼亚批判性思维测量量表（CCTST）、循证护理实践自我效能感量表、循证护理实践障碍量表或诊断思维问卷等单一量表和问卷，来评价护理临床思维。也有学者构架了针对本科生护理临床思维的评价指标体系，该指标体系包含评判性思维能力、系统思维能力、循证思维能力、预见性思维能力、创新性思维能力5项一级指标。还有学者构建了基于护理程序的护理硕士专业学位研究生临床思维能力评价指标体系。目前，中西医结合的护理临床思维评价指标体系还有待研发。

4. 质性评价法 是指根据深度访谈、参与式观察、查询档案或记录获得的研究对象的护理临床思维的主观资料，通过分析、归类、提炼，找出某些共同特性和内涵，用文字阐述研究对象的护理临床思维能力。

综上所述，护理临床思维是护理人员岗位胜任力的核心能力之一。中西医结合的护理临床思维能力是高等中医院校护理学专业高层次人才的培养目标之一。当前，随着人们对健康的认识不断深化，单一医学体系难以满足复杂多样的健康需求。充分发挥中西医结合的优势，能为患者提供更全面、个体化的高质量护理服务。中西医护理临床思维能力提升需要系统的培训与实践，同时也需要鼓励合作与创新，以适应不断演变的医疗环境和患者的健康服务需求。

（李春艳）

第二章　肝衰竭中西医护理临床思维与技能综合训练

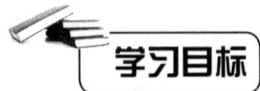

1. 知识目标
   （1）复述肝衰竭的临床表现、护理评估的内容。
   （2）阐述肝衰竭的病因病机。
   （3）比较肝衰竭的中西医诊断思路及治疗要点。
2. 能力目标
   （1）能针对肝衰竭患者的具体情况提出相应的护理问题。
   （2）能针对肝衰竭常见的护理问题，制订相应的中西医结合护理措施。
   （3）能根据患者病情实施常用的中西医护理技术操作。
   （4）具备一定的中西医结合的护理临床思维能力。
3. 素质目标

   树立热爱医学、敬畏生命、博极医源、精勤不倦、救死扶伤的高尚医德；树立中医文化自信；培养严谨求实、不断探索、勇于创新的科学精神。培养不歧视肝炎患者的职业情怀。

第一节　肝衰竭中西医护理临床思维训练

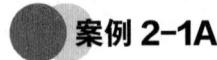

案例 2-1A

病史摘要：徐××，女性，32岁，因"身目尿黄1周，乏力2天"于2022年6月30日9：59：28由门诊以"慢性乙型病毒性肝炎中度"收住入院。

现病史：患者1周前无明显原因出现身目尿黄，当时未予诊治，症状逐渐加重，牙龈出血，2天前患者出现乏力，四肢酸软，伴胃脘部不适、呕吐、厌油，2022年6月29日至我院门诊就诊，门诊完善相关检查。乙肝五项：HBsAg（+）、HBeAg（+）、HBcAb（+），余阴性；肝功能：AST/ALT 555.10 IU/L/680.80 IU/L，A/G 43.6/35.5 g/L，TBil/DBil 232.5 μmol/L/153.6 μmol/L，TBA 165.1 μmol/L，ALP/GGT 137 U/L/161 U/L。建议患者住院诊治，患者由门诊以"慢性乙型病毒性肝炎中度"收住入院。发病以来患者精神尚可，身目尿黄，乏力，口渴，恶心、厌油，纳食差，夜寐安。小便色黄、量可，大便秘结。

个人史：无吸烟、嗜酒等不良嗜好；喜食辛辣食物，每日饮水量 300 ml 左右；作息不规律，经常熬夜；性格急躁。

既往史：有"慢性乙型病毒性肝炎"病史 10 余年，HBeAg（+），既往肝功能正常，规律年度复查，未行抗病毒治疗。

家族史：母亲有慢性乙型病毒性肝炎史，父亲体健。

体格检查：T 36.5 ℃，P 74 次/分，R 19 次/分，BP 91/59 mmHg。营养中等，神志清楚，自主体位，查体合作，双侧瞳孔等大等圆，对光反射灵敏，慢性肝病面容，皮肤及巩膜重度黄染，肝掌（+），无蜘蛛痣。余查体无明显异常。

中医望、闻、切诊：神志清楚，面色橘黄，口唇鲜红，舌体及舌下脉络正常，舌质红，舌苔黄腻，脉弦滑。

实验室检查

肝功能：ALT 732.7 IU/L，AST 528.60 IU/L，TBil 256.80 μmol/L，DBil 173.60 μmol/L，IBil 83.20 μmol/L，TBA 138.50 μmol/L，GLD 33.30 g/L，ALB 47.50 g/L；ALP 139 U/L，GGT 161.00 U/L；IgG 定量 29.24 g/L，IgM 定量 3.80 g/L；HBsAg：1981COI，HBeAg：1211COI，HBV-DNA：4.36E+07 IU/ml；凝血常规：TT 24.2 s，APTT 49.8 s，PT 25.9 s，PTA 31.2%，PT-INR 1.76，纤维蛋白原 1.17 g/L。

肝衰竭是指由多种因素引起的严重肝损害，导致合成、解毒、代谢和生物转化功能严重障碍或失代偿，出现以黄疸、凝血功能障碍、肝肾综合征、肝性脑病、腹水等为主要表现的一组临床症候群。在我国，乙型肝炎病毒是肝衰竭最常见的病因，其次为药物及肝毒性物质导致的肝损伤。根据患者有无基础肝病、诱因与发病时间间隔以及临床表现，将肝衰竭分为急性肝衰竭、亚急性肝衰竭、慢加急性（亚急性）肝衰竭和慢性肝衰竭。

肝衰竭属于中医学"黄疸""胁痛"等疾病范畴，发生的原因与外感湿邪疫毒、饮食失宜、脾胃虚寒、他病继发、砂石或虫体阻滞等因素有关，病机是湿邪困遏，脾胃运化失健，肝胆疏泄失常，胆汁泛溢肌肤。中药治疗以化湿邪、利小便为主。

一、案例解析

（一）患者中西医诊断是什么？其诊断依据有哪些？

1. 西医诊断　慢加急性肝衰竭 A 型早期，慢性乙型病毒性肝炎。

（1）**慢性乙型病毒性肝炎诊断依据**

流行病学资料：母亲有慢性乙肝史。

临床诊断：病程 10 余年，慢性肝病面容，身目尿黄，乏力，恶心，厌油，有肝掌。

病原学诊断：HBsAg 1981COI，HBeAg 1211COI，HBV-DNA 4.36E+07 IU/ml，ALT 732.7 IU/L。

（2）**慢加急性肝衰竭 A 型早期诊断依据**

临床诊断：该患者有慢性肝炎 10 余年，1 周前无明显原因出现身目尿黄，当时未予诊治，症状逐渐加重，牙龈出血。2 天前患者出现乏力，四肢酸软，伴胃脘部不适、呕吐、厌油。血清 TBil 256.80 μmol/L，PTA 31.2%，PT-INR 1.76，符合慢加急性肝衰竭诊断标准。

分型：该患者是在慢性非肝硬化肝病基础上发生的慢加急性肝衰竭，属于 A 型。

分期：该患者皮肤及巩膜重度黄染，牙龈出血，乏力，四肢酸软，伴胃脘部不适、呕吐、厌油，血清 TBil 256.80 μmol/L，PTA 31.2%，PT-INR 1.76，无并发症及其他肝外器官衰竭，目前处于早期。

2．中医诊断 病名：黄疸；证型：湿热内蕴证。

证型分析：湿热内蕴。

主症：身目尿黄，乏力，口渴，恶心、厌油，纳食差，小便色黄，大便秘结；舌质红，舌苔黄腻，脉弦滑。

证候分析：湿热熏蒸，困遏脾胃，壅滞肝胆，胆汁泛溢，故见身目黄如橘色，口渴；湿热蕴结，脾胃运化失健，气机阻滞，见纳差，恶心；湿热下注，腑气不通，则小便黄，大便秘结；舌红、苔黄腻、脉弦滑均为湿热熏蒸之象。

（二）何为慢加急性肝衰竭？其病因与发病机制是什么？

慢加急性（亚急性）肝衰竭是指在慢性肝病基础上，短期内出现急性肝功能失代偿和肝衰竭的临床表现。短期内引起慢性肝病患者出现急性肝衰竭的诱因包括感染因素和非感染因素。感染因素包括肝炎病毒急性感染、肝炎病毒再激活（应用免疫抑制剂、停用抗病毒药或病毒学突破等）以及其他部位的感染和炎症；非感染性因素包括酒精、肝毒性药物、自身免疫性肝炎、遗传代谢性肝病、外科手术等，多发生于肝硬化或慢性肝炎基础上。

慢加急性肝衰竭的发病机制极其复杂，其发生与发展主要受致病因素和宿主两方面因素的影响。在肝衰竭的发生发展过程中，致病因素所诱发的免疫病理损伤及宿主机体的炎症反应、免疫失衡及免疫应答发挥重要作用。

（三）中医学认为该病的病因病机是什么？

1．外感时邪 外感湿浊、湿热、疫毒等时邪自口而入，蕴结于中焦，脾胃运化失常，湿热熏蒸于脾胃，累及肝胆，以致肝失疏泄，胆液不循常道，随血泛溢，外溢肌肤，上注眼目，下流膀胱，使身目尿俱黄，而成黄疸。若疫毒较重者，则可伤及营血，内陷心包，发为急黄。

2．饮食所伤 饥饱失常或嗜酒过度，皆能损伤脾胃，以致运化功能失职，湿浊内生，随脾胃阴阳盛衰或从热化或从寒化，熏蒸或阻滞于脾胃肝胆，致肝失疏泄，胆液不循常道，随血泛溢，浸淫肌肤而发黄。如《金匮要略·黄疸病脉证并治》曰："谷气不消，胃中苦浊，浊气下流，小便不通……身体尽黄，名曰谷疸。"

3．脾胃虚弱 素体脾胃虚弱，或劳倦过度，脾伤失运，气血亏虚，久之肝失所养，疏泄失职，而致胆液不循常道，随血泛溢，浸淫肌肤，发为黄疸。若素体脾阳不足，病后脾阳受伤，湿由内生而从寒化，寒湿阻滞中焦，胆液受阻，致胆液不循常道，随血泛溢，浸淫肌肤，也可发为黄疸。

4．其他病因 肝胆结石、积块瘀阻胆道，胆液不循常道，随血泛溢，也可引起黄疸。

黄疸的发病，从病邪来说，主要是湿浊之邪，故《金匮要略·黄疸病脉证并治》有"黄家所得，从湿得之"的论断；从脏腑病位来看，不外脾胃肝胆，而且多是由脾胃累及肝胆。黄疸的发病是由于内外之湿阻滞于脾胃肝胆，导致脾胃运化功能失常，肝失疏泄，或结石、积块瘀阻胆道，胆液不循常道，随血泛溢而成。病理属性与脾胃阳气盛衰有关，中阳偏盛，湿从热化，则致湿热为患，发为阳黄；中阳不足，湿从寒化，则致寒湿为患，发为阴黄。至于急黄则为湿热夹时邪疫毒所致，也与脾胃阳气盛衰相关。不过，正如《丹溪心法》所言："疸不用分其五，同是湿热。"临床以湿从热化的阳黄居多。阳黄和阴黄之间在一定条件下也可相互转化，阳黄日久，热泄湿留，或过用寒凉之剂，损伤脾阳，则湿从寒化而转为阴黄；阴黄重感湿热之邪，又可发为阳黄。黄疸病因病机见图2-1。

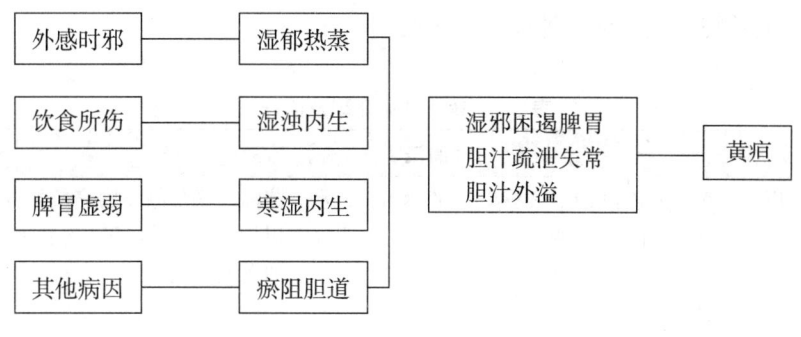

图 2-1 黄疸病因病机

（四）针对该患者的中西医治疗原则和方法是什么？

1. 西医治疗 肝衰竭的内科治疗目前尚缺乏特效药物和手段。原则上强调早期诊断、早期治疗。肝衰竭诊断明确后，应动态评估病情、加强监护、采取相应的病因治疗和综合治疗措施，并积极防治并发症。病情较重者可进行人工肝治疗，并根据病情进展情况进行肝移植前准备。

（1）一般治疗：①活动与休息。卧床休息，减少体力消耗，减轻肝负担，病情稳定后可适当运动。②加强病情监护。③饮食与营养。进高碳水化合物、低脂、适量蛋白饮食；进食不足者可静脉补给，夜间加餐补充能量；补充白蛋白或新鲜血浆积极纠正低蛋白血症、改善凝血功能，酌情补充凝血因子；纠正水、电解质及酸碱平衡紊乱；注意消毒隔离，加强口腔护理、肺部及肠道管理，预防医院内感染。

（2）对症治疗：①保肝治疗。肝细胞膜保护剂（如多烯磷脂酰胆碱等）、解毒保肝药物（如水飞蓟类药物等）、抗炎护肝药物（如甘草酸制剂等）以及利胆退黄（如熊去氧胆酸、丁二磺酸腺苷蛋氨酸等）药物。②微生态调节治疗。肠道微生态调节剂、乳果糖或拉克替醇。③免疫调节治疗。肾上腺皮质激素在肝衰竭治疗中的应用尚存在不同意见。非病毒感染性肝衰竭，如自身免疫性肝炎及急性酒精中毒（重症酒精性肝炎）等，可考虑肾上腺皮质激素治疗（甲泼尼龙，$1.0 \sim 1.5 \text{ mg} \cdot \text{kg}^{-1} \cdot \text{d}^{-1}$），治疗中需密切监测，及时评估疗效与并发症。其他原因所致的肝衰竭前期或早期，若病情发展迅速且无严重感染、出血等并发症者，可酌情短期使用。

（3）病因治疗：立即去除如重叠感染、饮酒、药物影响等诱因，针对不同病因进行治疗。

病毒性肝炎所致：① HBV DNA 阳性患者，立即使用核苷（酸）类药物抗病毒治疗，优先选用核苷类似物恩替卡韦或替诺福韦酯类快速强效低耐药抗病毒药。② HCV RNA 阳性患者，可根据肝衰竭发展情况选择抗病毒及药物治疗时机进行无干扰素个体化治疗。③甲型、戊型病毒性肝炎引起的急性肝衰竭，目前尚未证明病毒特异性治疗有效。④其他病毒感染者，可依据病原学考虑该病的抗病毒治疗。

药物性肝损伤：立即停用所有可疑的药物，使用 N-乙酰半胱氨酸。

其他类型肝衰竭：急性妊娠期脂肪肝导致的肝衰竭建议立即终止妊娠，如终止妊娠后病情仍持续进展，需进行人工肝和肝移植治疗。肝豆状核变性者，采用白蛋白透析、血液滤过、血浆置换等人工肝支持治疗。

（4）针对该患者的西医治疗：双歧杆菌三联活菌胶囊剂调节肠道菌群，富马酸替诺福韦二吡呋酯（韦瑞德）片剂抗病毒，复方甘草酸苷、谷胱甘肽护肝降酶、抑制炎症反应，前列地尔注射液改善肝的微循环。

2. 中医治疗

（1）辨证论治：可分阳黄和阴黄两种类别，包括热重于湿证、湿重于热证、胆腑郁热证、疫毒炽盛证、寒湿阻遏证及脾虚血亏证 6 种证型。详见表 2-1。

表 2-1 黄疸常见证型及治疗

类别	证型	症状	治法	方药
阳黄	热重于湿	身目俱黄，黄色鲜明，发热口渴，心烦，腹部胀闷，胁痛，口干而苦，恶心呕吐，小便短少黄赤，大便秘结。舌苔黄腻，脉象弦数	清热通腑，利湿退黄	茵陈蒿汤加减。胁痛较甚者，加柴胡、郁金、川楝子、延胡索以疏肝理气；热毒炽盛者，加黄连、龙胆草以清热解毒；恶心呕吐者，加橘皮、竹茹、半夏和胃止呕
	湿重于热	身目俱黄，黄色不及热重于湿证鲜明，头重身困，胸脘痞满，食欲缺乏，恶心呕吐，腹胀或大便溏垢。舌苔厚腻微黄，脉象濡数或濡缓	利湿化浊运脾，佐以清热	茵陈五苓散合甘露消毒丹加减。湿阻气机、胸腹痞胀者，加苍术、厚朴、半夏以健脾燥湿、行气和胃
	胆腑郁热	身目发黄，黄色鲜明，上腹右胁胀闷疼痛，牵引肩背，身热不退，或寒热往来，口苦咽干，呕吐呃逆，尿黄赤，大便秘。舌红苔黄，脉弦滑数	疏肝泄热，利胆退黄	大柴胡汤加减。若砂石阻滞者，加金钱草、海金沙、玄明粉以利胆化石；恶心呕逆明显者，加厚朴、竹茹、陈皮以和胃降逆
	疫毒炽盛	发病急骤，黄疸迅速加深，其色如金，皮肤瘙痒，高热口渴，胁痛腹满，神昏谵语，烦躁抽搐，或见衄血、便血，或肌肤瘀斑。舌质红绛，苔黄而燥，脉弦滑或数	清热解毒，凉血开窍	《千金》犀角散加减。如神昏谵语者，加服安宫牛黄丸以凉开透窍；如动风、抽搐者，加钩藤、石决明，另服羚羊角粉或紫雪丹以息风止痉；如衄血、便血、肌肤瘀斑重者，加地榆、侧柏叶、紫草、茜根炭以凉血止血
阴黄	寒湿阻遏	身目俱黄，黄色晦暗，或如烟熏，脘腹痞胀，纳谷减少，大便不实，神疲畏寒，口淡不渴。舌淡，苔腻，脉濡缓或沉迟	温中化湿，健脾和胃	茵陈术附汤加减。若脘腹胀满、胸闷、呕恶者，加苍术、厚朴、半夏、陈皮以健脾燥湿、行气和胃；若胁腹疼痛作胀，肝脾同病者，加柴胡、香附以疏肝理气；若湿浊不清，气滞血瘀，胁下癥结疼痛，腹部胀满，肤色苍黄或黧黑者，加硝石矾石散以化浊祛瘀软坚
	脾虚血亏	面目及肌肤淡黄，甚则晦暗不泽，肢软乏力，心悸气短，大便溏薄。舌质淡，苔薄，脉濡细	健脾温中，补养气血	黄芪建中汤加减。如气虚乏力明显者，应重用黄芪，并加党参以增强补气作用；畏寒、肢冷、舌淡者，加附子以温阳祛寒；心悸不宁、脉细而弱者，加熟地、制首乌、酸枣仁以补血养心

(2) 针对该患者的中医治疗

治法：清热通腑，利湿退黄。

代表方：茵陈蒿汤。①方药分析：茵陈蒿清湿热而退黄，为君药；栀子，清三焦湿热、泻肝胆之火，使湿热从小便而出，为臣药；大黄清化湿热，泻热逐瘀，使湿热从大便而去，为佐药。②临床运用：口渴重者，加知母、芦根以清热生津；呕逆重者，加黄连、竹茹以降逆止呕；腹胀满者，加厚朴、枳实行气消胀。

二、肝衰竭的中西医结合护理

（一）从哪些方面对该患者进行中西医结合的护理评估？

1. 西医护理评估

（1）健康史：了解患者的发病缓急、病程长短、诱发因素，既往有无肝病史及其他病史。

（2）身体状况：评估患者意识状态、生命体征、皮肤黏膜及巩膜黄染程度，有无出血、肌张力改变及病理反射情况，有无扑翼样震颤。

（3）心理-社会状况：评估患者是否有紧张、焦虑，了解家属及亲友的态度及经济承受能力等。

（4）辅助检查：评估患者实验室检查结果。

（5）治疗方案：了解患者目前的治疗方案。

2. 中医护理评估

（1）密切观察黄染的部位、色泽、深浅、尿色、粪色及皮肤瘙痒程度等变化，有无呕吐、腹胀及神志异常等伴随症状。

（2）评估阳黄与阴黄。阳黄由湿热所致，起病急，病程短，黄色鲜明如橘色，伴有湿热证候；阴黄由寒湿所致，起病缓，病程长，黄色晦暗如烟熏，伴有寒湿证候。

（3）评估阳黄中湿热的偏重。阳黄属湿热为患，由于感受湿与热邪程度的不同，机体反应的差异，故临床有湿热孰轻孰重之分。区别湿邪与热邪的孰轻孰重，目的是同中求异，使治疗及护理分清层次，各有重点。辨证要点是：热重于湿的病机为湿热而热偏盛，病位在脾胃肝胆而偏重于胃；湿重于热的病机是湿热而湿偏盛，病位在脾胃肝胆而偏重于脾。相对来说，热重于湿者以黄色鲜明，身热口渴，口苦便秘，舌苔黄腻，脉弦数为特点；湿重于热者则以黄色不如热重者鲜明，口不渴，头身困重，纳呆便溏，舌苔厚腻微黄，脉濡缓为特征。

（4）评估急黄。急黄为湿热夹时邪疫毒，热入营血，内陷心包所致。在证候上，急黄与一般阳黄不同，急黄起病急骤，黄疸迅速加深，其色如金，并现壮热神昏；吐血、衄血等危重证候，预后较差。

（二）该患者目前存在哪些护理问题？

1. 活动无耐力　与肝功能受损、能量代谢障碍有关。
2. 营养失调：低于机体需要量　与食欲缺乏、呕吐、消化和吸收障碍有关。
3. 有出血的危险　与肝衰竭致凝血功能障碍有关。
4. 潜在并发症：肝性脑病、肾衰竭、继发感染。
5. 有皮肤完整性受损的危险　与胆盐沉着刺激皮肤神经末梢引起瘙痒、长期卧床有关。
6. 有便秘的危险　与患者饮食习惯不合理有关。

（三）护理措施

1. 如何缓解患者的活动无耐力问题？

（1）休息与活动：指导患者卧床休息，待症状好转、黄疸减轻、肝功能改善后，逐渐增加活动量，以不感疲劳为度。肝功能正常1~3个月后可恢复日常活动及工作，但仍应避免过度劳累和重体力劳动。

（2）生活护理：评估患者日常生活能力，协助患者做好进餐、沐浴、如厕等生活护理。做好安全防护，防止患者发生跌倒、坠床等意外事件。

(3) 中医特色护理

穴位贴敷：选用肝俞、气海、足三里、阳陵泉等穴，每日1次。

穴位按摩：取胆俞、阴陵泉、足三里、关元、气海等穴位，每日1次。

2. 如何改善患者营养状况？

(1) 介绍合理饮食的重要性：向患者及家属解释肝是营养代谢的重要器官。肝功能受损时，糖原合成减少，蛋白质、脂肪代谢障碍。合理的饮食可以改善患者的营养状况，促进肝细胞再生和修复，有利于肝功能恢复。

(2) 饮食原则：各型肝炎患者均不宜长期摄入高糖、高热量饮食，尤其有糖尿病倾向和肥胖者，以防诱发糖尿病和脂肪肝。腹胀者减少产气食品（如牛奶、豆制品等）的摄入。少食或不食用酸菜等腌制食品，因其含有较多亚硝酸盐，易引起肝功能损害。戒烟、禁饮酒。

肝炎急性期：宜进食清淡、易消化、富含维生素的流质饮食。如进食量太少，不能满足生理需要，可遵医嘱静脉补充葡萄糖、脂肪乳和维生素。

黄疸消退期：食欲好转后，可逐渐增加饮食，少食多餐，避免暴饮暴食。注意调节饮食的色、香、味，保证营养摄入。

慢性期：卧床或休息者能量摄入以 84～105 kJ/(kg·d) 为宜，恢复期以 126～147 kJ/(kg·d) 为宜。蛋白质 1.5～2.0 g/(kg·d)，以优质蛋白质为主，如牛奶、瘦猪肉、鱼等；糖类 300～400 g/(kg·d)，保证足够热量；脂肪 50～60 g/d，多选用植物油；多食水果、蔬菜等含维生素丰富的食物。

(3) 观察胃肠道症状：观察患者的食欲，有无恶心、呕吐、反酸等症状，观察消化道症状与饮食的关系，及时对饮食进行调整。如果患者消化道症状较重，特别是伴有中毒性肠麻痹所致的进行性腹胀，则提示病情重。

(4) 评估患者营养情况：每周测量体重，最好维持体重在病前水平或略有增加。评估每天进食量，监测有关指标如红细胞计数、血红蛋白水平等。随着病情好转，患者食欲改善，食量增加，应防止肥胖和脂肪肝。

(5) 该患者有便秘问题，应适当增加饮水量，增加摄入粗纤维食物。

3. 如何预防出血的发生？

加强对凝血指标及出血症状的监护，避免大出血严重并发症的发生。

(1) 严密观察病情变化：专人护理，严密监测患者神志、心率、血压、呼吸等生命体征变化；观察肢体活动性以及瞳孔大小、对光反射和对称性，按格拉斯哥昏迷量表（GCS）进行昏迷程度评分，警惕有无颅内出血征象；密切观察皮肤、黏膜有无出血点、瘀斑，观察粪便颜色和性状，一旦发现异常及时报告医师以采取止血治疗。

(2) 密切监测血常规和凝血功能：遵医嘱准确留取血标本，监测出凝血时间、凝血酶原时间以及血小板计数等指标的变化，为针对性治疗提供依据。

(3) 及时补充凝血因子：根据凝血指标检测结果，遵医嘱补充维生素 K_1、新鲜血浆、冷沉淀、纤维蛋白原、凝血酶原复合物等；根据输血和成分输血管理规定严格落实查对制度，准确调整输注速度，密切观察有无输血反应。

(4) 预防应激性溃疡：遵医嘱采用 H_2 受体拮抗剂西咪替丁、质子泵抑制剂奥美拉唑等预防治疗。

(5) 落实防护措施：尽量少用肌内（皮下）注射药物，必须使用时在注射后应充分压迫局部直至止血；保持皮肤清洁，避免因搔抓导致皮肤出血；口腔护理时动作宜轻柔，以免引起牙龈出血。

4. 如何预防便秘问题？

中医特色护理包括如下内容。

(1) 中药保留灌肠：选用茵陈、栀子、大黄、甘草煎汤 200 ml 进行保留灌肠以退黄，每日1次。

(2) 推拿：顺时针摩腹 100 圈，再逆时针摩腹 100 圈，每日 1 次。

(3) 耳穴贴压：选大肠、小肠、直肠、便秘点、内分泌等，用耳籽贴压，每日按压 3～5 次，每次 1～2 min，左右耳交替使用。

(4) 穴位贴敷：选用大黄、芒硝、冰片等，取中脘、天枢、神阙、足三里等穴，每日 1 次。

5. 如何针对患者病情开展健康宣教？

该患者是由乙型病毒性肝炎所致肝衰竭，应指导患者及家属做好血液、体液隔离工作，建议家庭成员采取预防注射。嘱患者遵医嘱服药，禁用损害肝的药物。防止碰撞利器、墙壁、家具，用软牙刷，电动剃须刀代替手动剃须刀、擤鼻涕动作轻缓等防护措施，以防止不必要的受伤出血。

指导患者观察排便次数、量及性状，观察出血征兆，如皮肤黏膜的瘀点和瘀斑、牙龈出血、鼻出血、呕血、便血等，是否出现咳嗽、咳痰等呼吸道感染征象，如有改变应立即告知医护人员。

三、病情变化及护理

案例 2-1B

患者入院后西医予以护肝降酶、抑制炎症反应、补充凝血因子、改善肝微循环、调整肠道菌群、抗病毒；中医予以清热利湿退黄治疗。

患者于入院第 4 日晨呕出咖啡色胃内容物，时轻时重，排黑褐色粪便，质软，有光泽，量多，自觉乏力明显，心悸、气促。面色苍白。患者神清，精神欠佳，心情紧张。

舌脉：舌淡、脉细弱。

辅助检查：血常规示红细胞 2.35×10^9/L，血红蛋白 84.00 g/L，血小板 97.00×10^9/L；粪便隐血试验阳性；肝功能：AST 111.60 IU/L，AST 56.90 IU/L，STP 57.90 g/L，A 23.90 g/L，G 34.00 g/L，A/G 0.70，TBil 375.30 μmol/L，DBil 233.60 μmol/L，IBil 141.70 μmol/L，TBA 159.00 μmol/L；凝血常规检查：TT 26.40 s，APTT 62.30 s，PT 30.60 s，PT-INR 2.42，纤维蛋白原 0.73 g/L；血氨测定：血氨 43.10 μmol/L。

西医诊断：慢加急性肝衰竭 A 型中期；上消化道出血；自发性腹膜炎；失血性贫血。

中医诊断：血证（吐血）气虚不摄。

（一）案例解析

1. 患者病情有什么变化？

(1) 西医诊断：慢加急性肝衰竭 A 型中期；上消化道出血；自发性腹膜炎；失血性贫血。

(2) 中医诊断：血证（吐血）气虚不摄。

2. 本阶段患者的治疗原则是什么？

迅速补充血容量，纠正水、电解质失衡，预防和治疗失血性休克，给予止血治疗；及时控制感染，清除消化道积血，预防肝性脑病。

本案例患者治疗上给予头孢西丁抗感染；人血白蛋白补充白蛋白；氨基己酸、酚磺乙胺、维生素 K_1 止血；泮托拉唑护胃；异甘草酸镁、腺苷蛋氨酸护肝；禁食。

（二）对患者开展护理评估的主要内容包括哪些？

1. 西医护理评估

（1）身体状况：评估患者症状和体征。主要评估生命体征、神志状态和出血量。

（2）心理-社会状况：评估患者是否有紧张、焦虑、恐惧或抑郁。

（3）辅助检查：评估患者粪便隐血试验、肝肾功能、凝血功能等辅助检查结果。

（4）治疗方案：评估患者治疗方案的调整情况。

2. 中医护理评估 观察出血的部位、颜色、性质、量及诱因和持续时间，注意患者神志、面色、汗出、伴随症状、舌象、脉象等变化，以利于辨别证型及病情轻重。

（三）患者现阶段的护理问题有什么变化？

1. 潜在并发症：血容量不足。
2. 潜在并发症：肝性脑病。

（四）护理措施

1. 如何维持患者体液平衡？

（1）保持呼吸道通畅：患者取平卧位，头偏向一侧，防止窒息或误吸；必要时用负压吸引器清除气道内的分泌物、血液或呕吐物，保持呼吸道通畅。做好口腔护理，给予吸氧。

（2）评估失血量和体液状态：结合患者的便血量、色泽和次数，以及脉搏、血压的变化来估计失血量。应严密监测患者心率、血压、脉搏及尿量变化，结合患者的中心静脉压、皮肤弹性、末梢循环等评估患者是否存在体液不足并判断其严重程度。观察皮肤、牙龈等其他部位有无出血征象。严密记录每小时出入量。

（3）补充血容量：立即建立静脉通道，遵医嘱合理补液，监测患者的血压和中心静脉压，结合消化道出血情况调整输液量及速度，维持体液平衡。一旦发生大出血，应及时快速输液，必要时加压输液，以避免发生低血容量性休克。遵医嘱做好输血前准备。

（4）止血护理：遵医嘱正确、及时使用止血药物。如凝血酶粉、凝血酶原复合物、生长抑素等。

（5）继续或再次出血的判断：患者凝血功能障碍，随时有再次出血的可能，因此应密切观察患者意识、血压、排便等情况，及时发现再次出血征象。积极配合医生进行救治。

2. 如何预防肝性脑病的发生？

协助医生迅速去除肝性脑病的诱发因素。①清除胃肠道内积血，减少氨的吸收。上消化道出血为最常见的诱因，可用生理盐水或弱酸性溶液灌肠，忌用肥皂水。②避免快速利尿和大量放腹水，以防止有效循环血量减少、大量蛋白质丢失及低钾血症，从而加重病情。可在放腹水的同时补充血浆白蛋白。③避免应用催眠镇静药、麻醉药等。当患者狂躁不安或有抽搐时，禁用吗啡、水合氯醛、哌替啶及速效巴比妥类，必要时遵医嘱减量使用地西泮、东莨菪碱，并减少给药次数。④防止及控制感染。失代偿期肝硬化患者容易并发感染，特别是有大量腹水或曲张静脉出血者。发生感染时，应遵医嘱及时、准确地应用抗生素，以有效控制感染。⑤防止便秘。便秘使含氨、胺类和其他有毒物质的粪便与结肠黏膜接触时间延长，促进毒物的吸收。

3. 此阶段患者的中医护理措施有哪些？

在病情允许的情况下，参照血证采取中医护理技术，如耳针治疗等以缓解或消除症状。亦可用针刺法，在急性发作时或发作前针刺内关、足三里健脾止呕，针刺涌泉以引血下行。但需指出的是，凡出血者均不宜运用热敷、热熨、艾灸等，以防血热妄行。

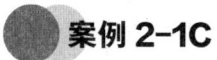

案例 2-1C

患者入院后第 23 天，病情平稳后准备出院，护士如何开展健康教育？

（一）案例解析

患者病情平稳，准备出院。护士应对其进行出院健康教育。

（二）出院健康教育内容

1. 疾病知识指导 慢性乙型肝炎可反复发作，诱因常为过度劳累、暴饮暴食、酗酒、不合理用药、感染、不良情绪等。应向患者及家属宣传病毒性肝炎的家庭护理和自我保健知识：①正确对待疾病，保持乐观情绪，避免郁怒刺激和思虑过度；②恢复期患者应生活规律，劳逸结合；③加强营养，适当增加蛋白质摄入，但要避免长期高热量、高脂肪饮食，戒烟酒；④不滥用药物，如吗啡、苯巴比妥类、磺胺类及氯丙嗪等药物，以免加重肝损害；⑤患者的食具、用具和洗漱用品应专用，家中密切接触者可行预防接种。

2. 用药指导与病情监测指导 患者遵医嘱抗病毒治疗，明确用药剂量、使用方法、漏用药物或自行停药可能导致的风险。急性肝炎患者出院后第 1 个月复查 1 次，以后每 1～2 个月复查 1 次，半年后每 3 个月复查 1 次，定期复查 1～2 年。慢性肝炎患者定期复查肝功能、病毒的血清学指标、肝部 B 超和与肝纤维化有关的指标，以指导和调整治疗方案。

综合述评

慢加急性肝衰竭是在慢性肝病基础上，由各种诱因引起的以急性黄疸加深、凝血功能障碍为肝衰竭表现的临床症候群，以慢性肝病急性失代偿、多脏器功能衰竭及高病死率为主要特征，是肝病中的急危重症。其诱发因素主要为病毒感染、药物及肝毒性物质、细菌感染、过量饮酒等。在我国的发病人群中，乙型肝炎病毒（HBV）感染相关的慢加急性肝衰竭占 80% 以上，其次为药物及肝毒性物质（如酒精、化学制剂等）相关慢加急性肝衰竭。中西医结合治疗能有效缓解患者的临床症状、促进黄疸消退、改善患者的预后。有慢性肝病基础的患者，应严格戒酒，避免过度劳累，保持情志舒畅，做好日常调护。发病后需绝对卧床休息，静脉补给足够的热量、氨基酸、维生素等，维持水、电解质平衡。对患者辨证施护，配合耳针、穴位贴敷、穴位按摩、中药保留灌肠等中医特色疗法缓解患者症状。

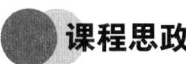

课程思政

华佗与茵陈蒿——中医药文化中的探索精神与实践智慧

在中医药发展历程中，华佗三试茵陈蒿的故事堪称典范。相传，一位黄痨（黄疸）患者求医于华佗，彼时华佗对该病症亦无良策。半年后，患者竟奇迹般康复，华佗问询得知，其因春荒食用 1 个月有余的野草青蒿致康复。华佗遂尝试以青蒿医治其他患者，然而这种方法未奏效。经深入探究，华佗发现是三月的青蒿才有药力。次年，华佗再次尝试用三月青蒿施治，成效显著。第三年，华佗进一步将青蒿根、茎、叶分类试验，确定仅幼嫩茎叶可入药治病，并命名为"茵陈"，还编歌流传于后世："三月茵陈四月蒿，传给后人切记牢。三月茵陈治黄痨，四月青蒿当柴烧。"

华佗这一事迹，不仅体现了其在中医药领域深入观察、反复实践以发现茵陈蒿药用价值的科学精神，也反映出中国传统医学在长期发展中依靠实践积累经验、探索真理的艰辛历程。这种精神对于当代医学乃至各学科领域的学习与研究都有着深刻的启示意义，激励着后人在求知与探索的道路上秉持严谨的态度，勇于实践创新，传承并发扬中华优秀传统文化中的智慧结晶。

（伍永慧　贡定严）

第二节　肝衰竭中西医护理技能综合训练

案例 2-2A

病史摘要：31床，黄××，住院号：219784。男性，52岁，无业。因"乏力半月，尿黄，腹胀1周，发热3天"于2022年12月5日8:30入院。

现病史：慢性肝病面容，消瘦，皮肤巩膜重度黄染，肝掌，蜘蛛痣。

个人史：吸烟10年，平均每日20支；喝酒30年，每餐饮酒约100 ml。

家族史：无特殊家族史可循。

既往史：既往体质一般，有"乙肝小三阳"病史6年。

体格检查：腹部膨隆，移动性浊音（+），下肢水肿。

中医望、闻、切诊：神志清楚，面色橘黄，舌质红，舌苔黄腻，脉弦滑。

影像学检查：食管钡餐检查显示虫蚀样充盈缺损，纵行黏膜皱襞增宽。

西医诊断：病毒性肝炎慢性重型乙型；肝硬化失代偿期。

中医诊断：黄疸　湿热内蕴证。

一、训练目标

1．熟悉患者入院流程，给予有效、全面的评估。护理诊断准确、措施恰当。

2．能熟练进行生命体征测量、静脉采血、穴位按摩、静脉注射、给氧操作，并进行合理的健康宣教。

3．团队配合紧密，有较强的整体护理观念。

二、训练流程

（一）情景1

案例 2-2B

> 患者入院后给予促进肝细胞再生、护肝、抗病毒、免疫调节、护胃、调节肠道菌群、优质低蛋白饮食治疗，护理给予病情观察、心理护理等措施。
> **医嘱**：1. 生命体征测量
> 　　　　2. 静脉采血查血常规、肝功能、凝血功能
> 　　　　3. 穴位按摩（胆俞、阴陵泉、太冲等穴）

1. 思考与讨论
（1）请对该患者进行护理评估，并列出主要的护理诊断。
（2）针对患者当前病情，列出护理措施。

2. 实践任务
（1）请 A 护士执行生命体征测量操作。
（2）请 B 护士执行静脉采血操作。
（3）请 C 护士完成穴位按摩操作。

3. 临床思维分析
（1）全面评估患者病情，了解皮肤黄染情况和水肿情况，做好皮肤护理。
（2）患者有乙肝病史，实施侵入性操作时带好手套，做好自身防护。

4. 操作要点
（1）**任务1操作要点：生命体征测量**（操作标准见附录1）
1）协助患者采取舒适卧位。
2）该患者病情较重，脉搏、呼吸需测量1分钟。

（2）**任务2操作要点：静脉采血**（操作标准见附录2）
1）选择充盈、弹性好、较粗直的血管进行穿刺。
2）操作者需做好个人防护，操作时戴手套，预防血液传播。
3）采血顺序正确，带抗凝剂的采血管采血后要轻轻倒置5～10次，使血液与抗凝剂充分混匀。
4）患者可能存在凝血功能异常，拔针后需延长按压时间。
5）血液标本及时送检。

（3）**任务3操作要点：穴位按摩**（操作标准见附录3）
1）操作前修剪指甲，将手洗净，避免损伤患者皮肤。
2）取穴准确。
3）注意保暖，防止受凉。
4）手法应柔和、有力、持久、均匀，运力能达组织深部。一般每穴按揉15～20分钟。

5. 整体护理要点（表2-2）

表2-2 整体护理要点

要点	具体内容
病情观察	1. 密切观察腹水和下肢水肿的消长，准确记录出入量，定期测量腹围、体重，并教会患者正确的测量和记录方法 2. 若患者进食量不足、呕吐、腹泻，或遵医嘱应用利尿剂、放腹水后，应密切观察电解质与酸碱平衡 3. 上消化道出血的观察：密切监测生命体征、尿量，有无呕血、黑便等 4. 肝性脑病的观察：密切观察患者意识状态
对症护理	1. 限制水和盐摄入，准确记录出入量，定期测量腹围和体重，协助医生做好腹腔穿刺的护理 2. 避免患者搔抓皮肤，注意皮肤清洁、卫生 3. 保持排便通畅
用药护理	使用利尿剂时应特别注意维持水、电解质和酸碱平衡。利尿速度不宜过快，以每天体重减轻不超过 0.5 kg 为宜
基础护理	1. 患者应卧床休息，抬高下肢，减轻水肿 2. 卧床时可取半坐卧位，使膈肌下降，利于呼吸运动 3. 保持床单位整洁，落实晨晚间护理，做好患者皮肤清洁
健康指导	1. 心理调适：注意情绪的调节和稳定 2. 饮食调理：遵循饮食治疗原则和计划，禁酒 3. 预防感染：注意保暖和个人卫生 4. 指导患者保证足够的休息和睡眠。活动量以不觉疲劳和不加重症状为度 5. 注意皮肤清洁，保持卫生，避免患者搔抓皮肤，以免皮肤破损

（二）情景2

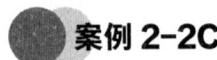

案例2-2C

患者突然呕出鲜红色血液，约 500 ml，1 小时后患者神志模糊，自动体位，双侧瞳孔稍散大，对光反射迟钝。检查报告结果：ALT 843.3 U/L，AST 766 U/L，PTA 6.09%，血氨 80.8 μmol/L，扑翼样震颤（+）。已遵医嘱保持呼吸道通畅、冰生理盐水 100 ml+0.1% 肾上腺素溶液 1 ml 口服给药，平衡液滴注中，已清洁灌肠、留置导尿、心电监护。

医嘱：1. 特利加压素 2 mg+ 生理盐水 5 ml iv st 泵入
　　　2. 给氧

1. **思考与讨论** 患者发生了什么紧急情况？需要做哪些处理？
2. **实践任务**
(1) 请 A 护士执行静脉注射操作。
(2) 请 B 护士执行给氧操作。
(3) 请 C 护士分析实验室检查结果及主要临床意义。
3. **临床思维分析**
(1) 患者病情发生变化，应立即反应，做好抢救准备。并及时安慰患者家属，争取获得理解和配合。

(2) 严密观察患者生命体征、呕吐物的性质,预防再出血。

(3) 做好用药护理,预防药物不良反应的发生。

4．操作要点

(1) **任务1操作要点：静脉注射**（操作标准见附录4）

1) 选择充盈、弹性好、较粗直的静脉进行穿刺。

2) 患者血管条件较差,为保护血管,应有计划地由远心端向近心端选择静脉。

3) 特利加压素维持剂量每4~6小时静脉给药1~2 mg,每日最大剂量120~150 μg/kg,使用微量注射泵。

4) 注意特利加压素药物不良反应的观察,如皮肤苍白、血压升高、腹痛、腹泻、头痛等。

(2) **任务2操作要点：给氧**（操作标准见附录5）

1) 低流量持续给氧,保持血氧饱和度在95%以上。

2) 患者神志模糊伴呕吐,取平卧位头偏向一侧。

3) 耐心讲解注意事项,如不可随意调节氧流量,病房内不能吸烟、使用明火,吃饭喝水时可取下鼻氧管防止胀气等。

5．整体护理要点（表2-3）

表2-3　整体护理要点

要点	具体内容
病情观察	1. 密切观察生命体征,监测动脉血气分析和水、电解质酸碱平衡情况 2. 判断出血严重程度和周围循环状态,是否有活动性出血或再次出血 3. 可通过刺激或定期唤醒等方法评估患者意识障碍的程度 4. 密切监测血氨、肝功能、肾功能、电解质
意识不清患者的护理	1. 患者取仰卧位,头略偏向一侧,以防舌后坠阻塞呼吸道 2. 保持呼吸道通畅,深昏迷患者必要时做气管切开以排痰 3. 做好口腔、眼的护理,对眼睑闭合不全、角膜外露的患者可用生理盐水纱布覆盖眼部 4. 保持床褥干燥、平整,定时协助患者翻身,按摩受压部位,防止压疮 5. 尿潴留患者给予留置导尿,并详细记录尿量、颜色、气味 6. 给患者做肢体的被动运动,防止静脉血栓形成及肌萎缩
用药护理	1. 遵医嘱给予止血、减少肠内氨源性毒物的生成与吸收、促进体内氨的代谢等药物,注意观察药物疗效及不良反应 2. 血管加压素：①作用使内脏血管收缩,减少门静脉血流量,降低门静脉及其侧支循环的压力,以控制食管胃底静脉的出血。②不良反应：腹痛、血压升高、心律失常、心肌缺血,甚至发生心肌梗死,故滴注速度应准确,并严密观察不良反应。冠心病患者忌用血管加压素
基础护理	1. 患者绝对卧床休息,保证患者充足的睡眠与休息,减轻肝负荷,加强巡视,及早发现异常情况 2. 尽量安排专人护理,训练患者的定向力,利用电视、收音机、报纸、探视者等提供环境刺激 3. 对烦躁或谵妄患者应注意保护,拉起床栏,必要时使用约束带,防止坠床、撞伤或伤害他人等意外发生 4. 做好生活护理,防止压疮及继发感染的发生
健康指导	1. 要求患者自觉避免诱发因素,如戒烟酒、避免感染、保持排便通畅 2. 指导家属给予患者精神支持和生活照顾,使家属了解肝性脑病的早期征象,指导家属学会观察患者的思维、性格、行为及睡眠等方面的改变,以便及时发现病情变化,及早治疗
护理记录	完成护理记录单的记录

【案例设计思路】

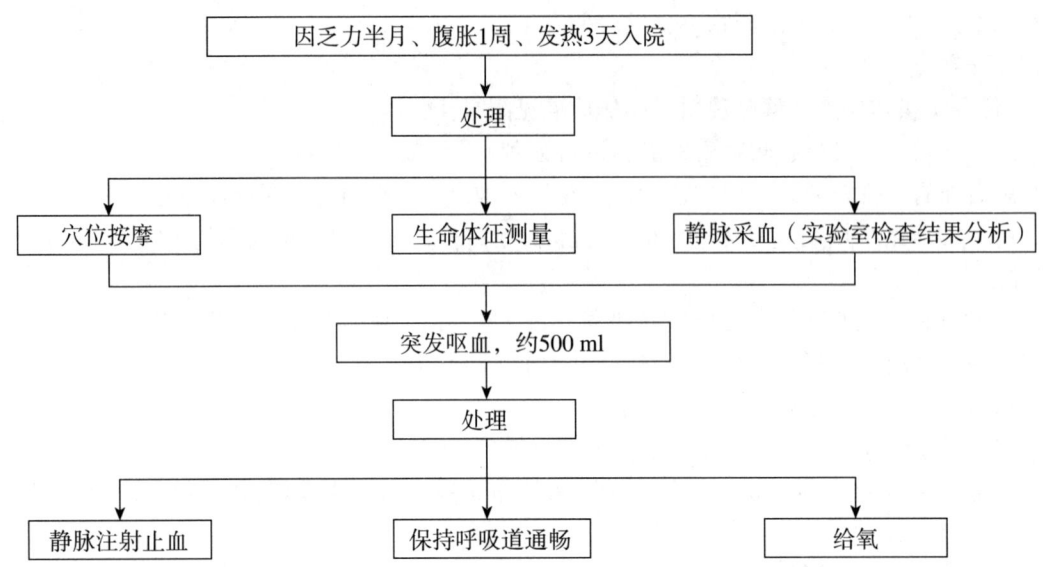

1. 如何为肝衰竭肝性脑病患者制订中西医结合的护理计划？
2. 肝衰竭患者中西医结合护理的优势体现在哪些方面？
3. 该患者是否可用中药汤剂进行保留灌肠？可选择什么方药？
4. 团队自评：在综合实训当中的表现如何？有哪些方面需要改进？

(伍永慧　雷晓红)

第三章 脑出血中西医护理临床思维与技能综合训练

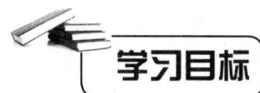

1. 知识目标
   (1) 复述脑出血的临床表现、护理评估的内容。
   (2) 阐述脑出血的发病机制及病因病机。
   (3) 比较脑出血的中西医诊断思路及治疗要点。
2. 能力目标
   (1) 能针对脑出血患者的具体情况提出相应的护理问题。
   (2) 能针对脑出血常见的护理问题,制订相应的中西医结合的护理措施。
   (3) 能根据患者病情实施常用的中西医护理技术操作。
   (4) 具备一定的中西医结合护理临床思维能力。
3. 素质目标

   树立热爱医学、敬畏生命、博极医源、精勤不倦、救死扶伤的高尚医德;树立中医文化自信;培养严谨求实、不断探索、勇于创新的科学精神。

第一节 脑出血中西医护理临床思维训练

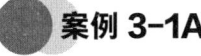 **案例 3-1A**

病史摘要:刘××,男性,65岁,长沙市人。退休工人。饮酒过程中,出现左侧肢体活动不利6小时,于2020年11月17日22:51入院。

现病史:患者于6小时前饮酒过程中,出现左侧肢体活动不利,步态不稳,向左侧倾斜,需搀扶行走,左手持物欠平稳、言语缓慢不清、间发头痛,无耳鸣、耳聋,无吞咽困难、饮水呛咳。为求进一步诊治特来我院急诊,查颅脑CT(2020-11-17)示:右侧丘脑出现少量高密度影,急诊拟以"脑出血"收治入院。患者自起病以来,无明显形寒肢冷、发热,无明显恶心、呕吐、呼吸困难、咯血、咳嗽,无二便失禁,纳寐可,神志清、精神可,二便调。

个人史:平素性情急躁;吸烟史35年,10支/日;饮酒史35年,白酒150 g/d;平日嗜食咸辣,喜欢吃肉食,蔬菜、水果摄入较少。

既往史：高血压病史，血压最高可达 200/120 mmHg，口服厄贝沙坦 75 mg qd 降压，未系统监测血压；高血脂病史，口服阿托伐他汀钙胶囊剂稳定斑块。

家族史：无特殊家族史可循。

体格检查：T 36.5 ℃，P 78 次/分，R 20 次/分，BP 180/100 mmHg。神志清、精神可，瞳孔等大等圆，形体肥胖，慢性病容，胸廓对称，无畸形，呼吸动度对称，语颤正常，双肺叩诊清音，未闻及干湿啰音，腹平软、无压痛。

专科检查：右侧上下肢肌力 5 级，左侧上下肢肌力 5- 级，双侧肌张力正常，四肢腱反射（+），克尼格征（-），巴宾斯基征（-）。

中医望、闻、切诊：神志清楚，舌红苔黄，脉弦有力。

辅助检查：空腹血糖 8.2 mmol/L↑。肝肾功能（-），血脂：总胆固醇（TC）6.4 mmol/L↑、三酰甘油（TG）3.51 mmol/L↑、低密度脂蛋白胆固醇（LDL-C）2.63 mmol/L↑、高密度脂蛋白胆固醇（HDL-C）0.92 mmol/L↓，脑钠肽前体 272.90 pg/ml，同型半胱氨酸 13.20 μmol/L。颅脑 CT：右侧丘脑出现少量高密度影。

脑出血即脑实质内原发性非外伤性出血，又称自发性脑出血，常于活动状态下发病，以大脑半球出血最为常见，脑干和小脑出血次之，该病占急性脑血管病的 20%～30%。发病率为 60～80 人/(10 万人口·年)，病死率达 40%，是急性脑血管病中病死率最高的疾病。多见于 50 岁以上有高血压病史者，男性较女性多见，冬季发病率较高。脑出血属于祖国医学"中风病"范畴，本病的发生主要因内伤积损、情志过极、饮食不节、体态肥盛等，引起虚气留滞，或肝阳暴张，或痰热内生，或气虚痰湿，引起内风旋动，气血逆乱，横窜经脉，直冲犯脑，导致血瘀脑脉或血溢脉外，发为中风。中风急性期，当急则治其标，以祛邪为主，常用平肝息风、化痰通腑、活血通络等治法。中脏腑者，当以醒神开窍为治则，闭证宜清热开窍或化痰开窍，脱证则回阳固脱，如内闭外脱并存，则醒神开窍与扶正固本兼用。在患者护理过程中，中西医结合的护理措施可以提高临床疗效、促进疾病的恢复、提高患者的生活质量。

一、案例解析

（一）患者的中西医诊断是什么？其诊断依据有哪些？

1. 西医诊断　脑出血（右侧丘脑）。

诊断依据：

（1）患者有高血压病史，发病时血压明显升高，故有脑出血的病理基础。

（2）患者起病较突然，发病时有头痛，并出现左侧肢体活动不利、步态不稳等症状，均与脑出血的发病表现相符合。

（3）颅脑 CT 示右侧丘脑出现少量高密度影。

2. 中医诊断　病名：中风 - 中经络；证型：肝风内动。

证型分析：肝风内动。

主症：左侧肢体活动不利，步态不稳，左手持物欠平稳，言语缓慢不清，精神可，偶有头痛，舌红苔黄，脉弦有力。

证候分析：肝风内动，上扰清窍，故言语缓慢不清，气血逆乱，脑脉痹阻，故偶有头痛，经络不畅,故左侧肢体活动不利、行走欠稳。舌红苔黄,脉弦有力,均为肝风阻络之象。

(二)病因与发病机制是什么?

1. 病因 最常见的病因为高血压导致细动脉、小动脉硬化,其他病因包括脑动脉粥样硬化、颅内动脉瘤和动静脉畸形、脑动脉炎、血液病(再生障碍性贫血、白血病、特发性血小板减少性紫癜、血友病等)、梗死后出血、脑淀粉样血管病(cerebral amyloid angiopathy,CAA)、脑底异常血管网病(又称烟雾病,moyamoya disease)、抗凝及溶栓治疗等。案例中,患者脑出血的危险因素有:血脂异常,高血压,高血糖,吸烟,饮酒,饮食不健康,性格急躁;而随着年龄的增加,脑出血的风险也在增加。

CAA又称嗜刚果红性血管病,指淀粉样物质沉积在脑内血管导致症状性脑血管功能障碍。该病是自发性(非创伤性)颅内出血,特别是脑叶出血的原因之一。临床特点是血管破裂而致反复和多灶的自发性颅内出血,是老年人的一种卒中类型。

脑底异常血管网病又称烟雾病,因颈内动脉颅内起始段狭窄或闭塞,脑底出现异常的小血管团,在脑血管造影上形似烟雾而得名(图3-1)。本病可继发于钩端螺旋体脑动脉炎、脑动脉硬化及放射治疗后。儿童和青壮年多见,性别无明显差异。表现为缺血或出血性脑卒中。由于病因不清,尚无特殊治疗方法。对脑缺血者可给予扩张血管药等治疗。若为病因明确的继发性病变,应针对病因治疗。急性脑内出血造成脑组织受压者,应紧急手术清除血肿。外科治疗可行颞浅动脉-大脑中动脉吻合术。

2. 发病机制 颅内动脉壁薄弱,中层肌细胞和外膜结缔组织较少,且无外弹力层。①长期高血压致脑细动脉、小动脉发生玻璃样变及纤维素性坏死,管壁弹性减弱,当情绪激动、用力过度等使血压骤然升高时,血管易破裂出血。②在血流冲击下,弹性减弱的病变血管壁向外膨出形成微小动脉瘤,当血压剧烈波动时,微小动脉瘤破裂导致出血。③高血压可致远端血管痉挛,引起小血管缺血、缺氧、坏死而发生出血。④高血压脑出血的发病部位以基底核区多见,是因为供应此处的豆纹动脉从大脑中动脉呈直角发出,在原有血管病变的基础上,承受压力较高的血流冲击,易导致血管破裂出血,又称为出血动脉(图3-2)。

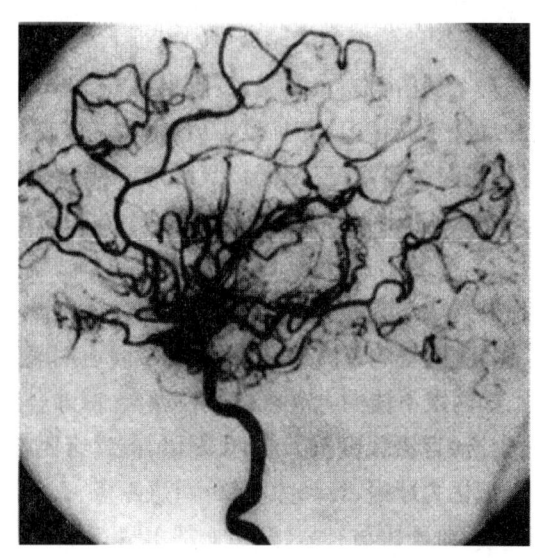

图3-1 脑底异常血管网

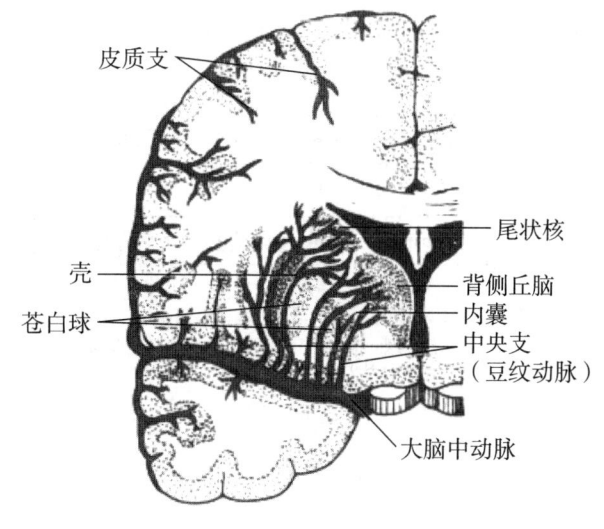

图3-2 豆纹动脉解剖示意图

（三）中医学认为该病的病因病机是什么？

1．内伤积损　年老体弱，正气自虚，或久病迁延，或恣情纵欲，或劳逸失度，损伤五脏之气阴，气虚则无力运血，脑脉瘀滞；阴虚则不能制阳，内风动越，突发本病。如明代张介宾《景岳全书·非风》指出："非风一证，即时人所谓中风证也。此证多见卒倒，卒倒多由昏愦。本皆内伤积损颓败而然，原非外感风寒所致。"

2．情志过极　七情所伤，肝气郁结，气郁化火，或暴怒伤肝，肝阳暴张，内风动越，或心火暴甚，风火相扇，血随气逆，引起气血逆乱，上冲犯脑，血溢脉外或血瘀脑脉而发为中风，尤以暴怒引发本病者最为多见，即《素问·生气通天论》所谓"大怒则形气绝，而血菀于上，使人薄厥"。

3．饮食不节　过食肥甘、厚味醇酒，伤及脾胃，酿生痰热，痰瘀互阻，积热生风，导致脑脉瘀滞而发中风。如《素问·通评虚实论》所云"仆击、偏枯……膏粱之疾也。"近人张山雷《中风斠诠》第三节"论昏瞀猝仆之中风，无一非内因之风"所谓"肥甘太过，酿痰蕴湿，积热生风，致为暴仆偏枯，猝然而发，如有物击使之仆者，故仆击而特著其病源，名以膏粱之疾。"

4．体态肥盛　肥盛之人多气衰痰湿，易致气血郁滞，因风阳上扰而致血瘀脑脉，发为中风。如元代王履《医经溯洄集·中风辨》所云："凡人年逾四旬气衰之际，或因忧喜忿怒伤其气者，多有此疾，壮年之时无有也，若肥盛则间有之。"清代沈金鳌《杂病源流犀烛·中风源流》也云："肥人多中风……人肥则腠理致密，而多郁滞，气血难以通利，故多卒中也。"

中风的主要病机概而论之，有风、火（热）、痰、瘀、虚五端，在一定条件下可以相互影响、转化，引起内风旋动，气血逆乱，横窜经脉，直冲犯脑，导致血瘀脑脉或血溢脉外而发中风。风痰入络，血随气逆，横窜经脉，瘀阻脑脉，则发中风，甚则阳极化风，风火相扇，气血逆乱，直冲犯脑，血溢脉外，神明不清，可致中风神昏。此外，气虚而无力帅血，导致血液留滞不行，血瘀脑脉而发中风，即所谓"虚气留滞"；阴虚则不能制阳，内风动越，上扰清窍，也发本病。临床上，五端之间常互相影响，或兼见或同病，如气虚与血瘀并存，痰浊和瘀血互结等。本病的病机演变常见于本虚标实之间。急性期以风、火（热）、痰、瘀为主，常见风痰上扰、风火相扇、痰瘀互阻、气血逆乱等"标"实之象。恢复期及后遗症期则以虚中夹实为主，多见气虚血瘀、阴虚阳亢，或血少脉涩、阳气衰微等"本"虚之征。通常情况下，若病情由实转虚，为病情趋于稳定；若病情由虚转实，常见外感或复中之证，则提示病情波动或加重。病因病机详见图3-3。

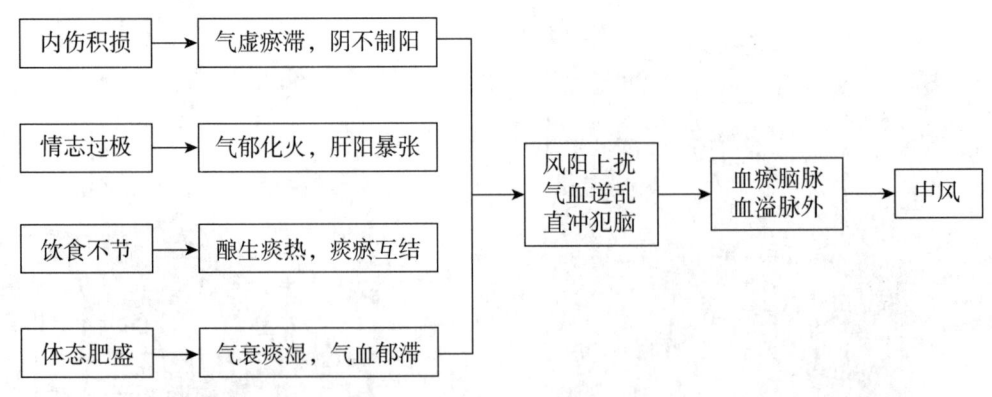

图3-3　中风病因病机示意图

（四）针对该患者的中西医治疗原则是什么？

1. 西医治疗 治疗原则为安静卧床、控制脑水肿、降低颅内压、防治再出血、维持生命功能、防治并发症和早期康复治疗。

（1）一般治疗：卧床休息，密切观察生命体征，保持呼吸道通畅，吸氧，保持肢体的功能位，积极预防感染，维持水、电解质平衡等。

（2）脱水降颅压：脑出血后48小时脑水肿达高峰，维持3～5天后逐渐降低，可持续2～3周或更长时间。脑水肿可使颅内压增高，并致脑疝形成，是导致患者死亡的直接原因。积极控制脑水肿、降低颅内压是脑出血急性期治疗的重要环节。可选用：①20%甘露醇溶液125～250 ml，快速静滴，每6～8小时1次，疗程7～10天。②呋塞米20～40 mg静注，2～4次/天。③甘油果糖500 ml静滴，3～6小时滴完，1～2次/天，脱水降颅压作用较甘露醇缓和，用于轻症患者、重症患者病情好转期和肾功能不全者。

（3）调控血压：脑出血后血压升高，是机体对颅内压增高的自动调节反应，以保持相对稳定的脑血流量，当颅内压下降时血压也随之下降。因此，脑出血急性期一般不予应用降压药，而以脱水降颅压治疗为基础。但血压过高时，可增加再出血的风险，应及时控制血压。

（4）亚低温疗法：是在应用肌松药和控制呼吸的基础上，采用降温毯、降温仪、降温头盔等进行全身和头部局部降温，将温度控制在32～35℃。局部亚低温治疗是脑出血的一种新的辅助治疗方法，可减轻脑水肿，减少自由基生成，促进神经功能缺损恢复，改善患者预后，且无不良反应，安全有效。初步的基础与临床研究认为，脑出血发生后越早应用亚低温疗法，预后越好。

（5）康复治疗：早期将患肢置于功能位。患者生命体征稳定、病情控制后，应尽早进行肢体、语言功能和心理的康复治疗，以促进神经功能的恢复，提高生存质量。

2. 中医治疗

（1）辨证论治：可分中经络和中脏腑两种类别，风阳上扰、风痰阻络、痰热腑实、气虚血瘀、肝风内动、闭证、脱证7种证型。详见表3-1。

表3-1 中风常见证型及治疗

类别	证型	症状	治法	方药
中经络	风阳上扰	半身不遂，肌肤不仁，口舌歪斜；言语謇涩，或舌强不语；急躁易怒头痛，眩晕，面红目赤，口苦咽干；尿赤，便干，舌红少苔或苔黄，脉弦数	清肝泻火，息风潜阳	天麻钩藤饮。若头痛较重，减杜仲、桑寄生，加川芎、木贼草、菊花、桑叶；若急躁易怒较重，可加牡丹皮、生白芍、珍珠母；若兼便秘不通，减杜仲、桑寄生，加生大黄、玄参等
	风痰阻络	肌肤不仁，甚则半身不遂，口舌歪斜；言语不利，或謇涩，或不语；头晕目眩；舌质暗淡，舌苔白腻，脉弦滑	息风化痰，活血通络	半夏白术天麻汤。若眩晕较甚且痰多者，加胆南星、天竺黄、珍珠粉；若肢体麻木，甚则肢体刺痛，痛处不移，加丹参、桃仁、红花、赤芍；若便干、便秘，加大黄、黄芩、栀子
	痰热腑实	半身不遂，肌肤不仁，口舌歪斜；言语不利，或言语謇涩；头晕目眩；吐痰或痰多，腹胀、便干或便秘；舌质暗红或暗淡，苔黄或黄腻，脉弦滑或兼数	清热化痰，通腑泻浊	星蒌承气汤。若痰涎较多，可合用竹沥汤，即竹沥、生葛汁、生姜汁相合；若头晕较重，加天麻、钩藤、菊花、珍珠母；若舌质红而烦躁不安，彻夜不眠者，加生地黄、麦冬、柏子仁、首乌藤

续表

类别	证型	症状	治法	方药
中经络	气虚血瘀	半身不遂，肌肤不仁，口舌歪斜，言语不利，或謇涩，或不语，面色无华，气短乏力，口角流涎，自汗，心悸，便溏；手足或偏身肿胀；舌质暗淡或瘀斑，舌苔薄白或腻，脉沉细、细缓或细弦	益气扶正，活血化瘀	补阳还五汤。若心悸、气短、乏力明显，加党参、太子参、红参；若肢体肿胀或麻木、刺痛等血瘀重者，加莪术、水蛭、鬼箭羽、鸡血藤；若肢体拘挛，加穿山甲、水蛭、桑枝；若肢体麻木，加木瓜、伸筋草、防己
	肝风内动	半身不遂，一侧手足沉重麻木，口舌歪斜，舌强语謇，平素头晕、头痛，耳鸣目眩，双目干涩，腰酸腿软；急躁易怒，少眠多梦；舌质红绛或暗红，少苔或无苔，脉细弦或细弦数	滋养肝肾，潜阳息风	镇肝息风汤。若痰盛者，可去龟甲，加胆南星、竹沥；若心中烦热者，加黄芩、生石膏；若心烦失眠者，加黄连、莲子心、栀子、首乌藤；若头痛重者，可加生石决明、珍珠母、夏枯草、川芎，另外还可酌情加入通窍活络的药物，如地龙、全蝎、红花
中脏腑	闭证	阳闭：突然昏仆，不省人事；牙关紧闭，口噤不开，两手握固，大小便闭，肢体强痉，兼有面赤身热，气粗口臭，躁扰不宁；舌苔黄腻，脉弦滑而数	清热化痰，开窍醒神	安宫牛黄丸。若痰盛神昏者，可合用至宝丹或清宫汤；若热闭神昏兼有抽搐者，可加全蝎、蜈蚣，或合用紫雪丹
	脱证	突然昏仆，不省人事，目合口张，鼻鼾息微，手撒遗尿；汗多不止，四肢冰冷；舌痿，脉微欲绝	回阳固脱	参附汤。若汗出不止者，可加炙黄芪、生龙骨、煅牡蛎、山茱萸、醋五味子；阳气恢复后，如又见面赤足冷、虚烦不安、脉极弱或突然脉大无根，可用地黄饮子

(2) 针对该患者的中医治疗

1) 治法：镇肝熄风。

2) 方药：镇肝熄风汤，由生龙骨、生牡蛎、代赭石、白芍、天冬、玄参、龟甲、怀牛膝、川楝子、茵陈、麦芽、甘草组成。

方药分析：怀牛膝引血下行，代赭石镇肝降逆，龙骨、牡蛎、龟板、白芍益阴潜阳、镇肝息风，玄参、天冬滋阴清热，茵陈、川楝子、生麦芽清泄肝热、疏理肝气，甘草调和诸药，生麦芽和胃安中。

临床运用：若痰盛者，可去龟甲，加胆南星、竹沥；若心中烦热者，加黄芩、生石膏；若心烦失眠者，加黄连、莲子心、栀子、首乌藤；若头痛重者，可加生石决明、珍珠母、夏枯草、川芎，另外还可酌情加入通窍活络的药物，如地龙、全蝎、红花。

二、脑出血的中西医结合护理

（一）从哪些方面对该患者进行中西医结合的护理评估？

1. 健康史 询问患者既往有无高血压、动脉粥样硬化、血液病和家族脑卒中病史；是否遵医嘱进行降压、抗凝等治疗和治疗效果及目前用药情况；了解患者的性格特点、生活习惯与饮食结构；了解患者是在活动时还是安静状态下发病；发病前有无情绪激动、活动过度、疲劳、用力排便等诱因和头晕、头痛、肢体麻木等前驱症状；发病时间及病情发展的速度。

2. 身体状况 有无意识障碍及其程度；瞳孔大小及对光反射有无异常；是否存在剧烈头痛、喷射性呕吐、意识障碍、烦躁不安等颅内压增高的表现及其严重程度；有无肢体瘫痪及其类型、性质和程度；有无失语及其类型；Barthel 指数评分结果；有无吞咽困难和饮水呛咳；有无排便、排尿障碍；机体营养状况；血压升高程度。

3. 心理-社会状况 了解患者是否存在因突然发生肢体残疾或瘫痪卧床，生活需要依赖他人而产生的焦虑、恐惧、绝望等心理反应；患者及家属对疾病的病因和诱因、治疗护理经过、防治知识及预后的了解程度；家庭成员组成、家庭环境及经济状况和家属对患者的关心、支持程度等。

4. 辅助检查 评估患者头颅 CT、头颅 MRI 和数字减影血管造影（DSA）等辅助检查结果。

5. 治疗要点 患者现阶段治疗原则、用药方案等。

6. 中医护理评估

（1）密切观察并记录生命体征、神志、瞳孔、舌苔、脉象、汗出变化。

（2）注意患侧肢体肌力、肌张力变化。

（3）评估标本虚实。本病的病理性质属于本虚标实之证，肝肾阴虚，气血衰少为致病之本，风、火、痰、气、瘀为发病之标，两者互为因果。主要根据有无神志异常及伴随症状进行辨证。若症见半身不遂，肌肤不仁，口舌歪斜；言语謇涩，或舌强不语；急躁易怒，头痛，眩晕，面红目赤，口苦咽干，尿赤，便干；舌红少苔或苔黄，脉弦数，多为中经络之风阳上扰。若症见肌肤不仁，甚则半身不遂，口舌歪斜；言语不利，或謇涩，或不语；头晕目眩；舌质暗淡，舌苔白腻，脉弦滑，多为中经络之风痰阻络。若症见半身不遂，一侧手足沉重麻木，口舌歪斜，舌强语謇；平素头晕头痛，耳鸣目眩，双目干涩，腰酸腿软；急躁易怒，少眠多梦；舌质红绛或暗红，少苔或无苔，脉细弦或细弦数，多为中经络之肝风内动。若症见突然昏仆，不省人事；牙关紧闭，口噤不开，两手握固，大小便闭，肢体强痉，兼有面赤身热，气粗口臭，躁扰不宁；舌苔黄腻，脉弦滑而数，多为中脏腑之阳闭。若症见面白唇暗，四肢不温，静卧不烦；舌苔白腻，脉沉滑，多为中脏腑之阴闭。若症见突然昏仆，不省人事，目合口张，鼻鼾息微，手撒遗尿；汗多不止，四肢冰冷；舌痿，脉微欲绝，多为中脏腑之脱证。

（4）评估病情轻重。中风急性期，以半身不遂、口舌歪斜、肌肤不仁为主症而无神昏者，为病在经络，伤及脑脉，病情较轻；初起即见神志昏蒙或谵语者，为病入脏腑，伤及脑髓，病情较重。如果起病时神清，但三五日内病情逐渐加重，出现神志昏蒙或谵语者，则是病从经络深入脏腑，病情由轻转重。反之亦然。

（二）该患者目前存在哪些护理问题？

1. 头痛　与脑出血导致颅内压增高有关。
2. 躯体移动障碍　与脑血管破裂形成的血肿使锥体束受损，导致肢体瘫痪有关。
3. 语言沟通障碍　与丘脑出血有关。
4. 生活自理缺陷　与脑出血导致肢体瘫痪有关。
5. 焦虑、恐惧、绝望　与偏瘫、失语及肢体和语言功能恢复速度慢、需时长有关。
6. 有受伤的危险　与脑出血导致肢体瘫痪有关。

（三）护理措施

1. 如何针对头痛提供中西医结合的护理措施？

（1）安全与舒适管理：急性期应绝对卧床 2~4 周，发病后 24~48 小时在变换体位时应尽量减少头部的摆动幅度，以防加重出血。可抬高床头 15°~30° 以减轻脑水肿；保持呼吸道通畅，如有面神经瘫痪的患者，可取面瘫侧朝上侧卧位。床边加用床挡，以防坠床。保证充足睡眠，适当运动，避免身体过度疲劳或用脑过度，避免突然用力，戒烟酒。

（2）用药护理：使用脱水剂时，应注意防止药液外渗，监测尿量、心脏功能及电解质情况；部分重症患者需要监测中心静脉压。给予镇痛药，注意慎用阿司匹林等可能影响凝血功能的非甾体类消炎镇痛药物，或吗啡、盐酸哌替啶（杜冷丁）等可能影响呼吸功能的药物；过度烦躁不安的患者可遵医嘱适量使用镇静药。

（3）避免诱因：告知患者可能诱发或加重头痛的因素，如情绪紧张、进食某些食物、饮酒、用力性动作等；病室应保持安静，避免声、光刺激，限制亲友探视，各项护理操作如翻身、吸痰、鼻饲等动作均需轻柔。保持患者情绪稳定，保证充足睡眠，避免情绪激动、剧烈咳嗽、打喷嚏和用力排便等，以防止颅内压增高和血压升高而导致进一步出血。

（4）指导减轻头痛的方法：如指导患者缓慢深呼吸，听轻音乐，生物反馈治疗，引导式想象等。

（5）病情监测：严密监测并记录生命体征及意识、瞳孔变化，观察有无恶心、呕吐及呕吐物的性状与量，准确记录出入量。

（6）中医特色护理

穴位按摩：取百会、太阳、印堂、上星、头维等穴。

耳穴压豆：取枕、额、脑、神门，用耳籽行耳穴贴压。

2．如何针对躯体移动障碍提供中西医结合的护理措施？

（1）安全与舒适管理：①提供安全、方便的住院环境，将呼叫器置于患者床头伸手可及处；日常用品如餐具、水、便器、纸巾等定位放置于床旁；走廊、卫生间、楼道设置扶手；病房、浴室地面保持平整、防湿、防滑；配备手杖、轮椅等必要的辅助用具，以增加活动时的安全性。②护理人员的各项护理措施均应在患侧进行，床头柜和日常用品应放于患侧一边，以唤起患者对患侧的注意。③保持床单位整洁、干燥，减少对皮肤的机械性刺激。协助患者做好日常生活护理，包括皮肤护理、口腔护理和二便护理。

（2）康复护理

重视早期康复干预：一般来说，脑出血患者只要神志清楚、生命体征平稳，神经功能缺损等病情不再发展，48小时后即需进行早期康复治疗。早期康复治疗有助于抑制和减轻肢体痉挛姿势出现与发展，能促进康复、预防并发症、减轻致残程度和提高生活质量。①保持良好的肢体位置（良肢位）。患者保持舒适体位，肢体处于功能位，指导其进行主动或被动运动；避免让手处于抗重力的姿势；不在足部放置坚硬的物体。不同的体位均应备数个不同大小和形状的软枕支持；避免被褥过重或太紧。②翻身。翻身是抑制痉挛和减少患侧受压最具治疗意义的活动。健侧卧位的偏瘫、截瘫患者每2～3小时翻身1次；仰卧位为过渡性体位，应尽可能少用；患侧卧位是所有体位中最重要的体位。③重视患侧刺激。通常患侧的体表感觉、视觉和听觉减退，加强患侧刺激可以对抗其感觉丧失，使患侧在白天自然地接受更多的刺激，如床头柜、电视机应置于患侧；所有护理工作，如帮助患者洗漱、进食，测血压、脉搏等都尽可能在患侧进行；家属与患者交谈时也应握住患侧手，引导偏瘫患者头转向患侧；避免手的损伤，尽量不在患肢静脉输液；慎用热水袋。④床上运动训练。正确的运动训练有助于缓解痉挛和改善已形成的异常运动模式。常用的训练方法有关节被动运动、Bobath握手、桥式运动（选择性伸髋）、起坐训练等，应鼓励患者每天多次练习，每次20～30分钟。

恢复期康复训练：恢复期指导患者进行转移动作训练、坐位训练、站立训练、步行和实用步行训练、平衡共济训练、日常生活活动训练等。上肢功能训练一般采用运动疗法和作业疗法相结合；下肢功能训练以改善步态为主。肌张力增高或共济失调的患者，指导步行训练时应给予辅助支持。具体方法有踝关节选择性背屈和跖屈运动、患侧下肢负重及平衡能力训练等。

（3）中医特色护理

穴位按摩：患侧上肢取穴极泉、尺泽、肩髃、合谷等；患侧下肢取穴委中、阳陵泉、足三里等。

中药热熨：热熨患肢相应的穴位，达到温经通络，以助于恢复肢体功能。

穴位注射：取肩髃→曲池→手三里→足三里→丰隆。每次选用 2～4 穴，可选用丹参注射液或川芎嗪注射液或维生素 B_1 注射液或维生素 B_{12} 注射液，每次选 2～4 穴，常规穴位注射。

3. 如何针对语言沟通障碍提供中西医结合的护理措施？

（1）康复护理：护理人员与含语言康复治疗师在内的康复小组根据患者病情制订个体化语言康复训练计划并加以实施。如对于 Broca 失语者，训练侧重于口语表达；对于 Wernicke 失语者，训练侧重于听理解、会话、复述等；对于构音障碍者，训练侧重于发音。训练应由少到多、由易到难、由简单到复杂，循序渐进地进行。

（2）中医特色护理

穴位按摩：按揉廉泉、哑门、承浆、大椎等穴。

4. 如何针对生活自理缺陷提供中西医结合的护理措施？

（1）生活护理：根据 Barthel 指数评分确定患者的日常生活活动能力，并根据自理程度给予相应的协助，提供特殊的餐具、牙刷、衣服等，方便和协助患者洗漱、进食、如厕、沐浴和穿脱衣服等，增进舒适感和满足患者基本生活需求。

（2）心理护理：因患者无法生活自理，可产生焦虑、恐惧、绝望等心理问题，应关心、尊重患者，避免任何刺激和伤害患者的言行。多与患者和家属沟通，耐心解答患者和家属提出的问题，使其了解疾病的病因和诱因、治疗护理经过、防治知识及预后，解除患者思想顾虑。鼓励家属主动参与治疗、护理活动，多关心患者。

5. 如何缓解患者焦虑、恐惧、绝望的情绪？

（1）去除产生焦虑、恐惧、绝望的原因：脑出血患者因偏瘫、失语及肢体和语言功能恢复速度慢、需时长，日常生活需依赖他人照顾，可产生焦虑、恐惧、绝望等心理问题，部分患者因此不愿意配合治疗，进而影响疾病的康复和患者生活质量，护士应帮助患者消除导致焦虑的原因。

（2）帮助患者树立信心：护士应针对患者及其家属对疾病的认知和态度，以及由此引起的心理、性格、生活方式等方面的改变，与患者和家属共同制订和实施康复计划，避免诱因，定期进行功能锻炼，坚持合理用药，减轻症状，增强战胜疾病的信心。

（3）指导患者放松技巧：教会患者缓解焦虑的方法，如听轻音乐、下棋、做游戏等娱乐活动，以分散注意力，减轻焦虑等情绪。

6. 如何针对患者有受伤的危险提供中西医结合的护理措施？

应对患者加强安全护理。重点防止坠床和跌倒，确保安全。床铺高度适宜，应有保护性床栏；呼叫器和经常使用的物品应置于患者伸手可及处；运动场所要宽敞、明亮、无障碍物阻挡，建立"无障碍通道"；走廊、厕所要有扶手，以方便患者起坐、扶行；地面要保持平整、干燥、防湿、防滑，去除门槛；患者最好穿防滑软橡胶底鞋，穿棉布衣服，衣着应宽松；患者在行走时不要在其身旁擦过或在其面前穿过，同时避免突然呼唤患者，以免分散其注意力；上肢肌力下降的患者不要自行打开水或用热水瓶倒水，防止烫伤；步态不稳者，选用三角手杖等合适的辅助器具，并有人陪伴，防止受伤。

7. 如何针对患者病情提供科学饮食？

（1）饮食原则：以高糖类、高蛋白、低脂、低盐，清淡、富营养食物为宜，予以半流质或软食，如面条、粥等，多吃新鲜蔬菜、水果，多喝水。

（2）饮食结构：推荐热量为 30 kcal/（kg·d）标准供给，该患者脑出血合并高血压，每天钠盐的摄入量不宜超过 5 g。

（3）饮食方式：少食多餐，减少用餐时的疲劳，进餐前后漱口，保持口腔清洁，促进食欲。遵医嘱鼻饲流质者应定时喂食，保证足够的营养供给，进食时及进食后 30 分钟内抬高床头防止食物反流。

三、病情变化及护理

案例 3-1B

> 入院后,西医予以降低颅内压、营养神经、降压、降脂等对症治疗;中医予以镇肝熄风汤和中医康复治疗,患者病情趋于稳定。
>
> 入院第2天,患者无意中获知其兄刚离世,患者突发头痛、恶心、呕吐,随即意识不清,牙关紧闭,双手紧握,二便闭。
>
> 舌脉:舌紧缩,脉弦大。
>
> 查体:T 39.2 ℃、P 66次/分、R 16次/分、BP 200/110 mmHg。浅昏迷,双侧瞳孔2.5 mm,等大等圆,对光反射迟钝;颈项抵抗,左侧病理征阳性。
>
> 急查颅脑CT:右侧基底节区、内囊血肿18 mm×26 mm,且出血破入脑室。
>
> 西医诊断:脑出血。
>
> 中医诊断:中风-中脏腑,阳闭。
>
> 医嘱:①甘露醇、甘油果糖脱水降压。②硝普钠降血压治疗。③拟脑室穿刺引流。

(一)案例解析

1. 患者的病情有什么变化?

(1)西医诊断:脑出血(脑室出血)。

本案例患者无意中获知其兄刚离世,高强度刺激诱发脑部继续出血,头CT示:右侧基底节区、内囊血肿18 mm×26 mm,且出血破入脑室,呈现为脑室出血的表现。

脑出血(脑室出血)诊断及鉴别诊断依据如表3-2所示。

表3-2 脑室出血和其他疾病鉴别诊断

诊断	鉴别诊断要点
脑室出血	出血量少时,仅表现为头痛、呕吐、脑膜刺激征阳性;出血量大时,很快进入昏迷或昏迷逐渐加深、双侧瞳孔缩小如针尖样、四肢肌张力增高、脑膜刺激征阳性、早期出现去脑强直发作
丘脑出血	"三偏征",通常感觉障碍重于运动障碍,可出现特征性眼征,优势半球出血可出现丘脑性失语,也可出现丘脑性痴呆
脑干出血	突发头痛、呕吐、眩晕、复视、交叉性瘫痪或偏瘫、四肢瘫等,出血少者无意识障碍,大量出血(血肿>5 ml)者,患者立即昏迷、双侧瞳孔如针尖样、呕吐咖啡色样胃内容物、中枢性高热、中枢性呼吸衰竭和四肢瘫痪
壳核出血	"三偏征",双眼球不能向病灶对侧同向凝视,优势半球损害可有失语,出血量少者(<30 ml)临床症状轻,出血量大者(>30 ml)可有意识障碍,引起脑疝,甚至死亡
小脑出血	发病突然,眩晕和共济失调明显,可伴频繁呕吐和枕部疼痛,小量出血者主要表现为小脑症状,出血量较大者可出现颅内压迅速增高、昏迷、双侧瞳孔缩小如针尖样、呼吸节律不规则

续表

诊断	鉴别诊断要点
脑叶出血	额叶出血可有前额痛、呕吐、对侧偏瘫和精神障碍，优势半球出血可出现运动性失语；顶叶出血偏瘫较轻，而偏侧感觉障碍明显，对侧下象限盲，优势半球出血可出现混合性失语；颞叶出血表现为对侧中枢性面舌瘫及以上肢为主的瘫痪，对侧上象限盲，优势半球出血可出现感觉性或混合性失语，可有颞叶癫痫、幻嗅、幻视；枕叶出血表现为对侧同向性偏盲，可有一过性黑蒙和视物变形，多无肢体瘫痪

(2) 中医诊断：中风 - 中脏腑，阳闭。

2. 本阶段患者的治疗原则是什么？

(1) 西医治疗：此阶段的治疗原则为脱水降颅压、调整血压、防止继续出血、减轻血肿所致继发性损害、促进神经功能恢复、防治并发症。

调控血压：当血压≥200/110 mmHg 时，应采取降压治疗，使血压维持在略高于发病前水平或 180/105 mmHg 左右。收缩压在 180～200 mmHg 或舒张压在 100～110 mmHg，暂不用降压药。脑出血患者血压降低速度和幅度不宜过快、过大，以免造成脑低灌注；血压过低者，应进行升压治疗以维持足够的脑灌注。急性期血压骤然下降提示病情危重。脑出血恢复期应将血压控制在正常范围。

止血和凝血治疗：仅用于并发消化道出血或有凝血障碍时，对高血压性脑出血无效。常用 6-氨基己酸、对羧基苄氨、氨甲环酸等。应激性溃疡导致消化道出血时，可用西咪替丁、奥美拉唑等药物。

外科治疗：壳核出血量＞30 ml，小脑或丘脑出血＞10 ml，或颅内压明显增高内科治疗无效者，可考虑行开颅血肿清除、脑室穿刺引流、经皮钻孔血肿穿刺抽吸等手术治疗。一般认为手术应在发病后 6～24 小时进行。

(2) 中医治疗

治法：息风、开窍、通便。

方药：安宫牛黄丸、大承气汤。

a. 安宫牛黄丸，由牛黄、郁金、犀角、黄连、朱砂、冰片、麝香、珍珠、山栀、雄黄、黄芩组成。

方药分析：牛黄清心解毒，豁痰开窍；犀角（水牛角）咸寒，清心凉血解毒；麝香芳香走窜，通达十二经，芳香开窍醒神；黄连、黄芩、山栀苦寒清热，泻火解毒，以增牛黄、犀角清解热毒之力；冰片、郁金芳香辟秽，通窍开闭，以加强麝香开窍醒神之功；雄黄助牛黄以劫痰解毒；朱砂、珍珠清热镇心安神。怀牛膝引血下行，代赭石镇肝降逆，龙骨、牡蛎、龟板、白芍益阴潜阳、镇肝息风，玄参、天冬滋阴清热，茵陈、川楝子、生麦芽清泄肝热、疏理肝气，甘草调和诸药，生麦芽和胃安中。

b. 大承气汤，由大黄、厚朴、枳实、芒硝组成。

方药分析：大黄苦寒泻热，攻积通便，荡涤肠胃邪热积滞；芒硝咸苦而寒，泻热通便，润燥软坚，协大黄则峻下热结之力尤增；厚朴、枳实行气散结，消痞除满。

（二）对患者开展护理评估的主要内容包括哪些？

1. 身体状况 评估患者有无意识障碍及其程度；瞳孔大小及对光反射有无异常；评估呕吐的性状、有无喷射性呕吐；有无中枢性高热和呼吸节律（潮式呼吸、间停呼吸、抽泣样呼吸等）、频率和深度的异常；有无颈部抵抗等脑膜刺激征和病理反射；有无牙关紧闭及其程度、时间；有无舌紧缩；评估排尿情况、尿量、频率等；有无发热及其程度；有无恶心、上腹部疼痛、饱胀、呕血、黑便、尿量减少等症状和体征；评估发热程度、热型等；主要评估脑出血的部位、性质、伴随症状及体征；评估有无失用综合征、坠积性肺炎、便秘、压疮、尿路感染、深静脉血栓等潜在并发症。

2. 心理-社会状况 评估患者家属对病情的了解和支持程度。

3. 辅助检查 评估患者头颅CT、头颅MRI、头颅DSA、脑脊液和血液检查等辅助检查结果。

4. 治疗方案 评估患者治疗方案的调整情况。

5. 中医护理评估 评估患者生命体征、神志、舌苔、脉象变化。严密观察患者血压变化及伴随症状，以利于辨别证型及病情轻重。

（三）患者现阶段的护理问题有哪些？

1. 急性意识障碍 与脑出血、脑水肿所致大脑功能受损有关。
2. 潜在并发症：脑疝。
3. 有窒息的危险 与牙关紧闭/舌紧缩有关。
4. 排尿障碍 与脑出血导致排尿反射障碍有关。
5. 体温过高 与体温调节中枢受损、血液吸收等有关。
6. 潜在并发症：上消化道出血。
7. 潜在并发症：压疮、失用综合征、坠积性肺炎、尿路感染、深静脉血栓形成、便秘等。

（四）护理措施

1. 如何针对意识障碍提供中西医结合的护理措施？

（1）日常生活护理：卧气垫床或按摩床，保持床单位清洁、干燥，减少对皮肤的机械性刺激，定时给予翻身、拍背，按摩骨突受压处，预防压疮；做好二便的护理，保持外阴部皮肤清洁，预防尿路感染；注意口腔卫生，防止口腔感染；慎用热水袋，防止烫伤。

（2）用药护理：使用脱水剂时，应注意防止药液外渗，监测尿量、心脏功能及电解质情况；部分重症患者需要监测中心静脉压。

2. 如何预防及监测潜在并发症：脑疝？

（1）病情观察：当出现剧烈头痛、喷射性呕吐、烦躁不安、血压进行性升高、脉搏加快、呼吸不规则、意识障碍加重、一侧瞳孔散大，常提示脑疝可能，应立即报告医生。

（2）抢救配合：保持呼吸道通畅，迅速给氧，建立静脉通路，按医嘱给予快速脱水、降颅压药物，如静滴甘露醇应在15～30分钟滴完，限制每天液体摄入量（一般禁食患者以尿量加500 ml液体为宜）。绝对卧床休息，并避免不必要的搬动及变动体位，以防脑络出血不止，加重昏迷。

（3）急救准备：备好气管切开包，脑室穿刺引流包、呼吸机、监护仪和抢救药物。

3. 如何预防及监测患者窒息的危险？

（1）病情观察：密切观察患者有无胸闷、气促、呼吸困难、发绀、面色苍白、出冷汗、烦躁不安等窒息征象。

（2）保持呼吸道通畅：喉间痰液壅盛者，协助其翻身、拍背，促进痰液排出，必要时采取机械吸痰。

（3）急救准备：准备环甲膜穿刺包、气管切开包等急救物品。

4. 如何针对排尿障碍提供中西医结合的护理措施？

（1）病情观察：密切观察患者的排尿情况，尿量、次数等。

（2）紧急处理：应及时留置导尿，注意预防尿路感染。

5. 如何针对体温过高提供中西医结合的护理措施？

(1) 病情观察：密切观察患者的体温，如迅速出现的持续高热，常由于脑出血累及下丘脑体温调节中枢所致。

(2) 紧急处理：应给予乙醇溶液、温水擦浴，头部置冰袋或冰帽，并予氧气吸入，提高脑组织对缺氧的耐受性。

6. 如何预防及监测潜在并发症：上消化道出血？

(1) 病情观察：注意观察患者呃逆、上腹部饱胀不适、胃痛、呕血、便血等症状与体征；鼻饲患者每天应先抽取胃液检查，腹胀者应观察肠鸣音，如患者出现呕吐或从胃管抽出咖啡色液体、解柏油样便，同时伴烦躁不安、面色苍白、皮肤湿冷、血压下降、尿少等，应考虑上消化道出血和出血性休克，要立即报告医生。

(2) 饮食护理：急性脑出血患者因脑血液循环障碍，致使消化功能减弱，因此24小时内暂禁食，24小时后生命体征平稳、无颅内压增高及严重上消化道出血，可开始流质饮食。以高维生素、高热量饮食为主，补充足够的水分；进食时以及进食后30分钟内抬高床头防止食物反流。

(3) 抢救配合：迅速建立静脉通道，遵医嘱补充血容量、纠正酸中毒、应用血管活性药物和H_2受体拮抗药或质子泵抑制药，并观察用药后疗效。

7. 如何预防及监测失用综合征、坠积性肺炎、便秘、压疮、尿路感染、深静脉血栓等潜在并发症？

(1) 肢体运动：勤翻身，防止受压，以免发生压疮。偏瘫的肢体要经常按摩，促进血液运行，以预防压疮、失用综合征、深静脉血栓。

(2) 口腔护理：每日用生理盐水或银花甘草煎煮后取过滤的药液清洗口腔4次，防止口臭、口垢和口腔糜烂；口腔糜烂患者可用西瓜霜、冰硼散等涂擦。若患者张口呼吸时，可用生理盐水浸湿纱布或以石菖蒲浸液湿纱布覆盖于口唇上，以保持口腔湿润。取下义齿，以免误入气管而发生意外，以预防坠积性肺炎。

(3) 有效咳嗽：长期卧床的患者应教会其运用有效的咳痰方法；协助其翻身、拍背，促进痰液排出，以预防坠积性肺炎。

(4) 眼部护理：卒中患者眼睑常不能完全闭合，可按摩上下眼睑，使其尽量闭合。两目上视，目开不合的患者，为防止因眼结膜长期暴露所致干燥、损伤，可用凡士林纱布或眼罩覆盖两眼或每天定时用滴眼液以保护角膜。

(5) 保持呼吸道通畅：平卧头侧位或侧卧位，开放气道，取下活动性义齿，及时清除口鼻分泌物，防止舌根后坠、窒息、误吸或肺部感染，以预防坠积性肺炎。

(6) 便秘处理：每天顺时针按摩腹部，促进肠蠕动；药物应鼻饲，服用通腑泻热汤药时，应注意观察服药后反应，若服药后3～5小时泻下2～3次稀便，说明腑气已通，不需再服，若服药后仍未排便，可报告医生，继续服药，以泻为度。若为灌服，药丸先用温开水化开，然后徐徐喂服，听到药汁咽下声后，再予继续喂服，注意观察有无呛咳；必要时遵医嘱鼻饲液状石蜡、酚酞含片（果导片）等缓泻药，或给予开塞露、灌肠、人工排便等。

(7) 会阴护理：做好二便的护理，保持外阴部皮肤清洁，以预防尿路感染。

8. 中医特色护理 在病情允许的情况下，参照国家中医药管理局《52个病种中医护理方案》采取中医护理适宜技术。

(1) 急性意识障碍：遵医嘱给予醒脑开窍药枕，置于患者枕部，借中药之辛散香窜挥发性刺激头部腧穴，如风池、风府、哑门、大椎等。

(2) 排尿障碍：遵医嘱予以穴位按摩，取穴肾俞穴、八髎穴、足三里等。

(3) 便秘：腹部按摩，取平卧位，以脐为中心，顺时针方向按揉腹部。以腹内有热感为宜，每次20～30周。每日2～3次。或耳穴压豆，用耳籽耳穴贴压，取大肠、直肠下段、便秘点、交感、肝胆等穴。

（4）发热：遵医嘱穴位按摩，取穴大椎、合谷、曲池等。

案例 3-1C

患者入院后第12天转入普通病房。症见：左侧肢体活动不利，步态不稳，往左侧倾斜，需搀扶行走，左手持物欠平稳，言语缓慢不清，吞咽困难、饮水呛咳，洼田饮水测试结果为3级，容积-黏度测试（V-VST）评估结果：D。

护士鼓励该患者进行吞咽康复训练，应如何进行指导？

（一）案例解析

该患者现阶段存在吞咽困难、饮水呛咳，洼田饮水试验结果3级，提示存在吞咽障碍。

（二）吞咽康复训练指导

1. 口腔及周围肌肉的基础训练　加强舌的练习、唇的练习、呼吸配合发音练习，如口腔操；感觉刺激训练，如咽部冷刺激。

2. 口腔操　①唇的训练：合紧嘴唇，用力鼓起两腮，心中数数，然后放松；合紧嘴唇，轮流鼓起两腮做漱口动作；做吹口哨嘴形，左右移动；合紧嘴唇，用力弹开，发出［啪］；用下唇覆盖上唇，用力把上唇向下拉，然后放松。②舌的训练：上下伸舌，各维持四节拍；舌尖伸向左唇角，舌尖伸向右唇角，维持八节拍，上下洗牙，维持八节拍；左右顶舌，维持八节拍；发音训练［E］、［WU］维持八节拍；吹气球训练，维持八节拍。

3. 摄食代偿吞咽训练方法　侧方吞咽，空吞咽与交替吞咽，用力吞咽，点头样吞咽，低头吞咽。

4. 注意事项　餐前休息勿疲劳；进食安静免打扰；姿势体位很重要；速度缓慢不急躁；餐具选择要合适；根据结果调稠度；进食控制一口量；清洁口腔不可少。

案例 3-1D

患者入院后第16天，病情平稳后准备出院，护士如何开展健康教育？

（一）案例解析

患者病情平稳，拟出院，且有较强的学习能力，沟通无障碍，缺乏出院后保健相关知识。护士应对其进行出院健康教育。

（二）出院健康教育

1. 预防疾病　指导高血压患者避免使血压骤然升高的各种因素，如保持情绪稳定和心态平和，避免过分喜悦、愤怒、焦虑、恐惧、悲伤等不良心理和惊吓等刺激；建立健康的生活方式，保证充足睡眠，适当运动，避免体力或脑力过度劳累和突然用力；低盐、低脂、高蛋白、高维生素饮食；戒烟酒；养成定时排便的习惯，保持排便通畅。

2. 管理疾病 告知患者和家属关于疾病的基本病因、主要危险因素和防治原则，如遵医嘱正确服用降压药，维持血压稳定。教会患者及家属测量血压的方法和对疾病早期表现的识别，发现血压异常波动或无诱因的剧烈头痛、头晕、晕厥、肢体麻木、乏力或语言交流困难等症状，应及时就医。同时预防脑疝与上消化道出血的发生。

3. 康复指导 教会患者和家属自我护理的方法和康复训练技巧，如向健侧和患侧的翻身训练、桥式运动等肢体功能训练及语言和感觉功能训练的方法；使患者和家属认识到坚持主动或被动康复训练的意义。

综合述评

脑出血起病骤然，发展恶化迅速，短时间内即可导致死亡，其临床致残致死率极高，给患者身心健康带来严重不良影响。随着我国医疗技术的发展进步，脑出血死亡发生率呈下降趋势，但患者脑出血诱发的偏瘫等肢体功能障碍并发症仍呈现高发态势。本病常于急性期病情恶化，宜及时采取救治措施，精心护理。同时，在急性期还要积极治疗，以减少复发率，降低病死率和病残率，因此，患者的综合康复护理是临床护理的关键所在。临床上应客观、全面评估患者病情，准确把握患者病情转归，积极防治原发病，采用积极的现代护理学干预，配合穴位按摩、耳穴压豆、中药热熨、穴位注射等特色中医护理技术，实施中西医结合的系统化整体护理，以防病情加重，避免脑出血再次发生等危重情况，同时缓解病情、改善患者预后，促进患者康复。

课程思政

强健康体魄　铸康复希望

脑出血后遗症多需要康复治疗。为促进健康服务业发展，保障和改善民生，国家卫生健康委员会明确提出，推动全国大批二级医院转型为康复、护理医院。为贯彻落实党的十九届五中全会精神和实施健康中国、积极应对人口老龄化的国家战略，加快推动康复医疗服务高质量发展，逐步满足群众多样化、差异化的康复医疗服务需求，2021年6月16日，国家卫生健康委员会、国家发展改革委员会、教育部、民政部、财政部、国家医保局、国家中医药管理局、中国残联制定了《关于加快推进康复医疗工作发展的意见》。力争到2022年，逐步建立一支数量合理、素质优良的康复医疗专业队伍，康复医疗服务能力稳步提升，服务方式更加多元化，康复医疗服务领域不断拓展，人民群众享有全方位全周期的康复医疗服务。这体现了社会主义制度的优越性，以人为本，不断满足人民群众多样化的健康服务需求。党和国家从民生需求出发，感恩党和政府的声音多了，"感恩"两个字会时不时地、真诚地、自然地跳出来。我们庆幸生活在这个时代，也要为国家的发展尽一份力量。医学工作者应该站在更高的角度，以更开阔的胸怀为社会和国家的健康事业贡献知识与智慧。这既是家国情怀，更是一种责任。

（陈偶英　黄　河）

第二节 脑出血中西医护理技能综合训练

案例 3-2A

病史摘要：27床，肖××，住院号：96283724，男性，65岁，退休教师，已婚。被家人发现晕倒在厕所，于2022年7月25日11：50入院。

现病史：患者家属代诉2小时前患者在上厕所排便时突发意识障碍，呼之不应，右侧肢体活动障碍。随后立即呼叫120送入我院急诊科。入急诊科时患者呕吐一次，呕吐物为胃内容物，测血压200/110 mmHg，急查头颅CT示"左侧基底节出血，破入脑室"。急诊以"脑出血"收入我院神经外科。入院症见神志昏迷，右侧肢体偏瘫，尿失禁，未排便。

个人史：素性情急躁；吸烟史30多年，1包/日；平日饮食喜咸，口味偏辣，喜食干菜、肉类，蔬菜、水果摄入较少。

既往史：既往高血压病史，最高达195/100 mmHg，未规律监测，间断服用厄贝沙坦片。既往便秘，1次/2天。近一周腹部胀满不适，口臭，粪便干结难解，用力排便后出现头晕、头痛伴视物旋转、恶心症状，休息后逐步缓解，感乏力，偶有咳嗽，咳黄色黏痰，口黏纳少，夜寐欠安，排尿正常。否认肝炎、结核等传染性病史，否认手术、外伤史，否认食物、药物过敏史。

家族史：否认家族性遗传病史，否认家族性肿瘤病史。

体格检查：T 36.8℃，P 115次/分，R 25次/分，BP 180/100 mmHg。发育正常，形体偏瘦，急性面容。胸廓对称，无畸形，听诊双肺可闻及明显干湿啰音。心前区无隆起，心界无扩大，律齐，各瓣膜听诊区未闻及病理性杂音。腹平软，腹部内可触及明显大小不等硬块，腹部移动性浊音阴性。

专科检查：神志昏迷，格拉斯哥昏迷量表（GCS）评分为E1V1M5=7分，问答不能发音，不能睁眼，刺激后肢体有定向运动，查体不配合。双侧瞳孔直径2.0 mm，双侧瞳孔对光反射迟钝。左侧肢体肌力5级，肌张力正常，腱反射（+），病理反射（－）；右侧肢体肌力0级，肌张力增高，腱反射（+++），病理反射（++）；未见不自主运动，生理反射存在。

中医望、闻、切诊：舌质胖大，有齿痕，色暗紫，苔黄厚腻，脉弦滑数。

辅助检查：血常规示白细胞 15.32×10^9/L，嗜中性粒细胞总数 6.47×10^9/L，淋巴细胞总数 8.41×10^9/L；凝血酶原时间10.4 s，肝肾功能、电解质、输血四项未见异常。颅脑CT+胸部CT：左侧基底节出血、破入脑室。

西医诊断：脑出血（左侧基底节，破入脑室）；原发性高血压3级。

中医诊断：出血性中风病（痰热腑实，风痰上扰证）；便秘。

一、训练目标

1. 全面掌握神经系统检查评估方法。
2. 能熟练进行吸痰、导尿等操作，做好人文关怀，保护患者隐私。
3. 团队配合紧密，有较强的整体护理观念。

二、训练流程

(一)情景1

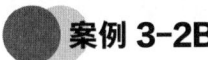案例 3-2B

> 患者由急诊入院,静脉通道已建立,心电监护持续进行中,予神经系统相关检查。
> **医嘱**:留置导尿。

1. 思考与讨论

(1) 请对该患者进行护理评估,并列出主要的护理诊断。
(2) 中医诊断"中风"还有哪些证型?有什么临床表现?
(3) 中医治疗便秘的方法有哪些?

2. 实践任务

(1) 请 A 护士完成神经系统检查。
(2) 请 B 护士执行吸痰操作。
(3) 请 C 护士执行导尿操作。

3. 临床思维分析

(1) 患者意识障碍,伴呕吐、高血压、偏瘫等,入院需全面评估患者的生命体征、临床表现、疾病发生经过、既往史等情况,分析护理问题后优先解决首优问题。
(2) 患者意识障碍、无法应答,操作时需认真查对,严防差错。
(3) 严密观察患者病情,预防并发症的发生。

4. 操作要点

(1) **任务 1 操作要点:神经系统检查**(操作标准见附录6)
1) 根据患者病情,有目的地选择检查项目,重点突出。
2) 密切观察患者病情变化,检查手法到位,动作流畅、熟练。
3) 检查评估结果准确,记录清楚。

(2) **任务 2 操作要点:中心负压吸痰**(操作标准见附录7)
1) 患者急性脑卒中,痰液黏稠,注意吸痰技巧,吸痰动作要迅速且轻柔。
2) 调节合适的中心吸引负压。
3) 根据患者病情和实际情况,注意拍背的时机和轻重缓急。
4) 密切观察患者病情,尤其是呼吸及血氧情况。

(3) **任务 3 操作要点:男性患者导尿**(操作标准见附录8)
1) 体位摆放合理。
2) 无菌观念强。
3) 注意保护患者隐私。
4) 插管前消毒到位,插管方法正确。
5) 插管动作轻柔熟稔,过程顺利,忌暴力插管。

5. 整体护理要点（表3-3）

表3-3 整体护理要点

要点	具体内容
病情观察	1. 操作过程中，严密观察患者生命体征，注意病情变化 2. 听诊双肺呼吸音，观察呼吸情况 3. 导尿既可保护患者皮肤，又可作为观察评价病情的重要方法
保持呼吸道通畅	1. 抬高床头，适当变换体位，防止坠积性肺炎的发生 2. 补充水分，有利于痰液稀释和排出 3. 胸部叩击使痰液松动，便于排出痰液。必要时吸痰 4. 鼻导管低流量吸氧（1～2 L/min）
基础护理	1. 舒适护理：病室环境温度22～24 ℃、相对湿度以50%～60%为宜 2. 做好口腔和皮肤护理，促进患者舒适，预防口腔感染、压疮的发生
健康指导	1. 疾病知识指导：现阶段禁食，做好术前准备 2. 避免诱发因素：患者便秘，避免用力排便，必要时灌肠 3. 病情监测指导：观察神志、瞳孔，预防脑疝 4. 用药指导：遵医嘱服药，监测药物不良反应
护理记录	完成护理记录单的记录

（二）情景2

案例 3-2C

患者仍然神志不清，体温升高，口臭，躁动不安。

体格检查：T 38.7 ℃、P 126次／分、R 36次／分、BP 160/90 mmHg、SPO_2 96%。腹平软，肠鸣音亢进，腹部内可触及明显大小不等硬块，双肺呼吸音可，心音可。

现患者鼻导管给氧、持续心电监护中，液体输入顺利。

医嘱予口腔护理、肌内注射退热药、灌肠及中药定向透药帮助排便等。

医嘱：1. 口腔护理
2. 柴胡注射液2 ml 肌内注射
3. 灌肠
4. 中药定向透药

1. **思考与讨论** 不同程度的发热应如何处理？
2. **实践任务**
(1) 请A护士执行口腔护理操作。
(2) 请B护士执行肌内注射操作。
(3) 请C护士完成灌肠和定向透药操作。
3. **临床思维分析**
(1) 患者体温过高，除使用药物外，可予以温水擦浴、冰毯机等物理降温，并及时复测体温。

(2) 昏迷患者操作时需加强观察，口腔护理时控制棉球湿度，禁忌漱口，若有异常及时停止操作并做好处理。

(3) 患者躁动不安，应做好保护措施，以免坠床等发生。

4．操作要点

(1) **任务1操作要点：口腔护理**（操作标准见附录9）

1) 根据患者情况选择合适的口腔护理液。

2) 注意口腔护理的擦拭顺序。

3) 棉球大小合适，干湿度适宜。

4) 非清醒患者棉球要夹紧，操作前后棉球数量要一致，防止棉球遗留在口腔。

5) 止血钳的尖端要包裹在棉球中心，防止钳端戳伤患者。

6) 非清醒患者禁忌漱口。

7) 操作前后观察患者口腔黏膜情况，发现异常及时报告并处理，并做好记录。

(2) **任务2操作要点：肌内注射**（操作标准见附录10）

1) 肌内注射一般选择肌肉较厚、离大神经及大血管较远的部位。常用臀大肌，其次为臀中肌、臀小肌、股外侧肌及上臂三角肌。

2) 肌内注射部位定位准确。

3) 皮肤消毒方法和范围正确。

4) 进针和拔针动作熟练、迅速且轻柔，推药速度宜慢。

5) 推药前先回抽，未见回血方能注药。

6) 无菌观念强。

(3) **任务3操作要点：大量不保留灌肠**（操作标准见附录11）

1) 正确选择灌肠溶液，掌握溶液的温度、浓度和量。

2) 患者取左侧卧位，双膝屈曲。

3) 灌肠筒内液面高于肛门40～60 cm。

4) 插入长度为7～10 cm。

5) 观察液体流入过程。

6) 保留灌肠液5～10分钟，协助排便。

(4) **任务4操作要点：中医定向透药**（操作标准见附录12）

1) 仪器准备：电流强度等各调节开关调节至"0"，评估仪器性能。

2) 将药物浸湿的衬垫放在患者的皮肤，带负离子药物衬垫放在负极板下，带正离子药物衬垫放在正极板下。

3) 固定电极，调节电流强度。

4) 观察治疗中患者的反应。

5．整体护理要点（表3-4）

表3-4 整体护理要点

要点	具体内容
病情观察	1．操作过程中，严密观察患者生命体征，注意病情变化 2．观察腹部情况，帮助患者排便 3．患者发热，注意体温变化和出汗情况 4．患者口臭，观察口腔情况，做好相关护理，防止感染
用药护理	遵医嘱给予退热药，注意观察药物疗效及不良反应

要点	具体内容
基础护理	1. 昏迷患者做好体位管理 2. 预防压疮和深静脉血栓的发生
健康指导	1. 保持排便通畅，忌用力排便 2. 做好饮食调护，养成良好的生活（作息、运动、排便等）习惯
护理记录	完成护理记录单的记录，完善发热患者体温单（三测单），记录排便情况

（三）情景 3

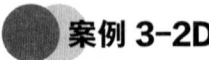

案例 3-2D

> 患者颅内血肿清除术后第 1 天，头部引流管引流通畅，可见少量血性胶体流出。患者意识状态为嗜睡，遵医嘱绝对卧床休息，RASS 评分 0 分，予药物镇静，抬高床头 15°～30°，采用冰帽及降温毯行头部和躯体降温，减轻脑水肿。肺部有痰，负压吸痰吸出的痰液黏稠。
>
> **体格检查**：T 36.8 ℃、P 86 次/分、R 18 次/分、BP 150/80 mmHg、SPO_2 96%。听诊双肺，可闻及明显干湿啰音。
>
> **医嘱**：1. 鼻饲
> 2. 同型去白细胞悬浮红细胞 2 U 静脉输注 st
> 3. 雾化吸入：布地奈德悬浮液 1 mg+ 生理盐水 2 ml

1. 思考与讨论 冰帽及降温毯行头部和躯体降温的适应证是什么？在使用过程中的注意事项有哪些？

2. 实践任务

（1）请 A 护士执行鼻饲操作。

（2）请 B 护士执行输血操作。

（3）请 C 护士执行雾化吸入操作。

3. 临床思维分析

（1）输血需严格查对，输血过程中密切巡视，严防输血反应的发生。

（2）加强术后观察，做好术后护理，及时清除呼吸道分泌物，保持呼吸道通畅。

（3）使用降温毯和冰帽后需加强体温监测，防止发生冻伤。

（4）密切观察伤口引流管及引流液的情况。

4. 操作要点

（1）**任务 1 操作要点：鼻饲**（操作标准见附录 13）

1）胃管置入方法正确。

2）判断胃管在胃内的多种方法。

3）鼻饲的要求和注食方法正确。

4）观察患者消化吸收情况，防止胃潴留和胃反流。

（2）**任务 2 操作要点：输血**（操作标准见附录 14）

1）严格执行三查八对。

2）仔细检查血液质量。

3）输液器与血袋的连接方法正确。

4）掌握输血速度。

5）输血过程中严密观察病情。

(3) **任务 3 操作要点：雾化吸入**（操作标准见附录 15）

1）掌握氧气雾化器的使用方法。

2）患者清醒时需指导患者雾化过程的呼吸配合。

3）雾化时抬高肩头，注意勿牵拉引流管。

5．整体护理要点（表 3-5）

表 3-5　整体护理要点

要点	具体内容
病情观察	1. 吸氧，心电监护，每 30 min 测血压、脉搏、呼吸，防止血压过低引起脑血流量灌注不足，而加重脑缺氧、脑水肿 2. 意识和瞳孔监测，每 1 h 观察意识、瞳孔变化并记录，若发现患者瞳孔变化、意识障碍加深，应及时报告医生并协助处理 3. 检测体温变化：分析发热原因。脑出血易发生中枢性高热，药物降温效果差，需采用冰帽、冰毯等物理降温，以降低脑细胞代谢，减少耗氧，保护脑组织
引流管护理	1. 妥善固定导管，头部制动，防止患者拉扯引流管，必要时可约束带，翻身及护理操作时避免牵拉引流管，防止滑脱 2. 每日更换引流管、引流袋，冲洗时注意无菌操作，防止逆行感染 3. 单纯性血肿引流应采用低位引流，引流袋应低于穿刺部位 20～30 cm，以防反流，若血肿破入脑室则引流管最高点高于穿刺点 5～15 cm，以免脑脊液沿引流管外流 4. 观察引流液的量、性质、颜色，并准确记录，术后引流液颜色一般为淡红色，如有新鲜血液流出应考虑再出血，如血量减少、突然出现无色液体应考虑脑脊液可能，应立即报告医生并协助处理。CT 示血肿基本清除后，2～8 天即可拔管，拔管后穿刺部位用无菌敷料覆盖，以防感染
保持呼吸道通畅	1. 抬高床头，定时变换体位，防止坠积性肺炎的发生 2. 补充水分，有利于痰液稀释和排出
预防并发症发生	1. 加强皮肤护理，防止压疮。由于肢体功能障碍使肢体长期受压，如护理不当，极易产生压疮，需经常更换体位，每 2～4 h 翻身一次，保持皮肤清洁，局部用 50% 乙醇溶液或红花油按摩，可采用气垫床或气圈防止体重重力压迫 2. 每日口腔护理（2 次/日），口唇干燥给予唇油涂唇 3. 每日进行会阴护理 2 次，防止尿路感染
基础护理	1. 术后患者宜取平卧位，头部抬高 15°～30°，并保持头偏向一侧，防止误吸，肢体保持功能位 2. 病室温度 22～24 ℃，湿度 50%～60%，保持病室安静、整洁，每日用消毒剂拖地面、擦拭桌椅，限制探视和陪护人员 3. 进行必要的健康教育和心理护理
康复指导	1. 术后 24 h 开始行肢体功能锻炼，量由少至多，由被动到主动。术后 1～2 周意识清醒、生命体征平稳者可鼓励自行翻身、站立及肢体主动训练，下床锻炼时由人搀扶，以防跌伤，活动以不疲劳为度 2. 语言康复，可配合实物或图像进行。采取语言、手势相结合，由单词发音到词组或句子反复刺激，鼓励患者开口讲话
药物护理	动态调节镇静药剂量，评估 RASS 评分
护理记录	完成护理记录单的记录，准确记录引流量

【案例设计思路】

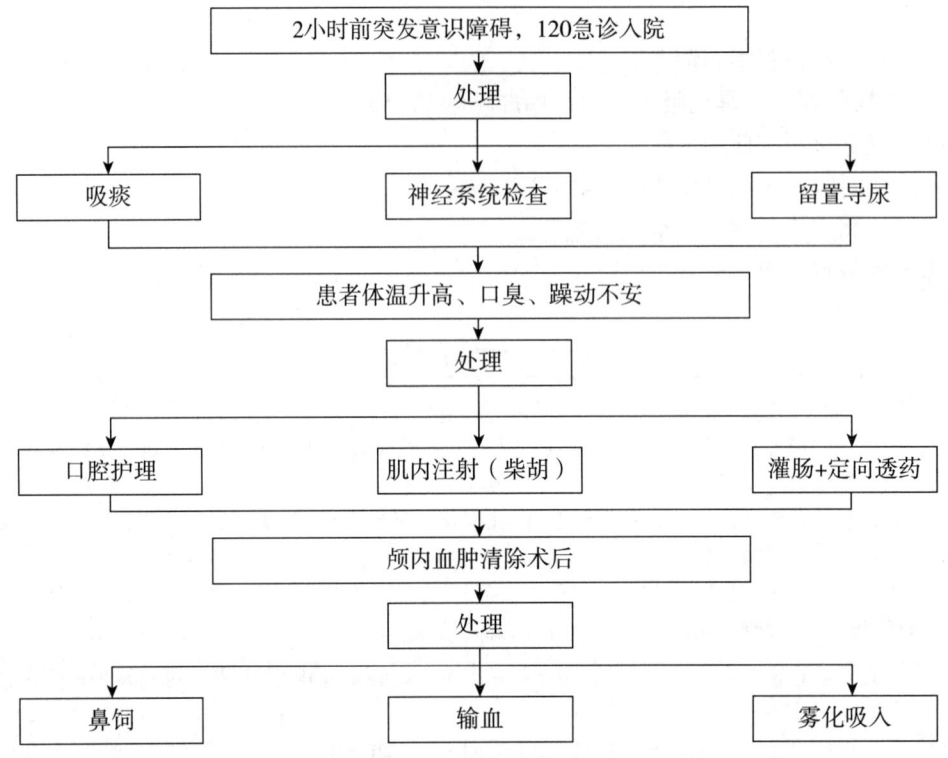

1. 如何为脑出血患者制订中西医结合的护理计划？
2. 脑出血患者中西医结合护理的优势体现在哪些方面？
3. 脑出血患者康复期中医护理的优势体现在哪些方面？
4. 如何预防脑出血的再次发生？
5. 中医定向透药治疗的适用范围有哪些？注意事项是什么？
6. 团队在此次综合实训当中的关键配合点有哪些？有什么方面需要改进？

(林 奕 冯晓琳)

第四章 心绞痛中西医护理临床思维与技能综合训练

1. 知识目标
   （1）复述心绞痛的临床表现、护理评估的内容。
   （2）阐述心绞痛的发病机制及病因病机。
   （3）比较心绞痛的中西医诊断思路及治疗要点。
2. 能力目标
   （1）能针对心绞痛患者的具体情况提出相应的护理问题。
   （2）能针对心绞痛常见的护理问题，制订相应的中西医结合的护理措施。
   （3）能根据患者病情实施常用的中西医护理技术操作。
   （4）具备一定的中西医结合护理临床思维能力。
3. 素质目标
   培养热爱医学、敬畏生命、博极医源、精勤不倦、救死扶伤的高尚医德；树立中医文化自信；培养严谨求实、不断探索、勇于创新的科学精神。增强以患者为中心的护理理念，能对患者实施整体护理。

第一节 心绞痛中西医护理临床思维训练

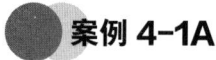案例 4-1A

病史摘要：陈××，男性，68岁，长沙市人，退休工人。因心前区压榨样闷痛2个月，加重2 h 于2021年1月16日10：30入院。

现病史：患者自述2个月前因劳累，出现胸骨中下段闷痛，伴心悸、出汗，无放射痛，自行休息约2 min后缓解。其间出现上述症状3次，每次持续1~3 min，休息后疼痛均能缓解。患者未予重视，今日晨起快步行走时再次发作胸痛，疼痛向左臂放射，左臂背伸受限，伴胸闷如窒，休息10 min后，胸痛才缓解。为求进一步诊治特来我科门诊，心电图示：ST-T改变，收治入院。患者自起病以来，无明显形寒肢冷、发热，无恶心、呕吐、呼吸困难、咯血、咳嗽，常伴乏力、口黏纳少，易咳痰，多色白黏腻，难以入睡、多梦，粪便干结。患者自觉胸闷症状加重，担心病情恶化，紧张不安。

个人史：平素性情急躁；吸烟史30年，10支/日，戒烟1年；饮酒史30年，饮白酒200 g/d，戒酒1年；平日饮食偏咸，口味偏辣，喜欢吃肉食，蔬菜、水果摄入较少。

既往史：有高血压病史7年，血压最高达180/95 mmHg（23.6/12.6 kPa），间断服用硝苯地平（心痛定）。

家族史：无特殊家族史可循。

体格检查：T 35.5 ℃，P 84次/分，R 16次/分，右侧BP 150/90 mmHg、左侧BP 150/88 mmHg。形体肥胖，慢性病容，胸廓对称，无畸形，呼吸动度对称，语颤正常，双肺叩诊清音，未闻及干湿啰音，腹平软、无压痛。

专科检查：心前区无隆起，心尖搏动位于第5肋间左锁骨中线外0.5 cm，心界向左扩大，HR 84次/分，律齐，心音低钝，各瓣膜听诊区未闻及病理性杂音。未闻及心包摩擦音。

中医望、闻、切诊：神志清楚，面色青灰，口唇青紫，舌质胖大稍暗，苔白厚腻，脉弦滑。

辅助检查：肝肾功能（-），血脂示总胆固醇（TC）6.4 mmol/L，低密度脂蛋白胆固醇（LDL-C）3.80 mmol/L，脂蛋白a[Lp（a）]736 mg/L。降钙素原（+），C反应蛋白（+），心肌酶学（-），凝血功能示D-二聚体（+），BNP（-）。心电图：ST-T改变，ST段压低（≥0.1 mV）。心脏彩超：二尖瓣反流EF 70%。彩色多普勒血流成像（CDFI）显示：右侧颈动脉狭窄处呈紊乱五彩血流信号，右侧颈内、颈外动脉流速增高，阻力指数增大，左侧颈部动脉频谱形态大致正常。胸部X线片：心影增大、主动脉结钙化，两肺纹理增多、增粗。冠脉造影（拒）。

心绞痛是心血管疾病中最为常见的症状之一，发病人群多为中老年人群，具有突发性、发病时间短等特点，主要表现为胸口不规律的疼痛以及胸闷等症状，大多数心绞痛是由心肌缺血导致的，及时治疗可以较好地控制病情的发展，防止并发症的发生。在临床治疗中，西药治疗以疏通、扩张心血管为主，采用抗凝、镇痛等，病情严重的患者需进行手术治疗，即冠状动脉旁路移植术。心绞痛属于中医学"胸痹""心痛"等范畴，发生的原因与外邪内侵、饮食失节、情志不遂、年老体衰等有关，病机是心脉瘀阻不通，不通则痛，或心脉失养，不荣则痛。中药治疗以调理心脉、疏通经络为主。在护理患者的过程中，中西医结合的护理措施有助于提高临床疗效、促进疾病的恢复、提高患者的生活质量。

一、案例解析

（一）患者的中西医诊断是什么？其诊断依据有哪些？

1. 西医诊断 冠状动脉粥样硬化性心脏病，不稳定型心绞痛；高脂血症。

（1）冠状动脉粥样硬化性心脏病诊断依据

CDFI（彩色多普勒血流成像）：显示右侧颈动脉狭窄处呈紊乱五彩血流信号，右侧颈内、颈外动脉流速增高，阻力指数增大，左侧颈部动脉频谱形态大致正常。CDFI反映动脉硬化的程度。而动脉粥样硬化广泛累及全身动脉系统，主要是大、中型动脉，特别是中型动脉，如冠状动脉和颈动脉，表现为斑块沉积和管腔狭窄。颈动脉粥样硬化和冠状动脉粥样硬化有着密切的联系，它们都属于肌性动脉粥样硬化的部分，有着共同的病理基础和危险因素。目前冠状动脉粥样硬化性心脏病的诊断中，冠脉造影术是其金标准，但因具有创伤性、术后患者行动受制约等不利因素，此方法的普及受到影响。本例患者拒绝做此项检查。

心电图：ST-T 改变，ST 段压低（≥ 0.1 mV）。心电图是发现心肌缺血、诊断心绞痛最常用的检查方法。①静息时心电图：约半数患者静息时心电图正常，但也可能有陈旧性心肌梗死的改变或非特异性 ST 段和 T 波异常，有时出现房室或束支传导阻滞，或室性期前收缩等心律失常。②发作时心电图：绝大多数患者可出现暂时性心肌缺血引起的 ST 段移位。心内膜下心肌容易缺血，故常见 ST 段压低 0.1 mV 以上，发作缓解后恢复。有时出现 T 波倒置，在平时有 T 波持续倒置的患者，发作时可变为直立。

（2）不稳定型心绞痛诊断依据：①原有的稳定型心绞痛性质改变，即心绞痛频繁发作、程度加重和持续时间延长；②休息时心绞痛发作；③最近 1 个月内新近发生的、轻微体力活动即可诱发的心绞痛。有三项中的一项或以上，并伴有心电图 ST-T 改变者，可确立诊断。本患者主要症状符合诊断依据中前两项。

（3）高脂血症诊断依据：血脂检查结果显示总胆固醇（TC）6.4 mmol/L。TC 是指血液中各种脂蛋白所含胆固醇的总和，当 TC 单独升高，可以诊断为高胆固醇血症；TC 水平对动脉粥样硬化性心血管疾病（ASCVD）发病风险有预测作用。低密度脂蛋白胆固醇（LDL-C）3.80 mmol/L，LDL-C 增高是动脉粥样硬化发生、发展的主要危险因素，LDL-C 负责把胆固醇由肝运输到斑块内，增加了 ASCVD 发病风险。一般情况下，LDL-C 与 TC 相平行，但 TC 水平也受 HDL-C 水平影响，故 LDL-C 能更好地评估 ASCVD 的危险性，降低 LDL-C 水平是防治 ASCVD 的重要策略之一，也是血脂异常防治的首要目标。脂蛋白 a [Lp（a）] 736 mg/L，血清 Lp（a）浓度主要与遗传有关，基本不受性别、年龄、体重和大多数降胆固醇药物的影响，大部分正常人在 200 mg/L 以下。Lp（a）富含胆固醇，可促进动脉粥样硬化，还能促进血管炎症，Lp（a）和 LDL-C 同时升高表明患 ASCVD 风险增高。同时，Lp（a）水平可能有助于识别遗传性 Lp（a）水平高的人，此部分人终生患 ASCVD 风险高。

本患者冠心病的危险因素见表 4-1。

表 4-1 本患者冠心病的危险因素

危险因素	具体表现
高血压	高血压病史 7 年，不规则服药史
血脂异常	总胆固醇 6.4 mmol/L，低密度脂蛋白胆固醇 3.80 mmol/L 脂蛋白 a 736 mg/L
吸烟	吸烟史 30 年，10 支 / 日，冠心病发病风险提高 1.43 倍
肥胖和超重	形体肥胖
心理 - 社会因素	平素性情急躁
不良饮食习惯	平日饮食偏咸，口味偏辣，喜欢吃肉食、蔬菜、水果摄入较少，长期饮酒

2．中医诊断 病名：胸痹；证型：痰浊闭阻。

证型分析：痰浊闭阻。

主症：胸痛窒闷，或痛引肩背，气短喘促，肢体沉重，痰多，舌苔浊腻，脉滑。

证候分析：痰浊盘踞，胸阳失展，故胸痛窒闷。痰阻脉络，故痛引肩背。气为痰阻，失其宣畅，故气短喘促。痰浊困脾，中气不运，故肢体沉重。苔腻，脉滑，均为痰浊壅阻之象。

（二）何为冠状动脉粥样硬化性心脏病？其病因与发病机制是什么？胸痛的机制是什么？

1. 冠状动脉粥样硬化性心脏病 指冠状动脉（冠脉）发生粥样硬化引起管腔狭窄或闭塞，导致心肌缺血、缺氧或坏死而引起的心脏病，简称冠心病，也称缺血性心脏病。

根据发病特点和治疗原则将冠心病分为两大类：①慢性冠脉疾病或称慢性缺血综合征，包括稳定型心绞痛、缺血性心肌病、隐匿性冠心病等。②急性冠状动脉综合征，由于冠状动脉内不稳定斑块破裂或糜烂引起血栓形成，血管痉挛所导致的心脏急性缺血综合征，包括不稳定型心绞痛、非ST段抬高型心肌梗死、ST段抬高型心肌梗死。本患者冠状动脉粥样硬化性心脏病发病的病因及危险因素有：血脂异常、高血压、吸烟、超重和肥胖、饮食不健康、性格急躁；随着年龄的增加，冠心病的风险也在增加。

2. 病因与发病机制 通常，心肌能量的产生要求大量的氧供，心肌细胞摄取血液氧含量达到65%～75%，明显高于身体其他组织。因此心肌平时对血液中氧的摄取已接近最大量，需氧量再增加时难以从血液中更多地摄取氧，只能依靠增加冠状动脉的血流量来提供。在正常情况下，冠状动脉循环有很大的储备，通过神经和体液的调节，其血流量可随身体的生理情况而有显著的变化，使冠状动脉的供血和心肌的需血两者保持动态平衡；在剧烈体力活动时，冠状动脉适当地扩张，血流量可增加到休息时的6～7倍。

决定心肌耗氧量的主要因素包括心率、心肌收缩力和心室壁张力，临床上常以"心率×收缩压"估计心肌耗氧量。由于冠状动脉血流灌注主要发生在舒张期，心率增加时导致的舒张期缩短及各种原因导致的舒张压降低显著影响冠状动脉灌注。冠状动脉管腔狭窄或微血管阻力增加也可导致冠状动脉血流减少，当冠状动脉管腔狭窄程度为50%～75%时，安静时尚能代偿，而运动、心动过速、情绪激动造成心肌需氧量增加时，可导致短暂的心肌供氧和需氧间的不平衡，这是引起大多数慢性稳定型心绞痛发作的机制。

另一些情况下，由于不稳定型粥样硬化斑块发生破裂、糜烂或出血，继发血小板聚集或血栓形成导致管腔狭窄程度急剧加重，或冠状动脉发生痉挛，均可使心肌氧供应减少，这是引起急性冠状动脉综合征（ACS）的主要原因。另外，即使冠状动脉血流灌注正常，严重贫血时心肌氧供也可显著降低。许多情况下，心肌缺血甚至坏死是需氧量增加和供氧量减少两者共同作用的结果。

3. 胸痛的机制 心肌缺血后，氧化代谢受抑，致使高能磷酸化合物储备降低，细胞功能随之发生改变。产生疼痛感觉的直接原因可能是在缺血缺氧的情况下，心肌内积聚过多的代谢产物，如乳酸、丙酮酸、磷酸等酸性物质或类似激肽的多肽类物质，刺激心脏内自主神经的传入纤维末梢，经第1～5胸交感神经节和相应的脊髓段，传至大脑产生疼痛感觉。这种痛觉反映在与自主神经进入水平相同脊髓段的脊神经所分布的区域，即胸骨后及两臂的前内侧与小指，尤其是在左侧。本患者在剧烈运动后引起冠脉痉挛或狭窄，疼痛部位为胸骨后或心前区，从起初疼痛时长1～2 min，到疼痛时间延长10 min，休息后缓解，均未超过15 min，表现为进行性疼痛时间延长，间歇变短，疼痛性质为突发压榨性胸痛，无胃肠道症状、低血压或休克。休息后缓解，为短暂的心肌缺血，无明显心肌坏死。

（三）中医学认为该病的病因病机是什么？

胸痹之病因主要与年老体虚、饮食不节、情志失调、寒邪内侵、劳倦内伤等因素有关。病因病机详见图4-1。

1. 年老体虚 本病多发于中老年人，年过半百，肾气渐衰。肾阳虚衰则不能鼓动五脏之阳，引起心气不足或心阳不振，血脉失于阳之温煦、气之鼓动，则气血运行滞涩不畅，发为心痛；若肾阴亏虚，则不能滋养五脏之阴，阴亏则火旺，灼津为痰，痰热上犯于心，心脉痹阻，则为心痛。

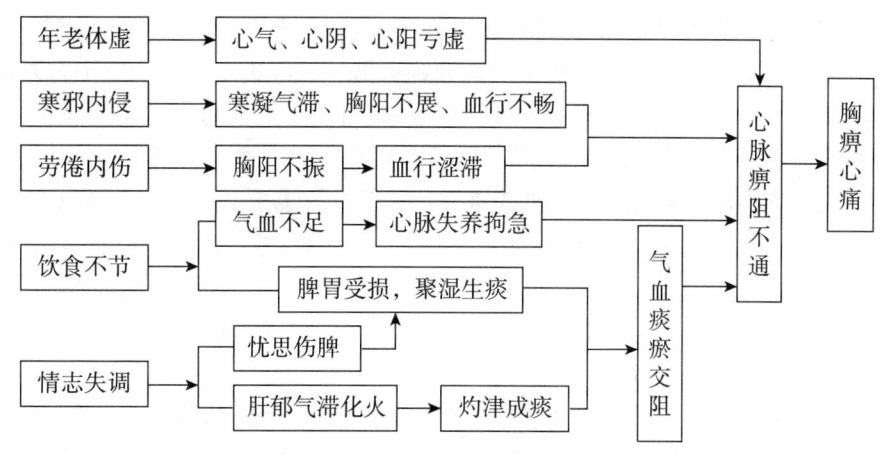

图 4-1　胸痹心痛病因病机

2．寒邪内侵　素体阳虚，胸阳不振，阴寒之邪乘虚而入，寒凝气滞，胸阳不展，血行不畅，而发本病。故天气变化、骤遇寒凉而诱发胸痹心痛。

3．劳倦内伤　劳倦伤脾，脾虚转输失能，气血生化乏源，无以濡养心脉，拘急而痛。积劳伤阳，心肾阳微，鼓动无力，胸阳失展，阴寒内侵，血行涩滞，而发胸痹。

4．饮食不节　恣食肥甘厚味或经常饱餐过度，日久损伤脾胃，运化失司，酿湿生痰，上犯心胸，清阳不展，气机不畅，心脉痹阻，遂成本病；或痰郁化火，火热又可炼液为痰，灼血为瘀，痰瘀交阻，痹阻心脉而成心痛。

5．情志失调　忧思伤脾，脾虚气结，运化失司，津液不能输布，聚而为痰，痰阻气机，气血运行不畅，心脉痹阻，发为胸痹心痛。或郁怒伤肝，肝郁气滞，郁久化火，灼津成痰，气滞痰浊，痹阻心脉，而成胸痹心痛。

胸痹心痛的病机关键在于心脉痹阻，其病位在心，但与肺、肝、脾、肾四脏功能的失调有密切关系。因心主血脉的正常功能，有赖于肺主治节、肝主疏泄、脾主运化、肾藏精主水等功能正常。其病性有虚实两方面，常为本虚标实，虚实夹杂。发作期以标实表现为主，实者不外气滞、寒凝、痰浊、血瘀，并可交互为患，其中又以血瘀、痰浊多见；缓解期主要有心、脾、肾气血阴阳之亏虚，虚者多见气虚、阳虚、阴虚、血虚，尤以气虚、阳虚多见。但虚实两方面均以心脉痹阻不畅，不通则痛为病机关键。本案例患者年高，肾气渐衰，气虚水湿分解失利，聚生痰浊，久则痰瘀互结阻络。以上病因病机可同时并存，交互为患，病情进一步发展，可见下述病变：瘀血闭阻心脉，心胸猝然大痛，而发为真心痛；心阳阻遏，心气不足，鼓动无力，而表现为心动悸，脉结代，甚至脉微欲绝；心肾阳衰，水邪泛滥，凌心射肺而为咳喘、水肿，多为病情深重的表现，要注意结合有关病种相互参照，辨证论治。

（四）针对该患者的中西医治疗原则和方法是什么？

1．西医治疗　不稳定型心绞痛是具有潜在危险的严重疾病，其治疗主要有两个目的：即刻缓解缺血和预防严重不良反应后果（即死亡或心肌梗死或再梗死）。其治疗包括抗缺血治疗、抗血栓治疗和根据危险度分层进行有创治疗。

对可疑不稳定型心绞痛患者的第一步关键性治疗就是在急诊室进行恰当的检查评估，按轻重缓急送至适当的部门治疗，并立即开始抗栓和抗心肌缺血治疗；心电图和心肌标志物正常的低危患者在急诊经过一段时间治疗观察后可进行运动试验，若运动试验结果阴性，可以考虑出院继续药物治疗，反之大部分不稳定型心绞痛（UA）患者应入院治疗。对于进行性缺血且对初始药物治疗反应差的患者，以及血流动力学不稳定的患者，均应入冠心病监护病房（CCU）加强监测和治疗。

(1) 一般治疗：患者应立即卧床休息，消除紧张情绪和顾虑，保持环境安静，可以应用小剂量的镇静剂和抗焦虑药，约半数患者通过上述处理可减轻或缓解心绞痛。对于有发绀、呼吸困难或其他高危表现患者，给予吸氧，监测血氧饱和度（SaO_2），维持 $SaO_2 > 90\%$。同时积极处理可能引起心肌耗氧量增加的疾病，如感染、发热、甲状腺功能亢进、贫血、低血压、心力衰竭、低氧血症、肺部感染、快速型心律失常（增加心肌耗氧量）和严重的缓慢型心律失常（减少心肌灌注）。

(2) 药物治疗：①控制心绞痛（硝酸酯类、β受体阻滞剂、钙拮抗剂）；②抗血小板（阿司匹林、氯吡格雷、替罗非班）；③抗凝血酶（低分子量肝素）；④调脂（阿托伐他汀）。

(3) 冠状动脉血运重建术：包括经皮冠状动脉介入治疗（PCI）和冠状动脉旁路移植术（CABG）。

2. 中医治疗

(1) 辨证论治：治疗原则一般为先治其标、后治其本，先从祛邪入手，然后再予扶正，必要时可根据虚实标本的主次，兼顾同治。标实当泻，根据病邪偏盛情况，分别予以散寒、活血、豁痰、理气、清热之法，尤重活血通脉；本虚宜补，权衡心之阴阳气血之不足，有无兼见肺、肝、脾、肾等脏之亏虚，补气温阳，滋阴益肾，纠正脏腑阴阳气血之偏衰，尤其重视补益心气之不足。注重辨清证候之重危顺逆，一旦发现脱证之先兆，必须尽早投用益气固脱之品。胸痹常见证型及治疗详见表4-2。

表4-2 胸痹常见证型及治疗

类别	证型	症状	治法	方药
标实	心血瘀阻	心胸疼痛，如刺如绞，痛有定处，入夜为甚，甚则心痛彻背，背痛彻心，或痛引肩背，舌质紫暗或有瘀点、瘀斑，苔薄，脉弦涩	活血化瘀，通脉止痛	血府逐瘀汤加减。若胸痛剧烈，瘀血痹阻较重者，加乳香、没药、丹参等；畏寒肢冷，兼有寒凝或阳虚者，加桂枝或肉桂、细辛、高良姜、薤白或人参、炮附子等。气短、乏力、自汗，兼有气虚者，可选人参养荣汤合桃红四物汤加减，重用人参、黄芪。猝然心痛发作，可含化复方丹参滴丸、速效救心丸
	气滞心胸	心胸满闷，隐痛阵发，时欲太息，遇情志不遂时容易诱发或加重，或兼有胸胁胀满，得嗳气或矢气则舒，苔薄或薄腻，脉细弦	疏肝理气，活血通络	柴胡疏肝散加减。若胸闷、心痛明显，兼有血瘀者，合用失笑散，加丹参、薤白、苏木。心烦易怒，口干便秘，舌红苔黄，脉弦数者，为气郁化火，选丹栀逍遥散加减。便秘严重者加当归龙荟丸
	痰浊闭阻	胸闷重而心痛微，痰多气短，头身困重，形体肥胖，遇阴雨天易发作或加重，伴有倦怠乏力，纳呆便溏，咳吐痰涎，舌体胖大且边有齿痕，苔浊腻或白滑，脉滑	通阳泄浊，豁痰宣痹	瓜蒌薤白半夏汤合涤痰汤加减。痰热者，加海浮石、海蛤壳、栀子、天竺黄、竹沥；大便干结，加桃仁、番泻叶、大黄。若口干口苦，为痰浊郁而化热，可选黄连温胆汤加郁金
	寒凝心脉	猝然心痛如绞，心痛彻背，喘不得卧，多因气候骤冷或外感风寒而诱发或加重，伴形寒，甚则手足不温，冷汗自出，胸闷气短，心悸，面色苍白，苔薄白，脉沉紧或沉细	辛温散寒，宣通心阳	枳实薤白桂枝汤合当归四逆汤加减。若痛无休止，身寒肢冷，气短喘息，脉沉紧或沉微者，属阴寒极盛之胸痹重症，用乌头赤石脂丸加荜茇、高良姜、细辛等。痛剧而四肢不温，冷汗自出，即刻舌下含服苏合香丸或麝香保心丸
本虚	气阴两虚	心胸隐痛，时作时休，心悸气短，动则尤甚，伴神疲懒言，易汗，舌质淡红，舌体胖，边有齿痕，苔薄白，脉虚细缓或结代	益气养阴，活血通脉	生脉散合人参养荣汤加减。若气滞血瘀，加川芎、郁金；痰浊明显，加茯苓、白术、白蔻仁；心脾两虚，见纳呆、失眠，加茯苓、茯神、远志、半夏曲、柏子仁、酸枣仁

续表

类别	证型	症状	治法	方药
本虚	心肾阴虚	心痛憋闷，心悸盗汗，虚烦不寐，腰酸膝软，头晕耳鸣，口干便秘，舌红少津，苔薄或剥，脉细数或促代	滋阴清火，养心和络	天王补心丹合炙甘草汤加减。若心肾阴虚较甚，头晕目眩，腰酸膝软，遗精盗汗，心悸不宁，口燥咽干者，用左归饮；虚烦不寐，舌尖红少津者，为阴不敛阳，虚火内扰心神，用酸枣仁汤加减；风阳上扰，加珍珠母、灵磁石、石决明、琥珀等，合黄连阿胶汤
	心肾阳虚	心悸而痛，胸闷气短，动则尤甚，自汗，面色㿠白，神倦怯寒，四肢欠温或肿胀，舌质淡胖，边有齿痕，苔白或腻，脉沉细迟	温补阳气，振奋心阳	参附汤合右归饮加减。若兼见水肿、喘促、心悸者，为肾阳虚衰，水饮凌心，用真武汤加黄芪、汉防己、猪苓、车前子；阳虚欲脱厥逆者，为危急重症，在中西医结合抢救的同时，用四逆加人参汤，或参附注射液静脉点滴

（2）针对该患者的中医治疗

1）治法：通阳泄浊，豁痰宣痹。

2）代表方：瓜蒌薤白半夏汤合涤痰汤。

方药分析：前方偏于通阳行气，后方偏于健脾益气，豁痰开窍。瓜蒌、薤白化痰通阳，行气止痛；半夏、胆南星燥湿化痰；竹茹清化痰热；人参、茯苓、甘草健脾益气；石菖蒲、陈皮、枳实理气宽胸。

临床运用：痰郁化热，痰黏色黄，便干，苔黄腻，可用黄连温胆汤；痰热伤津加生地黄、麦冬、沙参；大便秘结，加生大黄、桃仁，或礞石滚痰丸；若因痰热、瘀热痹阻心脉，胸痛阵作，烦躁吐逆，面赤，口干苦，大便秘结，治当清热解毒，活血涤痰，用四妙勇安汤合小陷胸汤。痰瘀交阻，胸闷如窒，心胸隐痛或绞痛阵发，当合活血化瘀，可选桃红四物汤。痰浊闭塞心脉，猝然剧痛，可用苏合香丸。

二、心绞痛的中西医结合护理

（一）从哪些方面对该患者进行中西医结合的护理评估？

1. 健康史 询问患者有无高血压、高脂血症、吸烟、糖尿病及肥胖等危险因素；有无劳累、情绪激动、饱食、寒冷、吸烟、心动过速以及休克等诱发因素。了解患者的年龄、饮食习惯、生活方式、工作性质及性格等。

2. 临床表现 评估患者症状和体征。主要评估胸痛的症状，胸痛的部位主要在胸骨体上段或中段之后；范围约手掌大小，界限不清；常放射至左肩、左臂内侧达环指和小指，或至颈、咽和下颌部；休息或舌下含服硝酸甘油后几分钟内可缓解。同时伴随有如下体征：发作时常有心率加快、血压升高、面色苍白、冷汗，部分患者有暂时性心尖部收缩期杂音、舒张期奔马律及交替脉。

3. 心理-社会状况 评估患者是否有紧张、焦虑、恐惧或抑郁。

4. 辅助检查 评估患者心电图、放射性核素检查、冠状动脉造影等辅助检查结果。

5. 治疗方案 了解患者目前的治疗方案。

6. 中医专科评估

（1）密切观察并记录生命体征、神志、舌苔、脉象变化，必要时进行心电监护。

（2）注意胸痛的部位、持续时间、疼痛性质、诱因、缓解方式及伴随症状，以利于辨别证型及病情轻重。

（3）评估标本虚实。本病总属本虚标实，辨证应首辨虚实，分清标本。标本应区别气滞、寒凝、血瘀、痰浊之不同，本虚应区别气血阴阳亏虚的不同。主要根据疼痛特点及伴随症状进行辨证。若胸闷重而痛轻，兼见胸胁胀满、善太息、苔薄白、脉弦者，多为气滞；若胸部窒闷而痛，伴咳吐痰涎、苔腻、脉弦滑或弦数者，多为痰浊；若胸部疼痛如绞，遇寒则发，或得冷加剧，伴畏寒肢冷、舌淡苔白、脉细，多为寒凝心脉；若痛如针刺，痛有定处，夜间多发，舌紫暗或有瘀斑，脉结代或涩，多为心脉瘀阻；若胸痛隐隐而闷，因劳而发，伴心悸、气短、乏力，舌淡胖嫩，边有齿痕，脉沉细或结代，多为心气不足；若绞痛兼见胸闷气短，四肢厥冷，神倦自汗，脉沉细，多为心阳不振；若隐痛时休时止，缠绵不休，动则多发，伴口干，舌淡红而少苔，脉沉细而数，多为气阴两虚。

（4）评估病情轻重。主要根据疼痛持续时间、发作次数、缓解因素进行辨证。疼痛持续时间短暂，瞬间即逝者多为轻证，持续不止者多重，若持续数小时甚至数日不休者辨为重病或危重证候。一般疼痛发作次数与病情轻重程度成正比，即偶发者轻，频发者重。但亦有发作次数不多而病情较重的情况，必须结合临床表现，具体分析判断。若疼痛遇劳发作，休息或服药后能缓解者辨为顺证，若服药后难以缓解者常为危候。

（二）该患者目前存在哪些护理问题？

1. 疼痛　胸痛与心肌缺血、缺氧有关。
2. 潜在并发症：心肌梗死。
3. 活动无耐力　与心肌氧的供需失调有关。
4. 有便秘的危险　与患者饮食习惯不合理有关。
5. 焦虑　与担心疾病预后有关。
6. 睡眠型态紊乱　与情绪焦虑有关。
7. 知识缺乏：缺乏纠正危险因素、控制诱发因素及预防心绞痛发作的知识。

（三）护理措施

1. 如何针对疼痛提供中西医结合的护理措施？

（1）休息与活动：心绞痛发作时应立即停止正在进行的活动，就地休息。胸闷痰多时可协助患者取半卧位。痰浊者忌潮湿环境。

（2）用药护理

1）心绞痛发作时遵医嘱舌下含服麝香保心丸或速效救心丸，或选用芳香温通的药物，如冠心苏合丸等，必要时舌下含服硝酸甘油（嚼碎后含服效果更好），或中药宽胸气雾剂喷入口腔，吸入药物，以缓解疼痛。注意观察用药后反应，包括药物起效的时间，患者神志、心律、心率、血压、脉象等变化，尤其注意观察胸痛变化情况，如服药后 3～5 min 仍不缓解可重复使用。对于心绞痛发作频繁者，可遵医嘱给予硝酸甘油静滴，但应控制滴速（开始剂量一般为 5 μg/min，可每 3～5 min 增加 5 μg/min，不能超过 15 滴/分），并告知患者及家属不可擅自调节滴速，以防低血压发生。部分患者用药后出现面部潮红、头部胀痛、头晕、心动过速、心悸等不适，应告知患者是由于药物所产生的血管扩张作用导致，以解除其顾虑。

2）应用**他汀类药物**时，应严密监测转氨酶及肌酸激酶等生化指标，及时发现药物可能引起的肝损害和肌病。采用强化降脂治疗时，应注意监测药物的安全性。

3）汤药宜温热服。痰浊内阻者，可予服用竹沥水，每次 20 ml，每日 3 次。

（3）给氧：保证患者血氧饱和度在 95% 以上。氧流量为 2～5 L/min。

(4) 疼痛观察：密切观察患者疼痛的部位、性质、程度、持续时间、诱发因素，观察患者有无面色苍白、大汗、恶心、呕吐等伴随症状。疼痛发作时测血压、心率，做心电图，为判断病情提供依据。出现异常或胸痛加剧、汗出肢冷时，立即报告医师。

(5) 心理护理：应重视情志护理，避免情志刺激而诱发胸痛，避免思虑过度耗伤心脾。指导患者掌握自我排解不良情绪的方法，如转移法、音乐疗法、谈心释放法等，以减少心肌耗氧量。当胸痛发作时，患者常自觉六神无主，心悸不宁，有恐惧感，此时应有家属或护理人员在旁陪伴，使其感到放心，稳定情绪，同时设法镇痛。

(6) 减少或避免诱因：疼痛缓解后，与患者一起分析引起心绞痛发作的诱因。保持排便通畅，切忌用力排便，以免诱发心绞痛。调节饮食，禁烟酒。保持心境平和，改变焦躁易怒、争强好胜的性格等。

(7) 中医特色护理

1) 中药离子导入治疗：选择手少阴心经、手厥阴心包经、足太阳膀胱经的背俞穴等穴位，选用当归、丹参、红花、桃仁、钩藤、络石藤、羌活组成制剂，利用透皮吸收原理，达到活血化瘀、温经通络止痛的作用。

2) 耳穴贴压：取心、交感、皮质下、内分泌、肾、小肠、冠状动脉区等穴，用耳籽行耳穴贴压，以扩张冠状动脉而缓解心胸疼痛。每日可自行按揉50～100次。以轻微胀痛为度，每穴留置2～3天，至下次治疗，更换耳籽，两耳交替进行。

3) 穴位按摩：取内关、神门、心俞、膻中、郄门等穴位进行按摩。

4) 穴位贴敷：取心俞、膈俞、脾俞、肾俞等穴位，进行贴敷。

2. 如何预防心肌梗死的发生？

(1) 避免各种诱因：该患者的过度运动很可能是心绞痛频繁发作的诱因，因此在急性期要保证规律作息，避免劳累熬夜，待病情稳定后，护士可指导患者适量运动，适量的运动有利于侧支循环的建立。该患者焦虑、情绪不稳定可导致交感神经兴奋、儿茶酚胺分泌增多、心率加快、心肌耗氧量增加，也可加重和诱发心绞痛。对此，护士要及时解答患者的疑问，消除其恐惧焦虑，使患者保持良好的心理状态。避免饱餐，保持排便通畅，注意保暖防寒，避免感染。

(2) 加强病情观察：包括重视患者主诉，认真监测其心率、心律、血压与呼吸，神志、舌苔、脉象，心电监护重点观察有无心律失常。注意病势顺逆发展，若心绞痛发作频繁或程度加重，伴有恶心、呕吐、大汗、烦躁、胸闷、上腹部疼痛等，对抗心绞痛药的反应减弱，应特别注意是否有心肌梗死（真心痛）的先兆症状。

心肌梗死的先兆表现：50%～81%的患者在发病前数天有乏力、胸部不适，活动时心悸、气急、烦躁、心绞痛等前驱症状，以新发生心绞痛或原有心绞痛加重最为突出。心绞痛发作较以往频繁、性质较剧烈、持续时间长，硝酸甘油疗效差，诱发因素不明显。患者感觉窒息、"濒死感"，伴精神萎靡或烦躁、气短喘促、四肢厥冷、大汗淋漓、面色苍白、脉微欲绝或结代等危重证候。心电图示ST段一过性明显抬高或压低，T波倒置或增高，即不稳定型心绞痛情况。及时发现、处理急性心肌梗死先兆，可使部分患者避免发生急性心肌梗死。

(3) 优化治疗用药方案，抗血小板治疗＋他汀类药物，严格控制血压。

3. 如何缓解患者的活动无耐力问题？

(1) 评估活动受限程度：评估患者由于心绞痛发作而带来的活动受限程度。

(2) 制订活动计划：心绞痛发作时应立即停止活动，绝对卧床休息，避免不必要的翻动，限制探视。缓解期的患者一般不需要卧床休息。根据患者的活动能力制订合理的活动计划，鼓励患者参加适当的体力劳动和体育锻炼，最大活动量以不发生心绞痛症状为度，避免竞赛活动和屏气用力动作，避免精神过度紧张的工作和长时间工作。适当运动有利于侧支循环的建立，提高患者的活动耐力。对于规律性发作的劳力性心绞痛，可进行预防用药，如于外出、就餐、排便等活动前含服硝酸甘油。

(3) 观察与处理活动中不良反应：监测患者活动过程中有无胸痛、心悸、呼吸困难、脉搏增快等反应，面唇色泽是否改变，有无头晕、黑矇等伴随症状，出现异常情况应立即停止活动，并给予含服硝酸甘油、吸氧等处置。

(4) 中医特色护理

1) 穴位贴敷：取关元、气海、膻中、足三里、太溪、复溜等穴位，进行贴敷。

2) 耳穴贴压：取心、肺、肾、神门、皮质下等穴位，伴失眠者配伍交感、内分泌等穴位。

3) 穴位按摩：取内关、郄门、神门、心俞、肾俞、巨阙等穴位，伴汗出者加合谷、复溜穴。可于睡前按揉 3~5 min，以增强宁心安神、定惊止悸作用。若心悸甚者，可同取双内关穴按压 1 min。

4) 中药足浴：选用红花、当归、川芎、薄荷、艾叶等药物，伴失眠者配合按摩涌泉穴，以温经通络，宁心安神。

5) 心悸发作时，脉搏加快而无结代，无器质性病变，可采用压迫眼球法和压迫颈动脉窦法缓解心率。压迫眼球法：患者轻闭双眼下视，用拇指压迫一侧眼球上部，逐渐增加压力，至患者感觉轻微疼痛、心悸减轻为止，若一侧无效可换另一侧，每次压迫时间不超过 30 s。且不可双侧同时压，也不可用力过猛，避免意外发生。压迫颈动脉窦法：患者卧位，头偏向一侧，以拇指轻压一侧颈动脉窦 10~20 s，两侧可交替进行，但不可同时按压。操作前事先备好阿托品、肾上腺素等急救药，以防意外发生。

4. 如何预防和缓解便秘的问题？

(1) 询问患者每天排便次数、排便量、排便的难易程度。

(2) 指导患者采取通便的措施：①合理饮食，增加富含纤维素的食物，如水果、蔬菜等。②晨起饮温水一杯（200~300 ml），或每日饮蜂蜜水 1 杯（消渴患者除外），15 min 内分次频饮，可润肠通便。③指导患者养成每日定时排便的习惯。④适当腹部按摩（顺时针方向）以促进肠蠕动，每次 15~20 min，每日 2~3 次。⑤排便困难时切忌屏气用力，避免用力排便而诱发胸痹。一旦出现排便困难，可立即报告医生，遵医嘱给予开塞露、缓泻剂，如麻仁丸、番泻叶等，必要时给予甘油灌肠剂灌肠。

(3) 中医特色护理

穴位贴敷：可用醋调大黄粉、吴茱萸粉或一捻金贴敷神阙穴。

穴位按摩：可按揉或指压天枢、上巨虚、足三里、脾俞、胃俞、大肠俞等穴位。

5. 如何针对患者病情开展健康宣教？

(1) 疾病知识指导：生活方式的改变是冠心病治疗的基础。应指导患者：①保持居室安静、通风、温湿度适宜。起居有节，避风寒，保持充足的睡眠，增强机体抗病能力。②合理膳食：宜摄入低盐、低脂、低胆固醇、低热量饮食，多食蔬菜、水果和粗纤维食物如芹菜、糙米等，避免暴饮暴食，注意少量多餐，戒烟限酒。痰浊壅塞者，宜食健脾化痰之品，如竹笋、白萝卜、山药、薏苡仁、枇杷等，忌食肥甘，戒烟酒，以防助湿生痰。③适量运动：运动方式应以有氧运动为主，如散步、打太极拳等，注意运动的强度和时间因病情和个体差异而不同，必要时需要在监测下进行。④保持心理平衡：调整心态，减轻精神压力，逐渐改变急躁易怒性格，保持心理平衡，避免喜怒忧思过度。可采取放松技术或与他人交流的方式缓解压力。

(2) 避免诱发因素：告知患者及家属过劳、情绪激动、饱餐、用力排便、寒冷刺激等都是心绞痛发作的诱因，应注意尽量避免。

(3) 病情监测指导：教会患者及家属心绞痛发作时的缓解方法，胸痛发作时应立即停止活动或舌下含服硝酸甘油。如服用硝酸甘油不缓解，或心绞痛发作比以往频繁、程度加重、疼痛时间延长，应立即到医院就诊，警惕心肌梗死的发生。不典型心绞痛发作时可能表现为牙痛、上腹痛等，为防止误诊，可先按心绞痛发作处理并及时就医。告知患者应定期复查心电图、血压、血糖、血脂、肝功能等。

（4）用药指导：指导患者出院后遵医嘱服药，不要擅自增减药量，自我监测药物的不良反应。外出时随身携带硝酸甘油以备急需。硝酸甘油见光易分解，应放在棕色瓶内存放于干燥处，以免潮解失效。药瓶开封后每6个月更换1次，以确保疗效。如服用药物不得缓解，应及时到医院诊治。

（5）积极防治有关疾病：治疗高血压、高脂血症等疾患，定期进行血压、血脂检查。积极防治如感冒、眩晕等情况，定期门诊复查。

三、病情变化及护理

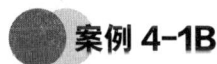

案例 4-1B

> 患者入院后西医予以抗凝、扩张冠脉，抗心肌缺血，改善微循环；中医予以化痰通络治疗，病情趋于稳定。
>
> 入院第5天，患者饱食后用力排便，出现胸前区堵闷疼痛，胸痛如窒，且胸痛伴背部放射痛，伴气促、乏力、汗出、心悸。服用"速效救心丸6丸"共2次后胸痛症状稍有缓解。患者神志清醒，心情紧张，烦躁不安。
>
> 舌脉：舌体胖大，舌质暗，舌苔薄白，脉弦细无力。
>
> 急查心电图示：$V_1 \sim V_3$ ST段弓背样改变。
>
> 血常规、凝血酶、肝肾功能、电解质（－）。
>
> 心肌酶谱：CK-MB（肌酸激酶同工酶）41.2 U/L，Mb（肌红蛋白）171 ng/L，cTn（肌钙蛋白）0.26 ng/L。
>
> 西医诊断：心肌梗死；高脂血症。
>
> 中医诊断：真心痛气虚血瘀。
>
> 医嘱：①阿司匹林300 mg，氯吡格雷300 mg顿服。②行经皮冠状动脉介入治疗（PCI）。

（一）案例解析

1. 患者病情有什么变化？

（1）西医诊断：心肌梗死，高脂血症。

（2）中医诊断：真心痛气虚血瘀。

2. 本阶段患者的治疗原则是什么？

急性心肌梗死是冠状动脉急性、持续性缺血、缺氧所引起的心肌坏死。此患者在如厕时诱发剧烈而持久的胸骨后疼痛，休息及硝酸酯类等药物不能完全缓解，伴有血清心肌酶活性增高及进行性心电图变化，可并发心律失常、休克或心力衰竭。诊断为心肌梗死。应挽救濒死心肌、防止梗死扩大，缩小缺血范围，维持心脏功能，处理严重心力衰竭、心力衰竭各种并发症，防止猝死。度过急性期，康复心肌。尽量在1 h内采取经皮冠状动脉介入治疗。

（二）对患者开展护理评估的主要内容包括哪些？

1．身体状况　评估患者症状和体征。主要评估胸痛的症状，胸痛的部位、性质及伴随症状、体征。

2．心理-社会状况　评估患者是否有紧张、焦虑、恐惧或抑郁。

3．辅助检查　评估患者心电图、血液检查等辅助检查结果。

4．治疗方案　评估患者治疗方案的调整情况。

5．中医专科评估　评估患者生命体征、神志、舌苔、脉象变化。评估胸痛的部位、持续时间、疼痛性质、诱因、缓解方式及伴随症状，以利于辨别证型及病情轻重。

（三）患者现阶段的护理问题有哪些？

1．疼痛　胸痛与心肌缺血、缺氧有关。
2．潜在并发症：心律失常、休克、急性左心衰竭、猝死。
3．便秘　与患者饮食习惯不合理、患病后活动减少有关。
4．活动无耐力　与心肌氧的供需失调有关。
5．恐惧　与病情加重有关。

（四）护理措施

1．如何预防及监测心律失常、休克、急性左心衰竭、猝死等潜在并发症？

（1）严密监测心率及心律：及时发现心率及心律的变化，发现频发室性期前收缩，成对出现或呈非持续性室性心动过速，多源性或 R on T 现象的室性期前收缩及严重的房室传导阻滞时，应立即通知医生，遵医嘱使用利多卡因等药物，警惕心室颤动或心搏骤停、心脏性猝死的发生。监测电解质和酸碱平衡状况，因电解质紊乱或酸碱平衡失调时更容易并发心律失常。

（2）严密监测血压：动态观察患者有无血压下降，是否伴有烦躁不安、面色苍白、皮肤湿冷、脉细而快、大汗淋漓、少尿、神志迟钝，甚至晕厥。一旦发现患者有血压下降趋势应及时报告医生，遵医嘱给予升压、补液等处理。

（3）心力衰竭的观察与护理：急性心肌梗死患者在起病最初几天，甚至在梗死演变期可发生心力衰竭，特别是急性左心衰竭。应严密观察患者有无呼吸困难、咳嗽、咳痰、少尿、颈静脉怒张、低血压、心率加快等，听诊肺部有无湿啰音。避免情绪激动、饱餐、用力排便等可加重心脏负担的因素。必要时做好有创血流动力学监测，一旦发生心力衰竭，则按心力衰竭进行护理。

（4）准备好急救药物和抢救设备：如除颤仪、起搏器等，随时做好抢救准备。

2．如何缓解患者的恐惧心理？

（1）简要解释病情及治疗方案：医护人员简要解释急性心肌梗死的疾病特点与治疗配合要点，说明不良情绪会增加心肌耗氧量而不利于病情的控制。

（2）环境介绍：向患者说明 ICU 的良好诊疗条件和先进技术，告知患者其病情的任何变化都在医护人员的严密监护之下，患者可以安心休息，有不舒适及时告诉医护人员即可。

（3）心理疏导：允许患者表达内心感受，给予目光交流、肢体接触、语言安慰等心理支持手段，指导患者掌握自我排解不良情绪的方法，如音乐疗法、谈心释放法、转移法。鼓励患者树立战胜疾病的信心。医护人员工作应紧张有序，给患者以信赖感，避免忙乱而带给患者不安全感。妥善安排探视时间，给予亲情抚慰。

（4）减少干扰：将监护仪的报警声尽量调低，医护人员应轻声细语，以免影响患者休息，增加患者的心理负担。烦躁不安者可肌注地西泮镇静。

3. 如何配合经皮冠状动脉介入治疗提供相应护理？

经皮冠状动脉介入（percutaneous coronary intervention，PCI）治疗是用心导管技术疏通狭窄甚至闭塞的冠状动脉管腔，从而改善心肌血流灌注的方法，包括经皮冠状动脉腔内成形术（PTCA）、经皮冠状动脉支架植入术、经皮冠状动脉腔内旋切术和激光成形术。

（1）术前护理：除同心导管检查术外，还应注意：①术前指导，进行呼吸、屏气、咳嗽训练以便于术中顺利配合手术。②术前口服抗血小板药：择期 PCI 者术前口服阿司匹林和氯吡格雷；对于行急诊 PCI 或术前 6 h 内给药者，遵医嘱服用负荷剂量的阿司匹林和氯吡格雷；对于已经服用华法林（抗凝药）的患者，术前应停用 3 天；拟行桡动脉穿刺者，术前行 **Allen 试验**，即同时按压桡动脉、尺动脉，嘱患者连续伸屈五指至掌面苍白时松开尺侧，如 10 s 内掌面颜色恢复正常，提示尺动脉功能好，可行桡动脉介入治疗。避免在术侧上肢留置静脉套管针。标记双侧足背动脉以备穿刺股动脉时监测。

（2）术中配合：同心导管检查术，应注意：①告知患者如术中有心悸、胸闷等不适，应立即报告医生。球囊扩张时，患者可有胸闷、心绞痛发作的症状，做好安慰解释工作，并给予相应处置。②重点监测导管定位时、造影时、球囊扩张时及有可能出现再灌注心律失常时心电及血压的变化，发现异常，及时报告医生并采取有效措施。

（3）术后护理

1）妥善安置患者至病床，查看静脉输液、伤口、末梢循环状况等，查看交接记录单，了解患者术中情况，如病变血管情况、植入支架的个数、病变是否全部得到处理、术中有无异常、抗凝血药用量等。

2）心电、血压监护，对于复杂病变或基础疾病严重的患者行心电、血压监护至少 24 h。严密观察有无心律失常、心肌缺血、心肌梗死等急性期并发症。对血压不稳定者应每 15～30 min 测量 1 次，直至血压稳定后改为每小时测量 1 次。

3）即刻做 18 导联心电图，与术前对比，有症状时再复查。

4）不同穿刺部位的观察与护理：经桡动脉穿刺者术后可立即拔除鞘管，对穿刺点局部压迫 4～6 h 后，可去除加压弹力绷带。目前国内开始使用专门的桡动脉压迫装置进行止血，有气囊充气式的，也有螺旋式的，使用此种止血方法时，保持腕部制动即可，痛苦相对较小。经桡动脉穿刺者除急诊外，如无特殊病情变化，不强调严格卧床休息，但仍需注意病情观察。

经股动脉穿刺进行冠状动脉造影术后，可即刻拔除鞘管；接受 PCI 治疗的患者因在术中追加肝素，需在拔除鞘管之前常规监测活化部分凝血活酶时间（APTT），APTT 降低到正常值的 1.5～2.0 倍，可拔除鞘管。常规压迫穿刺点 15～20 min 后，若穿刺点无活动性出血，可进行制动并加压包扎，1 kg 沙袋压迫 6～8 h，穿刺侧肢体限制屈曲活动 24 h 后拆除弹力绷带，自由活动。

5）生活护理：指导患者合理饮食，少食多餐，避免过饱；保持排便通畅；卧床期间加强生活护理，满足患者生活需要。气虚血瘀者，宜食益气活血之品，如鸡肉、牛肉、蛇肉、山药、木耳、大枣、薏苡仁等。食疗方：海蜇煲猪蹄等。

6）术后并发症的观察与护理：术后可能出现以下并发症，应做好相应预防及护理工作。

急性冠状动脉闭塞：多表现为血压下降、心率减慢或心率增快、心室颤动、心室停搏而死亡。应立即报告手术医生，尽快恢复冠脉血流。

穿刺血管并发症：桡动脉穿刺主要并发症包括桡动脉闭塞、前臂血肿、骨筋膜室综合征；股动脉穿刺主要并发症包括穿刺处出血或血肿、腹膜后出血或血肿、假性动脉瘤和动-静脉瘘、穿刺动脉血栓形成或栓塞。

尿潴留：多由经股动脉穿刺后患者不习惯床上排尿而引起。护理措施：术前训练床上排尿；做好心理疏导，解除床上排尿时的紧张心理；诱导排尿：听流水声、吹口哨、温水冲洗会阴部等。以上措施均无效时可行导尿术。

低血压：多为拔除鞘管时伤口局部加压后引发血管迷走反射所致。备好利多卡因，协助医生在拔除鞘管前局部麻醉，减轻患者疼痛感。备齐阿托品、多巴胺等抢救药品，连接心电、血压监护仪，除颤仪床旁备用，密切观察心率、心律、呼吸、血压变化，及早发现病情变化。迷走反射性低血压常表现为血压下降伴心率减慢、恶心、呕吐、出冷汗，严重时心搏停止。一旦发生应立即报告医生，并积极配合处理。此外，静滴硝酸甘油时用微量泵控制速度，并监测血压。

造影剂不良反应：少数患者注入造影剂后出现皮疹、畏寒甚至寒战，经使用地塞米松后可缓解。亦可发生急性肾损伤，严重过敏反应罕见。术后经静脉或口服补液，可起到清除造影剂、保护肾功能和补充容量的双重作用。术前应评估患者有无肾功能受损的高危因素存在，如高龄、原本就有肾功能下降等，目前推荐在术前 3～12 h 开始静脉使用生理盐水进行水化，观察尿量应达到 75～125 ml/h 以上。伴有慢性心力衰竭者，水化过程中需警惕诱发急性肺水肿。

心肌梗死：由病变处急性血栓形成所致。故术后要注意观察患者有无胸闷、胸痛症状，并注意有无心肌缺血的心电图表现和心电图的动态变化情况。

7）用药护理：植入支架的患者遵医嘱口服抗血小板药物，如氯吡格雷和阿司匹林；依据病情需要给予抗凝治疗，如低分子量肝素皮下注射、替罗非班静脉泵入，以预防血栓形成和栓塞而致血管闭塞和急性心肌梗死等并发症。定期监测血小板、出凝血时间的变化。严密观察有无出血倾向，如伤口渗血、牙龈出血、鼻出血、血尿、血便、呕血等。

（4）中医特色护理：在病情允许的情况下，参照胸痹采取中医护理适宜技术，如耳穴贴压、艾灸等以缓解或消除症状。亦可用针刺、按摩法，在急性发作时或发作前针灸极泉穴，可以用针刺，也可以用手指弹拨极泉穴处的神经或血管，尤其是远离医生的时候，患者可以用这种方法自救或解除症状，瘀血阻滞可加青灵、通里，气虚加膻中、鸠尾，寒凝加命门、气海，痰阻加支沟、间使等。

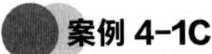

案例 4-1C

> 患者入院后第 12 天转入普通病房，一般情况好，无胸闷不适，生命体征平稳。护士鼓励该患者在床边活动，但患者则有些担心。护士应如何解释？

（一）案例解析

此阶段患者病情好转，但对康复运动感到焦虑，护士应向其解释康复运动的必要性，缓解其不安情绪。

（二）康复指导内容

护士应对患者进行康复指导。休息对于任何一种疾病都是较为有效的治疗和护理措施。在急性期限制急性心肌梗死患者的活动，让患者绝对卧床，有利于缓解心肌氧的供需矛盾，减轻心脏的负担，有利于恢复健康。无并发症的急性心肌梗死患者鼓励其参加以早期步行训练为核心的康复运动程序。因为严格长期的卧床会导致直立性低血压、下肢静脉栓塞、坠积性肺炎、骨质疏松、压疮、骨骼肌无力和心脏对体力活动耐受量减低，不利于出院后恢复生活自理能力。

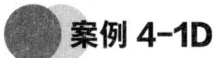

案例 4-1D

患者入院后第 16 天，病情平稳后准备出院。护士如何开展健康教育？

（一）案例解析

此阶段患者病情平稳，准备出院，且患者意识清醒，有一定的学习能力，沟通无障碍，护士应对其进行出院健康教育。

（二）出院健康教育内容

1. **改变不良的生活方式**　引导患者回忆发病经过及主要病史，共同探讨冠心病发病的主客观因素，重视心理行为因素与发病的关系。针对患者具有的多种危险因素，逐条进行教育：①培养和谐的性情及生活习惯，戒烟戒酒，保持理想体重（BMI < 24 kg/m^2），每天有适当的运动，减少食物的含盐量，采取低热量、低脂肪、低胆固醇的饮食，保持排便通畅、性生活规律等。②避免诱发因素：劳累、精神紧张、饱餐、活动过量等。

2. **坚持治疗**　指导患者学习和掌握所服药物的使用方法、疗效及不良反应，可帮助制订一个服药时间表，让患者能了解和记录自己所服药物的种类、剂量，服药时间和有关不良反应；应强调正规降压、降脂治疗的重要性，使患者充分认识到不遵从治疗的危害，并重视和担负起自我照顾的责任。

3. **定期复查**　教会患者及家属辨认病情变化和紧急自救措施，例如停止活动、就地休息，含服硝酸甘油片等。按揉合谷穴（在手背，第 1、第 2 掌骨间，当第 2 掌骨桡侧的中点处）可缓解疼痛。如有突发心绞痛，胸痛时间延长，疼痛部位变化，疼痛不能忍受，静息状态下出现胸痛，含服硝酸甘油片不易缓解，不明原因的血压下降等情况，应及时就医。

4. **指导患者进行康复锻炼**　注意劳逸适度，最大活动量需逐渐增加，以不引起不适症状为原则；避免重体力劳动，适当减轻工作量及精神负担；避免剧烈劳动或竞赛性的运动；在任何情况下，心绞痛发作时应立即停止活动、就地休息。经常参加一定量的体力劳动及进行适当的身体锻炼，有助于侧支循环的建立，能加强对心血管系统的锻炼，患者可以参加社会活动；指导患者适当进行康复锻炼，如采取散步、打太极拳、八段锦等方法，做到动中有静、动而有节。

综合述评

不稳定型心绞痛是介于稳定型心绞痛和急性心肌梗死之间的一种临床综合征。该病临床特点是发病急、病情进展迅速，随时可能发生急性心肌梗死，甚至有猝死的危险，危险性大且预后较差。近年来，随着社会压力的日益增大，不稳定型心绞痛的发病率呈不断上升趋势。临床上应以护理程序为框架，客观、全面、科学地评估患者病情，准确提出护理诊断，选择并实施科学的护理措施，及时做好护理评价，采用积极的现代护理学干预。在此基础上对患者实施中医辨证施护，配合穴位贴敷、穴位按摩、耳穴贴压、中药足浴等特色中医护理技术，实施中西医结合的系统化整体护理，可以缓解病情，避免发生心肌梗死及猝死等危重情况，同时改善患者预后，促进患者康复。

课程思政

中医文化瑰宝：心绞痛的古代智慧与思政启迪

心绞痛严重影响患者生活质量与寿命，中医在对其的诊疗上独具特色。古代中医视心绞痛为"心痹"，病因与情志不畅、心气阻滞相关，此认识源于《黄帝内经》《伤寒杂病论》等典籍。

治疗方法涵盖草药、针灸与推拿。如《金匮要略》中丹参活血化瘀、三七活血止痛、五灵脂温补逐瘀，三者常组方疗疾；汉魏医经记载针灸刺激穴位调气血、推拿按摩促循环以缓疼痛。从思政角度来看，中医对心绞痛的探索彰显诸多宝贵精神。其一，是对生命的敬重与担当，医者们坚持不懈钻研病症，志在减轻患者苦痛、挽救生命，此乃"大医精诚"的生动写照，启发我们树立敬畏生命、救死扶伤的职业信念。其二，中医传承与创新精神尽显，从理论的传承发展到疗法的推陈出新，如上述典籍对病症的不断深入认识与多样治疗手段的应用，激励学生在学习中传承精华、守正创新，勇攀医学高峰。其三，古代医家注重整体观与情志因素，体现了"天人合一"思想，教导我们在诊疗时应综合考量患者身心因素，培养关爱患者、注重人文关怀的医德医风，为培育德才兼备的医学人才提供了思政沃土。

（李春艳　杨金花　朱　伟）

第二节　心绞痛中西医护理技能综合训练

案例 4-2A

病史摘要：15 床，陈××，住院号：96338529，男性，68 岁，退休工人。因心前区压榨样闷痛 2 个月，加重 2 h 于 2022 年 12 月 16 日 7：30 入院。

现病史：患者自述 2 个月前因劳累，出现胸骨中下段闷痛，伴心悸、出汗，无放射痛，自行休息约 2 min 后缓解，患者未予重视。今日晨起快步行走时再次发作胸痛，疼痛向左臂放射，左臂背伸受限，伴胸闷如窒息，休息 10 min 后，胸痛才缓解。为求进一步诊治特来我科门诊。患者自起病以来，无明显形寒肢冷、发热，无恶心、呕吐、呼吸困难、咯血、咳嗽，常伴乏力、口黏纳少，易咳痰，痰多色白、黏腻，难以入睡、多梦，粪便干结。患者自觉胸闷症状加重，担心病情恶化，焦虑不安。

个人史：平素性情急躁；吸烟史 30 年，平日饮食偏咸，喜吃肉食，蔬菜、水果摄入较少。

既往史：有高血压病史 7 年，最高达 180/95 mmHg，间断服用硝苯地平。

家族史：无特殊家族史可循。

体格检查：T 36.5 ℃，P 84 次/分，R 22 次/分，右 BP 150/90 mmHg。形体肥胖，慢性病容，胸廓对称、无畸形，呼吸动度对称，语颤正常，双肺叩诊清音，未闻及干湿啰音，腹平软、无压痛。

专科检查：心前区无隆起，心尖搏动位于第 5 肋间左锁骨中线外 0.5 cm，心界向左扩大，HR 84 次/分，律齐，心音低钝，各瓣膜听诊区未闻及病理性杂音，未闻及心包摩擦音。

中医望、闻、切诊：舌质胖大稍暗，苔白厚腻，脉弦滑。

辅助检查：心电图示 ST-T 改变。心脏彩超：二尖瓣反流 EF 58%。CDFI 显示：右侧颈动脉狭窄处呈紊乱五彩血流信号，右侧颈内、颈外动脉流速增高，阻力指数增大，左侧颈部动脉频谱形态大致正常。胸部 X 线片：心影增大、主动脉结钙化，两肺纹理增多、增粗。

西医诊断：冠状动脉粥样硬化性心脏病，不稳定型心绞痛；高脂血症。

中医诊断：胸痹，痰浊闭阻。

一、训练目标

1．熟悉患者入院流程，给予有效、全面的评估。
2．能熟练进行吸氧、静脉输液、心电监护等操作，并进行合理的健康宣教。
3．团队配合紧密，有较强的整体护理观念。

二、训练流程

（一）情景 1

案例 4-2B

患者经门诊收治入院，医嘱予以一级护理、低盐饮食、吸氧、静脉输液、心电监护、抗感染等治疗。

医嘱：1．给氧
2．静脉采血查血常规、血生化、心肌酶常规、肌钙蛋白
3．持续心电监护

1．思考与讨论
（1）请对该患者进行护理评估，并列出主要的护理诊断。
（2）中医诊断"胸痹"还有哪些证型？有什么临床表现？
（3）针对心绞痛患者胸痛，采用穴位按摩，可以选取哪些穴位？

2．实践任务
（1）请 A 护士执行给氧操作。
（2）请 B 护士执行静脉采血操作。
（3）请 C 护士执行心电监护操作。

3．临床思维分析
（1）患者主诉为胸痛，需全面评估患者胸痛发生的诱因、胸痛部位、性质、持续时间、体征以及胸痛相关的疾病史等情况。
（2）吸氧、静脉输液、心电监护的过程中，应根据患者情况，确定重点观察、监测的内容。

(3) 操作完毕后正确评估患者情况，并根据患者的现病史、个人史、既往史等把握健康教育和中医护理的重点，使用恰当的语言解释病情，有效安抚患者，并作出合适的中医护理指导，缓解患者病情和焦虑不安的情绪。

4．操作要点

(1) **任务 1 操作要点：给氧**（操作标准见附录 5）

1) 低流量持续给氧，保持血氧饱和度在 95% 以上。
2) 可适当摇高床头，或帮助患者取端坐卧位，缓解呼吸困难症状。
3) 密切观察患者缺氧症状有无改善，如观察甲床、口唇是否发绀，有无三凹征、鼻翼扇动等表现。
4) 患者年龄偏大，需耐心讲解注意事项，如不可随意调节氧流量，病房内不能吸烟、使用明火，吃饭、喝水时可取下鼻氧管防止胀气等。

(2) **任务 2 操作要点：静脉采血**（操作标准见附录 2）

1) 血液生化检验一般要求早晨空腹安静时采血，指导患者晚餐后禁食至次日晨采血。
2) 老年人血管条件差，可选择充盈弹性好、较粗直的血管进行采血。
3) 采血部位扎止血带不可过紧，压迫静脉时间不可过长，以不超过 40 s 为宜。
4) 采集血培养标本时应先注射厌氧瓶，多个组合检测项目同时采血时应按下列顺序采血：血培养管→无添加剂管→凝血管→枸橼酸钠管→肝素管→ EDTA 管→草酸盐 - 氟化钠管。
5) 标本采集后应及时送检，以免影响检验结果。

(3) **任务 3 操作要点：心电监护**（操作标准见附录 20）

1) 粘贴电极片前要清洁皮肤，确保电极片粘贴牢固。
2) 保护患者隐私，注意拉好窗帘或屏风遮挡。
3) 测量血压时松紧适宜，避免在输液一侧手臂测量血压。
4) 根据患者病情及生命体征调节报警参数。
5) 指导患者及家属不要在病房内使用手机等电子设备，减少电磁波对仪器的干扰。

5．整体护理要点（表 4-3）

表 4-3 整体护理要点

要点	具体内容
病情观察	1．持续监测心电变化、生命体征是否平稳，尤其是心电波形、呼吸型态、SpO_2 等的变化，警惕心肌梗死的发生 2．观察疼痛部位、性质、持续时间等以及用药后有无改善 3．观察呼吸困难的程度，缺氧症状有无改善，如口唇、甲床发绀情况有无好转，呼吸是否平稳等 4．观察咳嗽、咳痰的情况，包括痰液的量、颜色及性状，痰液是否顺利排出
用药护理	遵医嘱给予改善心肌缺血及减轻症状等药物，注意观察药物疗效及不良反应。指导患者使用抗凝（栓）药，防止血栓形成，预防心肌梗死
保持呼吸道通畅	1．体位取半坐位或坐位有利于呼吸和咳嗽排痰，鼓励患者经常变换体位，防止坠积性肺炎的发生 2．多饮水、摄取充足的水分，有利于痰液稀释和排出 3．胸部叩击使痰液松动，或通过体位引流，使痰液流至大气管内，便于排出。指导患者进行深呼吸、有效咳嗽，排出痰液。给予雾化吸入以湿化气道、稀释痰液，必要时吸痰 4．鼻导管低流量吸氧（1～2 L/min）
基础护理	1．休息与活动：病室环境温度 22～24 ℃，相对湿度以 50%～60% 为宜。做好口腔和皮肤护理，促进患者舒适，预防口腔感染、压疮的发生 2．将监护仪的报警声适当调低，妥善安排探视时间，给予亲情抚慰

要点	具体内容
健康指导	1. 疾病知识指导：合理膳食，戒烟限酒，适量运动，保持心理平衡 2. 避免诱发因素：避免过劳、情绪激动、饱餐、用力排便等 3. 病情监测指导：学会心绞痛发作时的缓解方法，警惕心肌梗死的发生 4. 用药指导：遵医嘱服药，不要擅自增减药物，自我监测药物不良反应

（二）情景 2

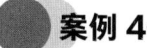

案例 4-2C

> 患者入院后，突发剧烈胸痛，呈持续性发作，以胸前痛为主，并出现后背放射痛，伴胸闷、气促，急性痛苦貌，面色苍白，皮肤湿冷，可见散在花斑，急查 18 导联心电图后考虑急性心肌梗死，立即予镇痛、升压以及补液纠酸等抗休克处理，并完善相关检查。
>
> **医嘱**：1．硝酸异山梨酯 5 mg+5% 葡萄糖溶液 100 ml 静脉泵入
> 　　　　2．吗啡注射液 5 mg 肌内注射

1．思考与讨论

（1）急性心肌梗死心电图特征性改变有哪些？

（2）请对该患者进行护理评估，并列出主要的护理诊断。

2．实践任务

（1）请 A 护士执行静脉输液操作。

（2）请 B 护士执行肌内注射操作。

3．临床思维分析

（1）患者病情出现变化，胸痛加重，护士应快速完成基本问诊和查体，及时做出正确决策。

（2）迅速报告医生，根据病情采取针对性治疗。

（3）严格使用镇痛药，注意麻醉药品的管理。

4．操作要点

（1）任务 1 操作要点：静脉输液（操作标准见附录 28）

1）老年人血管条件差，需选择充盈弹性好、较粗直的血管进行输液，以防输液不畅或药物外渗。

2）患者年龄偏大，且心功能损伤，输液速度宜慢；硝酸酯类药物输注时需严格控制输液速度，应使用留置针和输液泵。

3）告知用药注意事项，密切观察用药反应，及时巡视病房，如出现血压下降等不良反应及时处理。

4）告知患者不可随意调节滴速，避免用力活动输液侧手臂。

（2）任务 2 操作要点：肌内注射（操作标准见附录 10）

1）患者年纪大、病情重，可选择仰卧位进行操作。

2）注射部位定位准确，注射时回抽无回血，以免损伤患者坐骨神经。

3）使用吗啡镇痛时观察患者生命体征变化，床旁应备急救药物和物品。

5. 整体护理要点（表4-4）

表4-4 整体护理要点

要点	具体内容
心源性休克护理	1. 将患者头部抬高10°～20°，下肢抬高20°～30°，高流量吸氧 2. 密切观察生命体征、神志、尿量，必要时留置导尿管观察每小时尿量，保证静脉输液通畅，有条件者可通过中心静脉或肺动脉楔压进行监测 3. 做好患者的皮肤护理、口腔护理，按时翻身，预防肺炎等并发症，做好24 h监测记录
用药护理	疼痛患者遵医嘱给予解除疼痛的药物，注射吗啡时注意麻醉药的使用注意事项，观察药物疗效及不良反应
病情观察	1. 持续心电监护，监测心电变化、生命体征是否平稳 2. 观察疼痛用药后有无改善 3. 观察呼吸困难的程度、缺氧症状有无改善。定期监测动脉血气分析，判断缺氧和CO_2潴留情况 4. 预防并发症，如乳头肌功能失调或断裂、心脏破裂、室壁瘤、栓塞等
基础护理	1. 休息与环境：有条件的患者应置于单人抢救室或心血管监护室给予床边心电、呼吸、血压监测 2. 运动：急性心肌梗死患者应完全卧床休息3～7天，避免不必要的翻动，并限制探视，防止情绪波动。从第2周开始，非低血压者可鼓励其在床上进行四肢活动，防止下肢血栓形成。2周后可扶患者坐起，病情稳定的患者可逐步离床，在室内缓步走动，对有并发症者应适当延长卧床休息时间 3. 饮食：第1周应给予少量清淡流质或半流质饮食，伴心功能不全者应适当限制钠盐 4. 心理：对患者及家属进行健康指导
健康指导	1. 合理调整饮食，适当控制进食量，禁忌刺激性食物及烟、酒，少吃动物脂肪及胆固醇较高的食物 2. 避免各种诱发因素，如紧张、劳累、情绪激动、便秘、感染等 3. 注意劳逸结合，当病程进入康复期后可适当进行康复锻炼，锻炼过程中应注意观察有无胸痛、呼吸困难、脉搏增快，甚至心律、血压及心电图的改变，一旦出现应停止活动，并及时就诊 4. 按医嘱服药，随身常备硝酸甘油等扩张冠状动脉的药物，并定期门诊随访 5. 指导患者及家属学会简易应急措施
护理记录	完成护理记录单的记录，如有抢救应完善抢救记录

（三）情景3

案例 4-2D

患者急诊PCI术后，返回病房，持续心电监护中。护士查房，心电波形如图4-2所示，患者血压、血氧进行性下降，血氧饱和度75%。

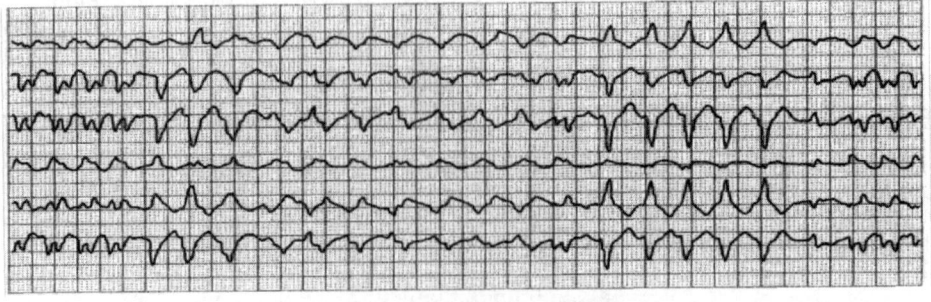

图4-2 患者心电波形

1. 思考与讨论 患者发生了什么紧急情况，需要做哪些处理？

2. 实践任务 请 A、B、C 三位护士合作完成抢救工作。

3. 临床思维分析

(1) 患者发生紧急情况，护士应及时判断病情，密切观察生命体征变化，并迅速报告医生。

(2) 抢救团队需指令清楚、分工明确，并做好抢救记录。

(3) 根据患者的情况做好术后护理和健康教育。

4. 操作要点

(1) 任务 1 操作要点：电除颤（操作标准见附录 29）

1) 快速判断患者是室颤或者心搏骤停。

2) 除颤时首选非同步双向波 200 J 进行除颤。

3) 电极板需涂导电糊，与患者皮肤密切接触，以防引起皮肤灼伤；两个电极板应同时放电。

4) 除颤过程中所有人员必须离床、离患者，以防引起不必要的伤害。

5) 除颤之后要立即进行胸外按压和人工呼吸，按压过程中密切观察患者生命体征。

(2) 任务 2 操作要点：心肺复苏（CPR）（操作标准见附录 30）

1) 发现患者心搏骤停，应立即启动紧急救护系统，立即进行 CPR。

2) 操作者可跪在患者右侧，按压深度应使胸骨下陷 5～6 cm，按压频率为 100～120 次/分，连续按压 30 次。

3) 保持患者呼吸道通畅，呼吸气囊面罩固定，每次送气量 500～600 ml，送气时间为 1 s 以上，捏球囊时注意观察患者胸廓是否有起伏、面色是否有转变。

4) 胸外按压与人工呼吸比例为 30 : 2，按压过程中密切观察患者生命体征。

5) 评估患者情况：观察复苏是否有效。若复苏有效，则进行高级生命支持。

(3) 任务 3 操作要点：静脉注射（操作标准见附录 4）

1) 选择合适血管。

2) 患者为危重患者且血管条件较差，应保护血管，情景 1 已选择静脉留有留置针，可推药并及时冲管。

3) 注射盐酸肾上腺素时，确认针头在静脉内方可推注药液，以免药液外溢导致组织坏死。

4) 根据病情及药物性质，掌握推药速度，若需要长时间、微量、均匀、精确地注射药物，有条件的医院可选用微量注射泵，更为安全可靠。

5. 整体护理要点（表 4-5）

表 4-5 整体护理要点

要点	具体内容
病情观察	1. 复律后需要持续进行心电监护至少 24 h，观察患者心率、脉搏、呼吸、血压、血氧等生命体征，2 h 内需要禁食 2. 检查静脉通路和监测管道是否通畅，确保急救用药和血流动力学监测 3. 对于复杂病变或基础疾病严重的患者，严密观察其生命体征，有无心律失常、心肌缺血、心肌梗死等急性期并发症。对血压不稳定者应每 15～30 min 测量 1 次
用药护理	遵医嘱给予升压、抗心律失常等药物，观察用药后反应
PCI 穿刺部位的护理	注意观察伤口渗血及末梢血运情况，指导患者右手腕制动 6 h，对穿刺点局部压迫 4～6 h 后，可去除加压弹力绷带。经桡动脉穿刺者除急诊外，如无特殊病情变化，不强调严格卧床休息，但仍需注意病情观察

续表

要点	具体内容
基础护理	1. 舒适护理：病室环境温度 22～24 ℃、相对湿度以 50%～60% 为宜。卧床期间加强生活护理，满足患者生活需要 2. 指导患者多饮水，促进造影剂排出 3. 心理：对患者及家属进行健康教育和心理护理，以减轻其焦虑、紧张情绪
护理记录	完成护理记录单的记录

【案例设计思路】

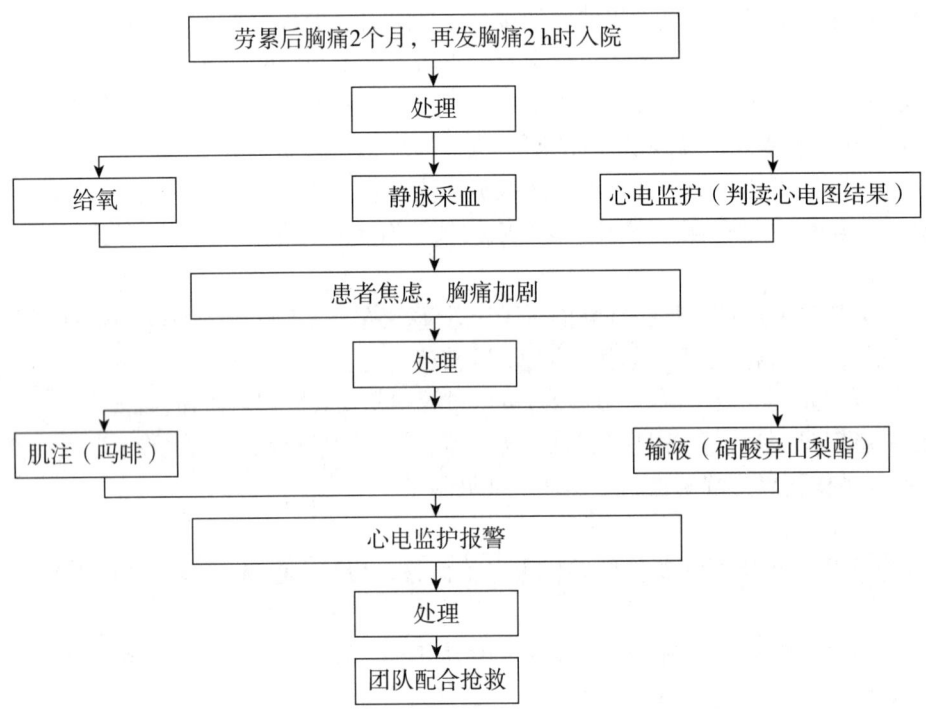

1. 如何为心绞痛患者制订中西医结合的护理计划？
2. 心绞痛患者中西医结合护理的优势体现在哪些方面？
3. 康复期患者采用耳穴贴压治疗，可以选用哪些穴位？注意事项有哪些？
4. 团队自评：此次综合实训中的关键配合点有哪些？配合抢救出现了哪些问题？

（霍依林奕）

第五章 带状疱疹中西医护理临床思维与技能综合训练

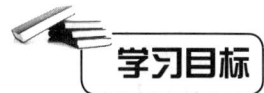

1. 知识目标
   (1) 复述带状疱疹的临床表现、护理评估的内容。
   (2) 阐述带状疱疹的发病机制及病因病机。
   (3) 比较带状疱疹的中西医诊断思路及治疗要点。
2. 能力目标
   (1) 能针对带状疱疹患者的具体情况提出相应的护理问题。
   (2) 能针对带状疱疹常见的护理问题，制订相应的中西医结合的护理措施。
   (3) 能根据患者病情实施常用的中西医护理技术操作。
   (4) 具备一定的中西医结合的护理临床思维能力。
3. 素质目标

   树立热爱医学、敬畏生命、博极医源、精勤不倦、救死扶伤的高尚医德；树立中医文化自信；培养严谨求实、不断探索、勇于创新的科学精神。强化人文关怀理念。

第一节 带状疱疹中西医护理临床思维训练

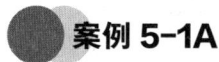

案例 5-1A

病史摘要：王××，男性，68岁，长沙市人。退休干部。因右侧腰部疼痛15天，于2022年9月12日9：30以"带状疱疹后遗神经痛"由门诊收入院。

现病史：患者自述15天前右侧腰部出现疼痛，沿第3腰椎至前正中处出现簇集性水疱，痛如火燎，彻夜难眠，面容憔悴。经抗病毒和营养神经药物治疗后，水疱消失，现皮肤出现色素沉着，前后不过正中线，便干，尿黄。舌质红、苔薄黄，脉弦。

个人史：近1年来心烦易怒，常觉口苦咽干。平日喜食酸辣。

既往史：既往体健，无心血管、泌尿、血液、内分泌及神经系统疾病，无外伤、手术、中毒、输血史，否认药物、食物及其他过敏史。

家族史：无特殊病史可循。

体格检查：T 36.5℃，P 75 次/分，R 20 次/分，BP 118/85 mmHg。形体正常，面容憔悴，胸廓对称，无畸形，呼吸动度对称，语颤正常，双肺叩诊清音，未闻及干湿啰音，腹平软、无压痛。

专科检查：右侧腰部沿第 3 腰椎一直向后至脊椎处皮肤色素沉着，无水疱。VAS 评分 6 分。

中医望、闻、切诊：舌质红、苔薄黄，脉弦滑数。

带状疱疹（herpes zoster，HZ）是水痘-带状疱疹病毒（varicella-zoster virus，VZV）引起的急性疱疹性皮肤病。其特征为簇集性水疱沿身体一侧周围神经呈带状分布，伴有显著的神经痛及局部淋巴结肿大，愈后极少复发。带状疱疹患者一般可获得对该病毒的终生免疫。带状疱疹中医称为"蛇串疮"，在古代文献中又有"蜘蛛疮""火带疮""缠腰火丹"之称。

带状疱疹是一种常见病。春秋季多发，儿童较少见。发病前可有发热、全身不适等前驱症状。患侧皮肤开始有烧灼感、疼痛，局部张力增加。继之皮肤陆续出现不规则红斑，有成簇的疱疹，呈粟粒大小透明水疱，周围有红晕，7～10天结痂脱落，多数2～4周愈合。VZV可侵犯面、颈、胸、腰部神经，15%～20%侵犯三叉神经，极少数情况下，可侵犯运动神经，如面神经。重者可并发肺炎、脑膜炎。根据所侵犯的神经，疱疹呈特征性的带状分布，多为单侧，不超过中线。带状疱疹随年龄增长，症状也加重，病程延长。有些患者在疱疹愈合后，仍有神经痛症状持续数月或更长时间。

一、案例解析

（一）患者中西医诊断是什么？其诊断依据有哪些？

1. 西医诊断　带状疱疹。

诊断依据：本病可根据典型临床症状进行诊断。患者成簇水疱，沿神经分布，排列呈带状，单侧性及有明显的神经痛等。

2. 中医诊断　病名：蛇串疮；证型：肝经郁热证。

证型分析：肝经郁热。

主症：沿第3腰椎至前正中出现成簇水疱，沿一侧周围神经呈带状分布，痛如火燎。

证候分析：患者因情志不畅，肝郁气结，气郁化火，外溢肌肤，故皮损鲜红，疱壁紧张；气滞湿热郁阻，则灼热刺痛；肝为刚脏，肝经郁热、肝胆火盛则心烦易怒，口苦咽干；便干，尿黄。舌质红、苔薄黄，脉弦滑数，均为热盛之象。故证型辨别为肝经郁热型。

（二）何为带状疱疹？其病因与发病机制是什么？

带状疱疹与水痘为同一种水痘-带状疱疹病毒（VZV）所引起，无免疫力或免疫力低下的人群初次感染此病毒后，临床上表现为水痘或呈隐匿性感染，以后此病毒进入皮肤的感觉神经末梢，且沿着脊髓后根或三叉神经节的神经纤维向中心移动，持久地潜伏于脊髓后根神经节的神经元中。在各种诱发刺激的作用下，潜伏的病毒再次被激活，生长繁殖，使受侵犯的神经节发炎及坏死，产生神经痛。同时，再活动的病毒可沿着周围神经纤维而移动到皮肤，在皮肤上产生带状疱疹所特有的节段性水疱疹。偶尔，病毒散布到脊髓前角细胞及运动神经根，引起肌无力或相应区域的皮肤发生麻痹。

(三)中医学认为该病的病因病机是什么？

本病多因情志内伤,肝经郁热,或饮食不节,脾失健运,湿热内蕴,外溢肌肤而生；或感染毒邪,湿热火毒蕴结于肌肤而成。本病初期以湿热火毒为主,后期乃正气虚弱,湿毒瘀滞为患。图5-1为蛇串疮病因病机示意图。

1. 肝经郁热 由于情志内伤,肝气郁结,久而化火,肝经火毒蕴积,夹风邪上窜头面而发；或夹湿邪下注,发于阴部及下肢；火毒炽盛者多发于躯干。

2. 脾虚湿蕴 饮食不节,脾失健运,湿邪内生,蕴湿化热,或外感毒邪,湿热火毒蕴结于肌肤而成。

3. 气滞血瘀 年老体弱者,常因血虚肝旺,湿热毒蕴,导致气血凝滞,经络阻塞不通,以致疼痛剧烈,病程迁延。

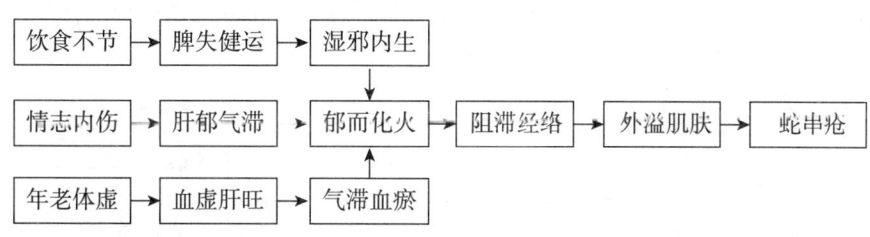

图 5-1 蛇串疮病因病机

(四)该患者的中西医治疗原则有什么区别与联系？

1. 西医治疗 对于该患者,以休息、镇痛、缩短病程、防止继发感染和后遗神经痛为原则。

(1) 局部治疗：以干燥、消炎为主。疱液未破时可外用炉甘石洗剂、阿昔洛韦乳膏等；破溃后可用3%硼酸溶液或1∶5000呋喃西林溶液湿敷,再外用莫匹罗星软膏。局部可使用辣椒素贴剂或利多卡因凝胶镇痛。另外,可先用氦氖激光、半导体激光、紫外线或频谱治疗仪等物理治疗,以缓解疼痛,促进皮损干涸和结痂。

(2) 全身治疗：抗病毒药选用阿昔洛韦等口服或静脉滴注；镇痛药可选用非甾体类抗炎药、三环类抗抑郁药、卡马西平等；神经营养药可先用甲钴胺、腺苷钴胺、维生素B_1等；若病情加重可应用糖皮质激素和免疫球蛋白等。

2. 中医治疗

(1) 辨证论治：蛇串疮可分肝经郁热、脾虚湿蕴、气滞血瘀3种证型,应根据不同的证候选择相应的治法及方药,进行辨证论治。详见表5-1。

表 5-1 蛇串疮常见证型及治疗

证型	证候	治法	方药
肝经郁热	皮损鲜红,疱壁紧张,灼热刺痛,伴口苦咽干,心烦易怒,便干,尿黄。舌质红,苔薄黄或黄厚,脉弦滑数	清泄肝炎解毒止痛	龙胆泻肝汤
脾虚湿蕴	皮损色淡,疼痛略轻,疱壁松弛；口不渴,食少腹胀,大便时溏；舌淡或正常,苔白或白腻,脉沉缓或滑	健脾利湿解毒止痛	除湿胃苓汤
气滞血瘀	皮疹减轻或消退后局部疼痛不止,放射到附近部位,痛不可忍,坐卧不安,重者可持续数月或更长时间。舌暗,苔白,脉弦细	理气活血通络止痛	桃红四物汤

(2) 针对该患者的中医治疗

1) 治法：清泄肝火，解毒止痛。

2) 方药：龙胆泻肝汤加减。

方药分析：常用龙胆草、栀子、黄芩、柴胡、生地黄、当归、车前子、木通、甘草等。本方证由肝胆实火上攻，肝经湿热循经下注所致。治宜泻肝胆实火，清下焦湿热。方中龙胆草大苦大寒，上泻肝胆实火，下清下焦湿热，为君药。黄芩、栀子苦寒泻火，燥湿清热，为臣药。泽泻、木通、车前子清热利湿；生地、当归滋阴养血，既补肝胆实火所伤之阴血，又可防方中苦燥渗利之品损伤阴液；柴胡疏畅肝胆，与生地、当归相伍，恰适肝"体阴用阳"之性，共为佐药。甘草调和诸药，为使药。

临床运用：因患者大便干结，可加生大黄以通腑泻下；疼痛剧烈可加川楝子、延胡索以疏肝理气止痛。

3. 中西医结合治疗 临床实践证明，中西医结合治疗途径是带状疱疹治疗的优势路径（图5-2）。

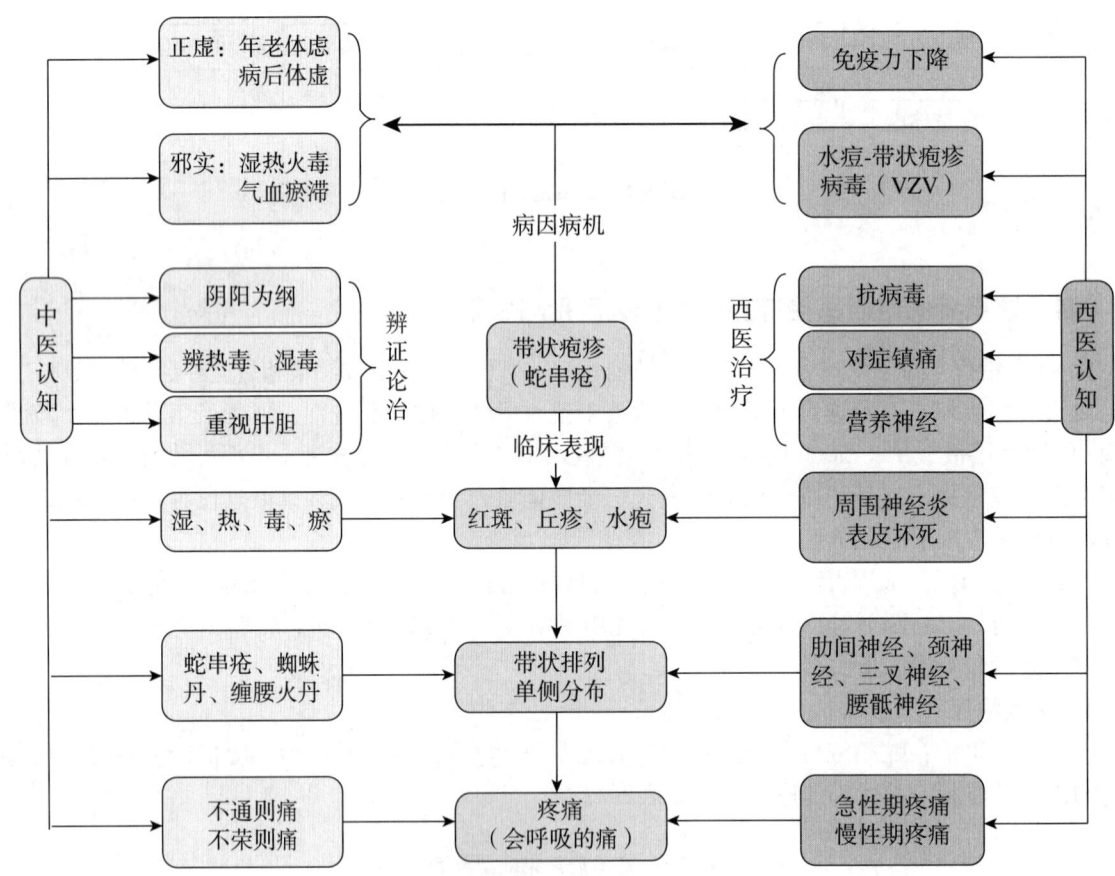

图5-2 带状疱疹中西融合诊疗思维导图

二、带状疱疹的中西医结合护理

（一）从哪些方面对该患者进行中西医结合的护理评估？

1. 健康史 评估发病季节、患者年龄、既往是否发生过水痘或带状疱疹、是否存在机体免疫力降低的情况，如感染结核、恶性肿瘤，使用免疫抑制剂或过度劳累等。

2. 身体状况

（1）症状与体征

前驱症状：评估疱疹出现前有无局部皮肤神经痛、皮肤感觉过敏、全身发热不适、食欲缺乏或睡眠障碍等。

皮损情况：评估红斑、丘疹与水疱出现的时间，皮损形态、部位、大小，有无结痂、融合、溃疡及坏死等；神经痛与疱疹出现的时间关系；局部有无淋巴结肿大。

继发感染：评估是否出现①神经痛引起食欲缺乏、睡眠障碍等；②病毒侵犯中枢神经系统引起病毒性脑炎；③病毒侵犯三叉神经眼支引起病毒性角膜炎；④病毒侵犯面神经、听神经引起耳、乳突部疼痛；⑤膝状神经节受累影响面神经的运动及感觉纤维；⑥脊髓后根神经元受累，进而交感、副交感神经的内脏神经纤维受累，引起胃肠道和泌尿道刺激症状；⑦胸、腹膜受累引起胸腔积液、腹水。

（2）辅助检查：评估白细胞计数、组织病理、X线检查等，如胸段带状疱疹者可能发现结核等肺部病变。

3. 心理-社会状况 评估剧烈的神经痛是否使患者产生焦虑、烦躁甚至抵触情绪。

（二）该患者目前存在哪些护理问题？

1. 急性疼痛　与病毒侵犯神经节及相应神经节段的皮肤有关。
2. 皮肤完整性受损　与带状疱疹侵犯局部皮肤、疱皮破损有关。
3. 潜在并发症：皮肤细菌感染。

（三）护理措施

1. 患者的一般护理措施包括哪些？

（1）消毒隔离：本病可接触传染，应安排单间病房，病室定时通风、紫外线消毒，生活用品专人专用，限制探视、陪住，避免交叉感染。

（2）休息与活动：立秋时节，气候温燥，病室保持温度20~22℃，湿度70%，空气流通。衣服宽大、柔软，以免摩擦患处引起疼痛。注意休息，多饮水，保持排便通畅，以利毒邪排出。保证睡眠充足，避免疲劳过度而致机体抵抗力下降，加重病情。

（3）病情观察：注意观察皮损的部位、疱疹大小、疱壁紧张度、有无继发感染、疼痛的程度等。观察全身症状，包括体温、脉象、舌苔、饮食、二便、睡眠等。

（4）饮食护理：多吃新鲜的水果和蔬菜，可选择绿豆汤、金银花露、小麦汤等，忌食辛辣刺激、油腻之品及海腥发物。可适当多吃菠萝、苦瓜、西瓜和黄瓜等清热解毒之品。

（5）用药护理：使用非甾体类抗炎药以镇痛时，注意饭后服用，用药期间不宜饮酒，否则会加重对胃肠道黏膜的刺激。必要时监测肝肾功能。中医常用方剂龙胆泻肝汤为苦寒之剂，易伤脾胃，为防止阴阳格拒，汤药宜偏温服，且不宜久服，以免耗伤正气。

（6）情志护理：中医认为本病主要由于病志不遂，肝胆火旺，加上疼痛明显，疗效较慢，易出现焦虑、烦躁、易怒、失眠等，应耐心、细致地向患者及家属讲解疾病的有关知识，使之对神经痛有正确的认识，了解疾病的转归和发展过程，消除顾虑，配合治疗。疼痛剧烈时，可采用移情易性法，为患者播放五行音乐，选取舒肝柔肝的曲目，如木音系列的江南丝竹等，在疼痛发作或者每天的晚间7时至11时欣赏，疼痛缓解，也有益于睡眠。急躁发怒时可采取情志相胜法，以悲胜怒。

2．如何针对急性疼痛提供中西医结合的护理措施？
（1）评估疼痛的原因、性质和程度等，了解患者既往疼痛的处理办法及效果。
（2）操作时动作轻柔、迅速，以减轻患者的恐惧感和疼痛。
（3）指导应用分散注意力的方法减轻疼痛、促进睡眠。
（4）遵医嘱给予物理治疗，如局部冰敷、氦氖激光或紫外线照射及频谱电疗等。
（5）对有后遗神经痛者应予以重视，必要时遵医嘱给予镇静、镇痛及营养神经的药物。
（6）中医适宜技术

穴位按摩：疼痛剧烈时可按揉内关、阳陵泉、足三里等穴，局部取阿是穴，以理气止痛。

火针：取局部阿是穴，局部常规消毒皮肤，用火烧红的针尖进行快速点刺疱疹的头、中、尾部，过皮即起，不留针。5～7日1次。

耳穴疗法：在耳部取神门、肝、胆、肺、带状疱疹点、交感等穴进行贴压，以疏肝止痛，并有效预防后遗神经痛。或取肝、胆、耳轮等进行耳部放血治疗，以清泻火热。

3．如何针对皮损提供中西医结合的护理措施？
（1）保持皮肤清洁，防止继发感染。
（2）选择纯棉的贴身衣服，避免抓挠、挤压和冷、热刺激等。
（3）水疱、大疱可以用三棱针或无菌针头挑破，使疱液流出，以减轻疼痛。抽吸疱液时注意严格无菌操作。
（4）外用收敛剂，如炉甘石洗剂以减轻局部肿胀。如有渗出者可用3%硼酸液湿敷；如出现感染可用1∶2000小檗碱（黄连素）液湿敷或外涂抗生素药膏；如有皮损坏死，早期清除坏死组织。
（5）红斑皮损可选择炉甘石洗剂或雄黄洗剂，或青黛散、金黄如意散等外敷，或用鲜马齿苋捣碎外敷。
（6）疱皮破损后，消毒后暴露局部，或辅助红外线或氦氖激光照射，使其干燥结痂。本法可与药物外敷同步进行，以促进外敷药物的吸收。

4．如何针对患者病情开展健康宣教？
（1）嘱患者配合医师规范治疗。
（2）加强锻炼，提高机体抵抗力，避免诱发因素。
（3）清淡、易消化饮食，保证足够饮水，保持排便通畅。
（4）告知本病具有自限性，多数不会再复发，对于有后遗神经痛者，随着时间推移，疼痛会逐渐减轻至消失，消除患者顾虑。

三、病情变化及护理

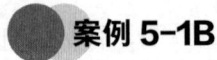

案例 5-1B

3天后。患者症状减轻很多，病变部位皮损明显好转，开始结痂。剧烈疼痛，皮肤不敢用手碰触，痛苦不堪，舌暗，苔白，脉弦细。

（一）案例解析

1. 患者病情有什么变化？

（1）西医诊断：带状疱疹。

（2）中医诊断：蛇串疮，气滞血瘀。

2. 本阶段患者的治疗原则是什么？

患者皮疹已消退，目前最主要症状为疼痛，镇痛是根本的目标。中医认为，此时湿热毒邪虽然已经祛退，但气血凝滞未解，不通则痛，故疼痛明显。舌质暗，苔白，脉弦细均血虚气滞血瘀之象，应理气活血，通络止痛。

（二）对患者开展护理评估的主要内容包括哪些？

1. 身体状况 评估患者症状和体征。主要评估疼痛的症状，包括疼痛的部位、性质及伴随症状、体征。

2. 心理 - 社会状况 评估患者是否有紧张、焦虑、恐惧或抑郁。

3. 治疗方案 评估患者治疗方案的调整情况。

（三）患者现阶段的护理问题有什么变化？

1. 疼痛　与病毒侵犯神经节及相应神经节段的皮肤有关。
2. 焦虑　与剧烈疼痛有关。

（四）护理措施

1. 药物镇痛 镇痛剂（如水杨酸类药）及维生素 B_1 内服；维生素 B_{12} 0.15 mg，肌内注射，1 次/天，以及维生素 E 100 mg，1 次/天，口服，可防止或缓解神经痛。卡马西平每片 0.1 g，初时每次服半片，逐渐增至 3 次/天，每次 1 片，镇痛效果明显。但应注意白细胞和血小板减少、皮疹及肝功能变化等。神经痛后遗症还可注射脑垂体后叶激素，每次 5～10 U，隔天 1 次，连用 2～3 次，但孕妇及高血压者禁用。

2. 中医适宜技术

（1）火针：阿是穴与局部取穴相结合，左手拿点燃的酒精灯，右手持针，尽量靠近施治部位，烧针后对准穴位垂直点刺，快进速退。可每天治疗一次。

（2）耳部放血：取穴神门、肝、胆、肺、带状疱疹点、交感。每天一次，两耳交替。

● 案例 5-1C

患者入院后第 7 天疼痛缓解，生命体征平稳，病变部位皮损已痊愈，几乎跟正常皮肤无异。准备出院。护士如何开展健康教育？

（一）案例解析

此阶段患者即将出院，有较强的学习能力，沟通无障碍，但对出院后自我保健知识缺乏了解，护士应开展出院健康教育。

（二）健康教育具体内容

具体内容如下。

1. 嘱患者配合医生规范治疗。保持良好的情绪。
2. 慎起居，避风寒，注意个人卫生。加强锻炼，提高机体抵抗力，避免诱发因素。
3. 清淡、易消化饮食，保证足够饮水，禁烟酒，保持排便通畅。
4. 告知本病具有自限性，多数不会再复发。后遗神经痛会随着时间推移逐渐减轻至消失，消除患者的顾虑。

综合述评

带状疱疹夏秋季的发病率较高。发病前阶段常有低热、乏力症状，发疹部位有疼痛、烧灼感，三叉神经带状疱疹可出现牙痛。本病最常见为胸腹或腰部带状疱疹，约占整个病变的70%，其次为三叉神经带状疱疹，约占20%，损害沿三叉神经的三支分布。但60岁以上的老年人，三叉神经较脊神经更易罹患。疹后的神经痛持续较久，特别是老年患者，可能存在半年以上。根据患者病情轻重、进展时期、体质状态等因素，有机融合中西医结合特色护理，可以大大提高治疗效果，减轻患者痛苦，缩短疗程，减少后遗症。一般而言，急性期以西医护理为主，中医护理为辅；后遗神经痛期以中医护理为主，西医护理为辅。

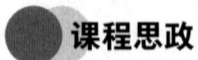

带状疱疹治疗的古法今方

在中医典籍里带状疱疹有"缠腰火丹""串腰龙""蛇串疮""蜘蛛疮""火带疮"等多种名称。《本草纲目拾遗·卷四 草部中·翠羽草》记有带状疱疹的病例：在清朝嘉庆年间，西溪吴家有个15岁的男孩患上了"蛇缠疮"，又称"云丹毒"，是由风火所结，气血凝滞而成；后有地方名医利用疏肝泻火、补气活血的原则为其医治，不久后便恢复如初。带状疱疹的中医药治疗可追溯至千年之久，直至现在中医药也被广泛应用于带状疱疹的各阶段治疗中，针灸、方药、拔罐、刮痧等，无不体现中医药的伟大之处。

2023年4月，首款国产带状疱疹疫苗在国内上市供应。国产带状疱疹疫苗的上市，打破了带状疱疹疫苗依赖进口的局面，成为国内首个适用于40岁及以上人群的带状疱疹减毒活疫苗，只需1针的免疫程序，即可为接种者提供10年以上的免疫效果。

（彭丽丽　刘朝圣　黄　河）

第二节 带状疱疹中西医护理技能综合训练

案例 5-2A

病史摘要：黄××，女性，48岁，农民。因左乳房下疼痛5天，水疱2天于2022年7月2日10：20以"带状疱疹"由门诊收入院。

现病史：患者自述5天前左乳房下出现疼痛，3天后从左乳房下沿第4肋一直往后到脊椎处布满成簇的水疱，颜色黄亮。疼痛如火燎，彻夜难眠。便干，尿黄。舌质红、苔薄黄，脉弦滑数。

个人史：近1年来心烦易怒，口苦咽干。平日喜食酸辣。

既往史：既往体健。

家族史：无特殊家族史可循。

体格检查：T 36.3 ℃，P 80次/分，R 20次/分，BP 130/80 mmHg。形体正常，面容憔悴，胸廓对称，无畸形，呼吸动度对称，语颤正常，双肺叩诊清音，未闻及干湿啰音，腹平软、无压痛。

专科检查：左乳房下沿第4肋一直往后到脊椎处布满成簇的水疱，颜色黄亮。VAS评分8分。

中医望、闻、切诊：舌质红、苔薄黄，脉弦滑数。

西医诊断：带状疱疹。

中医诊断：缠腰火丹，湿热蕴结证。

一、训练目标

1. 熟悉患者入院流程，给予有效、全面的评估。
2. 能熟练进行肌内注射及中药外敷操作。
3. 团队配合紧密，有较强的整体护理观念。

二、训练流程

（一）情景一

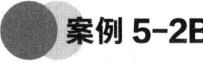

案例 5-2B

患者经门诊收治入院，医嘱予以二级护理、清淡饮食，完善常规检查：血尿便常规、肝肾功能、心肌酶、凝血七项排除感染引起的脏器性功能损伤及免疫损害，电解质检查排除电解质紊乱，红细胞沉降率、降钙素原了解感染程度。

医嘱：1. 肌内注射维生素 B_{12} 注射液 0.1 mg
　　　　2. 中药外敷如意金黄散

1. 思考与讨论
(1) 带状疱疹的病因有哪些？
(2) 请对该患者进行护理评估，并列出主要的护理诊断。
(3) 如何对该患者进行中医辨证？

2. 实践任务
(1) 请 A 护士执行护理评估。
(2) 请 B 护士执行肌内注射操作。
(3) 请 C 护士执行中药外敷。

3. 临床思维分析
(1) 患者主诉为水疱引起疼痛 5 天，首先需全面评估患者水疱发生处的皮肤情况、临床表现、与水疱相关的疾病史等情况，并进行疼痛评估。
(2) 在操作中应动作轻柔，以免进一步损伤皮肤。
(3) 操作完毕后正确评估患者情况，并根据患者的现病史、个人史、专科检查等把握健康教育和中医护理的重点，针对皮肤问题和疼痛重点宣教，并作出合适的中医护理指导，缓解患者病情和疼痛。

4. 操作要点
(1) **任务 1 操作要点：护理评估**
1) 评估疼痛的部位、性质及伴随症状、体征。
2) 评估患者是否有紧张、焦虑、恐惧或抑郁。
3) 评估患者治疗方案的调整情况。
4) 评估患者生命体征、神志、舌苔、脉象变化。

(2) **任务 2 操作要点：肌内注射**（操作标准见附录 10）
1) 严格执行查对制度和无菌技术操作原则。
2) 注意评估患者的皮肤情况，选择正确的注射部位。
3) 穿刺时要绝对避开坐骨神经。
4) 注射时注意正确的体位以及对患者的注射部位进行有效的按压。

(3) **任务 3 操作要点：中药外敷**（操作标准见附录 17）
1) 严格执行查对制度。
2) 评估患者的神志、体质、全身情况。
3) 外敷过程中观察患者局部皮肤情况并询问其感受。

5. 整体护理要点（表 5-2）

表 5-2　整体护理要点

要点	具体内容
病情观察	1. 注意观察皮损的部位、疱疹大小、疱壁紧张度、有无继发感染、疼痛的程度等 2. 观察全身症状，包括体温、脉象、舌苔、饮食、二便、睡眠等
用药护理	1. 运用非甾体类抗炎药镇痛时，注意饭后服用 2. 用药期间不宜饮酒，否则会加重对胃肠道黏膜的刺激。必要时监测肝肾功能 3. 外用药物时注意保护皮肤，防止皮肤对药物、胶布过敏

要点	具体内容
消毒隔离	1. 安排单间病房，病室定时通风、紫外线消毒 2. 生活用品专人专用，限制探视、陪住，避免交叉感染
休息与活动	1. 病室保持温度 22～24 ℃，湿度 70%，空气流通 2. 衣服宽大、柔软，以免摩擦患处引起疼痛 3. 注意休息，多饮水，保持排便通畅，以利毒邪排出 4. 保证睡眠充足，避免疲劳过度而致机体抵抗力下降，加重病情
饮食护理	1. 多吃新鲜的水果和蔬菜，可选择绿豆汤、金银花露、小麦汤等，忌食辛辣刺激、油腻之品及海腥发物 2. 可适当多吃菠萝、苦瓜、西瓜和黄瓜等清热解毒之品
情志护理	1. 应耐心、细致地向患者及家属讲解疾病的有关知识，使之对神经痛有正确的认识，了解疾病的转归和发展过程，消除顾虑，配合治疗 2. 疼痛剧烈时，为患者播放五行音乐，选取舒肝柔肝的曲目，如木音系列的江南丝竹等，在疼痛发作或者每天的晚间 7 时至 11 时欣赏，疼痛缓解也有益于睡眠
护理记录	及时完成护理记录单的记录

（二）情景 2

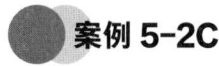

案例 5-2C

3 天后，患者症状减轻，病变部位皮损明显好转，开始结痂，但仍疼痛。皮肤不敢用手碰触，痛苦不堪，舌暗，苔白，脉弦细。患者入院后第 7 天疼痛缓解，生命体征平稳。准备出院，护士开展健康教育。

医嘱：1. 穴位注射维生素 B_{12} 注射液 0.2 mg，曲池、足三里交替注射，每穴每次 0.1 mg
   2. 行火针治疗

1. 思考与讨论
（1）患者病情有什么变化？
（2）本阶段患者的治疗原则是什么？

2. 实践任务
（1）请 A 护士执行穴位注射操作。
（2）请 B 护士执行火针治疗。
（3）请 C 护士完成健康教育。

3. 临床思维分析
（1）患者病情好转，疼痛有所缓解，护士对患者皮肤问题进行针对性的健康教育。
（2）告知患者养成良好的生活习惯，避免诱发因素。
（3）复评疼痛，根据阶梯疗法采用合适的缓解疼痛方法。

4. 操作要点
（1）任务 1 操作要点：穴位注射（操作标准见附录 18）
1）严格执行"三查八对"及无菌操作规程。

2) 尽量选择肌肉丰厚处的穴位。
3) 患者不能空腹行此操作，避免晕针。
4) 针孔按压时间 1 分钟以上，避免出血。

(2) **任务 2 操作要点：火针治疗**（操作标准见附录 19）
1) 阿是穴与局部取穴相结合，左手拿点燃的酒精灯，右手持针。
2) 尽量靠近施治部位。
3) 烧针后对准穴位垂直点刺，快进速退。

(3) **任务 3 操作要点：健康教育**
1) 嘱患者配合医生规范治疗。
2) 加强锻炼，提高机体抵抗力，避免诱发因素。
3) 清淡、易消化饮食，保证足够饮水，保持排便通畅。

5. **整体护理要点**（表 5-3）

表 5-3 整体护理要点

要点	具体内容
病情观察	1. 评估患者生命体征、神志、舌苔、脉象变化 2. 评估疼痛的部位、持续时间、诱因、缓解方式、伴随症状及疼痛性质，以利于辨别证型及病情轻重
用药护理	1. 运用非甾体类抗炎药镇痛时，注意饭后服用 2. 中医常用方剂龙胆泻肝汤为苦寒之剂，易伤脾胃，为防止阴阳格拒，汤药宜偏温服，且不宜久服，以免耗伤正气
休息与活动	1. 病室保持温度 20～24℃，湿度 70%，空气流通 2. 适当休息，防止过度疲劳使病情反复 3. 保证睡眠充足
饮食护理	1. 饮食宜清淡，忌辛辣、刺激、油腻之品 2. 禁烟禁酒
情志护理	1. 解释神经痛的原因，安抚患者紧张、焦虑的情绪 2. 鼓励家人多陪伴，分散患者对疼痛的注意力，关心、理解患者
健康教育	1. 嘱患者配合医生规范治疗，保持良好的情绪 2. 慎起居，避风寒，注意个人卫生。加强锻炼，提高机体抵抗力，避免诱发因素 3. 清淡、易消化饮食，保证足够饮水，禁烟酒，保持排便通畅 4. 告知本病具有自限性，多数不会再复发，后遗神经痛会随着时间推移逐渐减轻至消失，消除患者的顾虑
护理记录	及时完成护理记录单的记录

【案例设计思路】

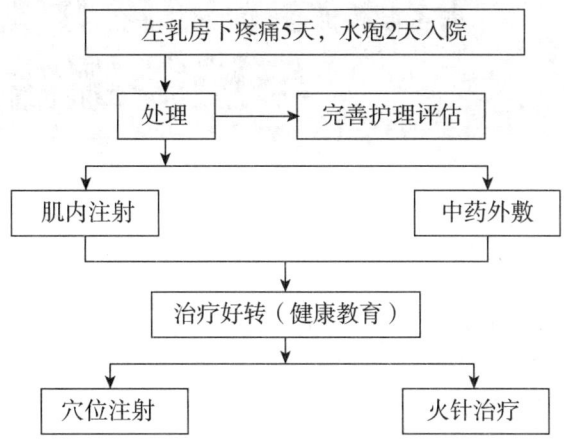

1．如何为带状疱疹患者制订中西医结合的护理计划？
2．带状疱疹患者中西医结合护理的优势体现在哪些方面？

(彭丽丽　段丽娜)

第六章 糖尿病中西医护理临床思维与技能综合训练

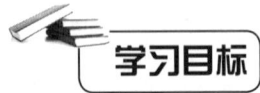

学习目标

1. 知识目标
   (1) 复述糖尿病的临床表现、护理评估的内容。
   (2) 阐述糖尿病的发病机制及病因病机。
   (3) 比较糖尿病的中西医诊断思路及治疗要点。
2. 能力目标
   (1) 能针对糖尿病患者的具体情况提出相应的护理问题。
   (2) 能针对糖尿病常见的护理问题，制订相应的中西医结合的护理措施。
   (3) 能根据患者病情实施常用的中西医护理技术操作。
   (4) 具备一定的中西医结合的护理临床思维能力。
3. 素质目标
   树立热爱医学、敬畏生命、博极医源、精勤不倦、救死扶伤的高尚医德；树立中医文化自信；培养严谨求实、不断探索、勇于创新的科学精神。

第一节 糖尿病中西医护理临床思维训练

案例 6-1A

病史摘要：姜××，男性，65岁。退休教师。因"多饮、多食，体重减轻3个月"于2022年1月16日9:00于门诊就诊。

现病史：患者自述2020年体检发现血糖升高，测得空腹血糖6.8 mmol/L，患者开始运动和调节饮食以控制血糖。1个月前，患者饮水、食欲增加，多尿，但体重由95 kg降低到90 kg。患者偶感头晕，家属担心病情恶化，紧张不安，遂来门诊求治。

个人史：长期居住本地，高中毕业，小学教师。吸烟史30年，20支/日；饮酒史30年，白酒200 g/d，戒酒1年；日常控制主食、蔬菜、水果摄入较少。

既往史：肥胖。

家族史：母亲有糖尿病。

体格检查：T 36.7 ℃，R 25次/分，BP 130/85 mmHg，P 98次/分，律齐，双肺呼吸音

清晰，未闻及啰音，下腹膨隆，无压痛及反跳痛。双侧瞳孔等大等圆，直径 2.5 mm，对光反射灵敏。患者身高 1.75 m，体重 90 kg，腰围 92 cm。24 小时尿蛋白 250 mg/24 h。血清 C 肽测定：空腹 3.68 ng/ml，半小时 3.90 ng/ml，1 小时 4.17 ng/ml，2 小时 4.74 ng/ml，3 小时 5.43 ng/ml。

中医望、闻、切诊： 舌色稍暗，舌体胖大，苔白厚腻，脉弦滑。

辅助检查： 口服葡萄糖耐量试验（OGTT），空腹血糖 9.3 mmol/L，2 h 餐后血糖 13.7 mmol/L，糖化血红蛋白 10.75%。

糖尿病（diabetes mellitus，DM）是一组因胰岛素分泌和（或）作用缺陷引起慢性血葡萄糖（简称血糖）水平增高为特征的代谢性疾病。由于患者糖类以及脂肪、蛋白质代谢紊乱，继而引起多系统，如眼、肾、神经、心脏等组织器官的慢性进行性病变；病情严重或应激时可发生急性严重代谢紊乱，如糖尿病酮症酸中毒（DKA）、高血糖高渗状态等。我国已经是糖尿病第一大国，在 18 岁以上的人群中，糖尿病患病率为 11.2%，相当于每 5 个成年人中就有 1 个高血糖状态者。糖尿病已成为我国继心血管病和肿瘤之后的第三大非传染性疾病，给社会和经济带来沉重负担，是严重威胁人民健康的公共卫生问题。我国对糖尿病相关记载甚早，属于中医"消渴"范畴，《黄帝内经·奇病论篇》中即有"肥者令人内热，甘者令人中满，故其气上溢，转为消渴"的记载，后世医家不断探索，将其分为上消、中消、下消进行辨证论治。一般而言，口渴多饮为上消，属肺；多食善饥为中消，属胃；多尿而浊为下消，属肾。在以"控制血糖"为中心，预防并发症及提高糖尿病患者生活质量的治疗和护理中，中西医各有独特优势，两者结合的护理措施可以有效地改善患者预后。

一、案例解析

（一）患者中西医诊断是什么？其诊断依据有哪些？

1. 西医诊断 2 型糖尿病；高血脂；肥胖。

（1）2 型糖尿病（T2DM）诊断依据

口服葡萄糖耐量试验（OGTT）：对可疑糖尿病患者需作口服葡萄糖耐量试验。清晨受试者空腹服无水葡萄糖粉 75 g（溶于 300 ml 水内）。5 分钟内饮完，服糖前和服糖后 2 小时分别在前臂采静脉血测血糖。如服糖后 2 小时血糖（OGTT2PG）≥ 11.1 mmol/L，即可确诊。若服糖后 OGTT2PG 在 7.8～11.1 mmol/L 为糖耐量减低。患者已于 2 年前做此项检查确诊糖尿病。

糖化血红蛋白（HbA1c）测定：HbA1c 可反映近 8～12 周平均血糖水平，正常值为 4%～6%。未控制好的糖尿病患者外周血中糖化血红蛋白含量较正常人高 2～4 倍。

（2）高脂血症诊断依据：总胆固醇（TC）6.4 mmol/L 以上可以诊断为高胆固醇血症；LDL-C 增高是糖尿病发生、发展的主要危险因素。降低 LDL-C 水平是防治糖尿病的重要策略之一，也是血脂异常防治的首要目标。

（3）肥胖：临床上通常将 BMI 作为判断肥胖的常用指标，BMI ≥ 28 kg/m² 就可以称为肥胖，BMI 在 24～27.9 kg/m² 属于超重，BMI 在 18.5～23.9 kg/m² 属于体重正常。患者身高 1.75 m，体重 90 kg，BMI 为 29.38 kg/m²。此外，还可基于腰围诊断中心性肥胖。通过测量腰围，可以诊断中心性肥胖和周围性肥胖。男性腰围 ≥ 90 cm、女性腰围 ≥ 85 cm 称为中心性肥胖。

2. 中医诊断 病名：消渴；证型：脾虚胃热证。

证型分析：脾虚胃热。

主症：饮水、食欲增加，多尿，体重减轻，偶感头晕，舌色稍暗，舌体胖大，苔白厚腻，脉弦滑数。

证候分析：脾主运化，胃主受纳、腐熟，中焦蕴热，腐熟加快，故见食欲增加；脾不布津，口失濡润，故见饮水增加；脾不布津，水液输布失常，故见多尿；脾主肌肉，脾气不足，肌肉失养，故见体重减轻；痰浊阻滞，清窍失养，故见头晕；痰湿停聚舌面，故见舌体胖大、舌苔白厚腻；又"肥人多痰湿"，患者形体肥胖，故多痰浊内蕴；痰浊内蕴，气实血涌，故见脉滑数。综上所述，诸症合参，辨病位在"中焦"，考虑为"中消"，兼有"痰证"。

（二）何为 T2DM？其病因与发病机制是什么？酮症酸中毒发生的原因有哪些？

目前对 T2DM 的病因仍然认识不足，认为是复杂的遗传因素和环境因素共同作用的结果，机体出现从以胰岛素抵抗为主伴胰岛素分泌不足到以胰岛素分泌不足为主伴胰岛素抵抗。

1. 遗传因素与生活方式 T2DM 通常有明确的家族史。发病还与老龄、营养过剩、体力活动不足以及应激等因素有关。

2. 胰岛素抵抗和 β 细胞功能缺陷 胰岛 β 细胞功能缺陷和胰岛素抵抗是 T2DM 最基本的病理生理学特征，也是 T2DM 患者病情逐渐进展和恶化的最关键因素。机体存在胰岛素抵抗的情况下，如果 β 细胞能代偿性增加胰岛素分泌，则可维持血糖正常；当 β 细胞功能无法代偿时，将会发生 T2DM。

3. 葡萄糖毒性和脂毒性 糖尿病发展过程中所出现的高血糖和脂代谢紊乱可进一步降低胰岛素敏感性和损伤胰岛 β 细胞功能。

4. 自然史 T2DM 早期存在胰岛素抵抗而胰岛 β 细胞可代偿性增加胰岛素分泌时，血糖可维持正常；当 β 细胞功能无法代偿时，进展为葡萄糖调节受损（IGR）和糖尿病。

肝糖输出增多以及葡萄糖在肝、肌肉和脂肪组织的利用减少是发生高血糖的主要原因。血糖升高后因渗透性利尿引起多尿，继而口渴多饮，外周组织对葡萄糖利用障碍，脂肪分解增多，蛋白质代谢负平衡，渐见乏力、消瘦，儿童生长发育受阻，为了补偿损失的糖、维持机体活动，患者常易饥、多食。在胰岛素极度缺乏时，脂肪组织动员分解增加，产生大量酮体，若超过机体对酮体的氧化利用能力时，酮体堆积形成酮症或发展为酮症酸中毒。

（三）中医学认为该病的病因病机是什么？

1. 禀赋不足 中医学早在春秋战国时期就已经认识到，先天禀赋不足是引起消渴的重要内在因素，其中以阴虚体质最易发病。

2. 饮食不节 长期过食肥甘厚味、醇酒辛辣，或长期服用温燥壮阳的药物，致脾胃运化失职，积热内蕴，化燥伤津，消谷耗液，发为消渴。

3. 情志失调 长期过度的精神刺激，如郁怒伤肝，气郁化火，或劳心竭虑，心火内燔，不仅消灼肺胃阴津，还可耗伤心、肝、肾之阴而发为消渴。

4. 劳欲过度 房劳多产，劳欲过度伤肾，损耗阴精，虚火内生，上蒸肺胃，终至肾虚肺燥胃热俱现，发为消渴。

综上所述，消渴多为禀赋不足，素体阴虚，复加饮食不节、情志失调、劳欲过度，使人体阴津亏损，燥热偏胜，而以阴虚为本，燥热为标，且两者互相影响，阴愈虚则燥热愈甚，燥热甚则阴愈虚。病变的脏腑主要在肺、胃（脾）、肾，尤以肾为关键，与心肝亦有关系。消渴迁延不愈，常可累及多个脏腑而并发诸证。如肺失滋润，日久可并发肺痨、肺痿；肾阴亏损，肝失涵养，肝肾精血不能上承耳目，可并发雀目、白内障、耳聋；水不涵木，燥热炼液成痰以及血脉瘀滞，肝风夹痰瘀阻脉络，蒙蔽心窍，可发为中风；燥热亢盛，伤阴耗气，气阴两伤，心脉瘀阻，发为胸痹；燥热内结，营阴被灼，脉络瘀阻，蕴毒成脓，发为疮疖痈疽；若阴损及阳，脾肾虚衰，水湿潴留，泛滥肌肤而成水肿；若真阴耗损，虚阳浮越，可见面红唇干、目眶内陷、头痛烦躁、恶心呕吐、息深而长等重症，甚至出现昏迷、四肢厥冷、脉微欲绝等阴竭阳亡的危候（图6-1）。

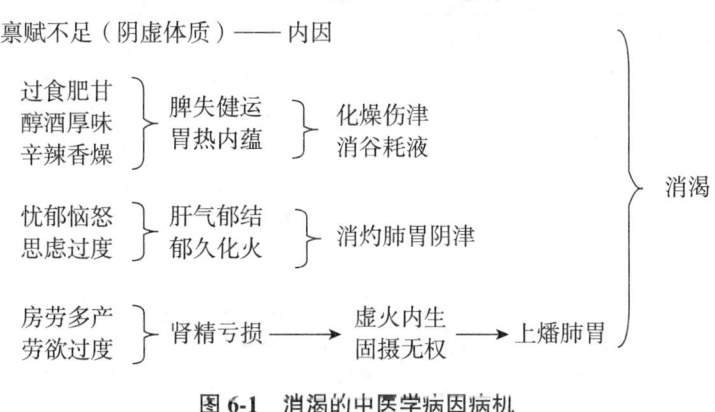

图 6-1　消渴的中医学病因病机

（四）该病的中西医治疗原则有什么区别？

1. 西医治疗　主要从控制血糖水平，从而预防和管理并发症进行治疗。

（1）口服降糖药治疗

促胰岛素分泌剂：主要刺激增强胰岛素分泌。包括磺脲类和格列奈类。本病例是老年患者，病情主要表现为早餐后高血糖或以餐后高血糖为主，因此较适合使用格列奈类且安全。应嘱患者于餐前或进餐时口服。

双胍类：二甲双胍是针对肥胖，伴血脂异常、高血压或高胰岛素血症的 T2DM 患者的一线用药。该患者使用二甲双胍可起到抑制肝葡萄糖输出，改善外周组织对胰岛素的敏感性、增加对葡萄糖的摄取和利用的作用。常用剂量为二甲双胍 500～1500 mg/d，分 2～3 次口服，最大剂量不超过 2 g/d。

噻唑烷二酮类（TZD，格列酮类）：主要作用是增强靶组织对胰岛素的敏感性，减轻胰岛素抵抗，故被视为胰岛素增敏剂。近来发现它也可改善胰岛 β 细胞功能。

α- 葡萄糖苷酶抑制剂（AGI）：亦作为 T2DM 第一线药物，尤其适用于空腹血糖正常（或不太高）而餐后血糖明显升高者，可单独用药或与其他降糖药合用。该患者适用。应告知患者 AGI 需与食物一起嚼服。因为饮食成分中有一定量的糖类，否则 AGI 不能发挥作用。

DPP-4 抑制剂：延缓胰高糖素样肽 -1（GLP-1）在体内的灭活，GLP-1 以葡萄糖浓度依赖的方式增强胰岛素分泌，抑制胰高血糖素分泌。

（2）GLP-1 受体激动剂治疗：GLP-1 受体激动剂以葡萄糖浓度依赖的方式增强胰岛素分泌、抑制胰高血糖素分泌，并能延缓胃排空，通过中枢性的食欲抑制来减少进食量。

（3）胰岛素治疗：临床根据作用特点的差异，分为超短效胰岛素类似物、常规（短效）胰岛素、中效胰岛素、长效胰岛素（包括长效胰岛素类似物）和预混胰岛素（包括预混胰岛素类似物）。胰岛素是控制高血糖的重要手段，T2DM 患者虽然不需要胰岛素来维持生命，但多数患者在糖尿病的晚期却需要使用胰岛素来控制血糖的水平以减少糖尿病急、慢性并发症的危险性。

2. 中医治疗

（1）辨证论治：可分上消、中消和下消 3 种类别。以肺燥为主，口渴多饮为主要表现的，为上消；以胃热为主，多食善饥为主要表现的，为中消；以肾虚为主，小便频数而量多为主要表现的，为下消。详见表6-1。

表6-1 消渴常见证型及治疗

类别	证型	症状	治法	方药
上消	肺热津伤	口渴明显，多饮喜饮，口干舌燥，尿频量多，舌边尖红，舌苔薄黄，脉象洪数	清热润肺，生津止渴	消渴方（天花粉、黄连、生地黄、藕汁、姜汁、蜂蜜）加减治疗。若烦渴不止，小便频数，脉洪无力，乃肺肾气阴两虚，可加天冬、麦冬、党参。若患者口渴引饮，口干舌燥，多食易饥，溲赤量多，大便秘结，身体渐瘦，四肢乏力，乃燥热伤津耗液之候，可加生石膏、知母、党参。若患者便秘，口舌生疮乃燥热内炎，热毒为患，可加黄芩、黄连、金银花、连翘
中消	胃热炽盛	多食易饥，口干多饮，大便干燥，小便频数，形体消瘦，舌苔黄燥，脉滑实有力	清胃泻火，养阴生津	玉女煎（生石膏、知母、生地黄、麦冬、川牛膝）加减治疗。若大便秘结不通，可用增液承气汤（玄参、生地黄、麦冬、大黄、芒硝）。若烦渴不止，小便频数，而脉数乏力者，为肺热津亏，气阴两伤，可加人参、黄芪、茯苓、天冬、天花粉、黄芩、知母
	气阴两虚	口渴喜饮，多食易饥，精神困倦，肢体乏力，身体瘦弱。舌质淡，苔薄白且干，脉细弱	益气健脾，生津止渴	七味白术散（党参、茯苓、炒白术、藿香、木香、甘草、葛根）治疗。口渴明显，可加天花粉、天冬、麦冬。腹部胀满，大便溏薄者为脾虚失运，可加砂仁、鸡内金、陈皮
下消	肾阴亏虚	尿频尿多，混浊如脂如膏，或尿有甜味，神疲乏力，头晕耳鸣，腰膝酸软，皮肤干燥瘙痒，口干舌燥，舌质红，少苔或无苔，脉象细数	滋阴补肾，润燥止渴	六味地黄丸（熟地黄、山萸肉、山药、茯苓、泽泻、牡丹皮）加减治疗。小便量多而混浊者，可加益智仁、桑螵蛸、芡实。若出现烦躁、五心烦热盗汗、失眠、遗精等症状，乃阴虚火旺，可加知母、黄柏、龙骨、牡蛎。若倦怠乏力，气短困倦，舌质淡红者，可加西洋参、黄芪、黄精。若见烦躁口渴、头顶痛，唇红舌干，呼吸深快者，乃真阴已伤，虚阳浮越之象，可用生脉散（人参、麦冬、五味子）加龟甲、鳖甲、天冬
	阴阳两虚	小便频数，混浊如膏，甚至饮一溲一，面色黧黑，神情憔悴，耳轮焦枯，腰膝酸软，四肢欠温，畏寒肢冷，甚则阳痿，舌苔淡白，脉沉细无力	滋阴温阳，补肾固涩	金匮肾气丸（熟地黄、山萸肉、山药、茯苓、泽泻、牡丹皮、附子、肉桂）加减治疗。小便量多而且混浊者，可加益智仁、桑螵蛸、覆盆子、金樱子。若元阳虚弱，身体困倦，气短乏力，甚则阳痿者，可加巴戟天、肉苁蓉、淫羊藿、黄芪、黄精

（2）针对该患者的中医治疗

1）治法：清胃泻火、健脾祛湿。

2）代表方：清胃散+二陈汤加味。黄连、当归、生地黄、丹皮、升麻、陈皮、半夏、茯苓、炙甘草、乌梅、生姜。

方药分析：黄连清热泻火；生地黄、丹皮清热凉血；陈皮、半夏、茯苓祛湿化痰；当归养血活血；升麻清热升阳；乌梅生津止渴；生姜温中和胃；炙甘草健脾益气、调和诸药。

临床运用：胃热炽盛者，加生石膏、知母；大便秘结者，加白芍；气虚者，加黄芪；痰湿重者，加苍术；血糖高者，加菝葜、鬼箭羽、野葛根。

二、糖尿病的中西医结合护理

（一）从哪些方面对该患者进行中西医结合的护理评估？

1. 西医护理评估

（1）健康史：询问患者既往血糖控制情况，有无运动、营养方案；有无接受过系统的糖尿病健康教育；有无劳累、饱食、不规律用药等加重糖尿病并发症的因素；了解患者的饮食习惯、食量、生活方式、工作性质及性格等。

（2）身体状况：患者多有多食、多饮、多尿、体重减轻、伤口愈合不良、经常感染等主诉。重点评估糖尿病慢性并发症，如心血管、神经系统有无异常。

（3）心理-社会状况：评估患者是否有紧张、焦虑、恐惧或抑郁。

（4）辅助检查：评估患者心电图、眼底检查、神经肌电图等辅助检查结果。

（5）治疗方案：了解患者目前的治疗方案。

2. 中医护理评估

（1）注意询问：①食欲与食量。病程中食量渐减，多为脾胃虚弱；食量渐增，为胃气渐复；消谷善饥，为胃火炽盛；饥不欲食，胃中灼热、嘈杂者，多为胃阴不足；厌食油腻厚味，多见于肝胆脾胃湿热内蕴。②口渴与饮水。患者大多口渴而饮，小便量多，能食而瘦者。口渴多饮是津液大伤的表现，其中渴喜冷饮，面赤壮热者，属实热证；渴不多饮是轻度伤津或津液输布障碍的表现，可见于阴虚、湿热、痰饮、瘀血等。③口味。口淡乏味，多为脾胃气虚；口苦，属热，多为肝胆热盛；口甜而黏腻，多为脾胃湿热；口中泛酸，多为肝胃蕴热；口中酸馊，多为伤食；口中味咸，多为肾虚及寒证。

（2）辨别病位：虽然消渴病"三多"可同时出现，但根据"三多"的程度轻重不同，而有上、中、下三消之分。上消，多有肺燥，以"多饮"为突出表现；中消，多有胃热，以"多食"为突出表现；下消，多有肾虚，以"多尿"为突出表现。且由上而下，病情相对加重，故应结合上述询问结果加以辨别病位。

（3）辨别标本：消渴病以阴虚为主，燥热为标，但两者可相互影响，阴虚容易产生燥热，燥热易伤阴液。对患者施护时，尽量四诊合参，辨别患者阴虚、燥热的侧重。一般来说，新病多实，多有燥热；久病多虚，多有阴虚；或阴阳互损，导致阴阳两虚。故应结合上述询问结果加以辨别标本。

（4）辨别本症与并发症：消渴病多为慢性病，病程长，并发症多。"三多一少"往往只是其某一阶段的基础表现，亦有患者"三多一少"不明显，也常可出现臁疮、眼疾、肥胖及心脑病证等并发症。

（二）该患者目前存在哪些护理问题？

1. 营养失调低于机体需要量或高于机体需要量 与胰岛素绝对或相对减少，物质代谢紊乱有关。

2. 有感染的危险 与高血糖有利于细菌生长繁殖，神经、血管病变易发生组织损伤有关。

3. 潜在并发症：低血糖、高渗性昏迷、视网膜病变。

4. 知识缺乏：缺乏纠正危险因素、控制诱发因素及预防胸痹发作的知识。

（三）护理措施

1. 如何针对目前高血糖提供中西医结合的护理措施？

（1）合理运动：运动能促进糖代谢及提高胰岛素在周围组织中的敏感性，降低血糖，促进体重减轻并维持适当的体重，促进肌肉利用脂肪酸，降低胆固醇，有利于预防冠心病、动脉硬化等并发症的发生。根据年龄、性别、体力、病情及有无并发症等不同情况，循序渐进和长期坚持、有规律地适度运动。适用于T2DM肥胖者和血糖在11.1～16.7 mmol/L（200～300 mg/dl）者。

运动方式：可结合患者的爱好，进行有氧运动，如散步、体操、打太极拳、慢跑、打球等，每周至少3次。

运动量：宜适当，以不感到疲劳为度，运动应使患者心率达到（170－年龄）次/分。过量的运动可使病情加重。

运动原则：循序渐进、逐步增加运动量和运动时间，持之以恒，切忌随意中断。

运动注意事项：①运动时间最好在饭后1小时以后，避免在空腹时、降糖药作用的高峰期进行运动，以免发生低血糖。尽量避免在恶劣天气，如酷暑及炎热的阳光下或严冬凛冽的寒风中运动。如在运动中出现饥饿感、心悸、出冷汗、头晕及四肢无力等低血糖反应，应立即停止运动并进食，一般在休息10分钟左右即可缓解，若不能缓解，应立即送医院治疗。②患者年龄接近70岁，应避免剧烈运动。因剧烈运动可使心肌耗氧量增加、心肌供血不足而引起心绞痛、心肌梗死，还可因肾血流减少使糖尿病肾病加重；运动时血压上升，可诱发玻璃体和视网膜出血，应注意有无视物模糊，如有应及时就诊。③不可单独进行运动，尤其爬山、游泳、远足等。运动时需穿合适的鞋袜，避免扭伤脚部，运动后要检查双足，察看有无损伤。

（2）用药护理：该患者目前主要口服降糖药控制血糖。患者应严格遵医嘱用药。双胍类药物常见不良反应是胃肠反应，表现为口干苦、金属味、厌食、恶心、呕吐等，应于进餐时或餐后服药、从小剂量开始、逐渐增加剂量。α-葡萄糖苷酶抑制剂可于进餐前即刻整片溶服或与第一口饭同时咀嚼服用，服用后常有腹部胀气等症状。

（3）中医特色护理

中医食疗：按照食药同治原则指导患者饮食，不同证型患者配置不同饮食。上消，肺燥者主要以适量天冬、麦冬、芦根水煎服；中消，胃热者清淡饮食，适当选用玄参、百合、野葛根水煎服，养阴清热，配合食用萝卜汤、番茄汤，以消胃火；下消，肾阴虚者，可选用猪胰加枸杞子煲汤服，以生津清热、补肾滋阴，小便频者，可予熟地、百合、黄精煎水饮用。告知患者，禁食含糖量高、辛辣刺激的食物，切勿暴饮暴食，可适当增加摄入蛋白质。

情志护理：《临证指南医案·三消》——"心境愁郁，内火自燃，乃消症大病"。所以，消渴患者常有情志抑郁，郁久化火，应多与患者沟通，疏导患者情志，使患者充分了解消渴病情，增强信心，积极配合治疗。

2. 如何调整患者的饮食状况？

（1）计算总热量：首先按简易公式计算患者理想体重[理想体重（kg）=身高（cm）－105]为70 kg，患者为男性教师，且退休，根据轻体力劳动者每日每公斤理想体重给予热量125.5～146 kJ（30～35 kcal），计算每日所需总热量。同时患者存在肥胖，需要酌情减总热量，使体重逐渐恢复至理想体重的±5%左右。

（2）营养物质：糖类含量占饮食总热量50%～60%，提倡用粗制米、面和一定量杂粮，忌食用葡萄糖、蔗糖、蜜糖及其制品（各种糖果、甜糕点饼干、冰淇淋、含糖饮料等）。蛋白质含量一般不超过总热量15%～20%，该患者每日每公斤理想体重0.8～1.2 g。蛋白质应至少1/3为动物蛋白质，以保证必需氨基酸的供给。脂肪约占总热量30%，饱和脂肪、多价不饱和脂肪与单价不饱和脂肪的比例应为1∶1∶1，每日胆固醇摄入量宜在300 mg以下。此外，患者应添加各种富含可溶性食用纤维的食品，该类食物可延缓血糖吸收，降低餐后血糖高峰，有利于改善糖、脂代谢紊乱，并促进胃肠蠕动、防止便秘。每日饮食中纤维素含量不宜少于40 g，提倡食用绿叶蔬菜、豆类、块根类、粗谷物、含糖成分低的水果等。每日摄入食盐应限制在6 g以下，限制饮酒。

（3）合理分配：确定每日饮食总热量和糖类、蛋白质、脂肪的组成后，按每克糖类、蛋白质产热16.7 kJ（4 kcal），每克脂肪产热37.7 kJ（9 kcal），将热量换算为食品后制订食谱，并根据生活习惯、病情和配合药物治疗需要进行安排。可按每日三餐分配为1/5、2/5、2/5或1/3、1/3、1/3。

（4）中医特色护理：每日100 g生葛根煎汤当茶饮，或每日鬼箭羽30 g，煎水当茶饮。

3. 如何指导患者进行血糖及并发症监测？

（1）常规检测：定期监测血糖，并建议患者应用便携式血糖仪进行自我血糖监测（SMBG）；每3～6个月定期复查HbA1c，了解血糖总体控制情况，及时调整治疗方案。每年1～2次全面复查。

（2）并发症监测：监测血糖、血酮、血渗透压、血脂，以及心、肾、神经和眼底等情况，尽早发现糖尿病酮症酸中毒（DKA）、高渗性高血糖状态（HHS）等并发症，给予相应治疗。

4. 如何针对患者病情开展健康宣教？

（1）让患者了解糖尿病的基础知识和治疗控制要求，强调饮食治疗与运动疗法的重要性。

（2）了解糖尿病的控制目标（表6-2）。

表6-2 糖尿病的控制目标

检测指标	目标值
血糖（mmol/L）	空腹：3.9～7.2
	非空腹：≤10.0
HbA1c（%）	<7.0
血压（mmHg）	<130/80
HDL-C（mmol/L）	男性：>1.0
	女性：>1.3
三酰甘油（mmol/L）	<1.7
LDL-C（mmol/L）	未合并冠心病：<2.6
	合并冠心病：<2.07
体重指数（kg/m^2）	<24
尿白蛋白/肌酐比值（mg/mmol）	男性：<2.5（22 mg/g）
	女性：<3.5（31 mg/g）
或：尿白蛋白排泄率	<20 μg/min（30 mg/24 h）
主动有氧活动（分/周）	≥150

（3）学会测定尿糖或正确使用便携式血糖仪，学会胰岛素注射技术。

（4）掌握医学营养治疗的具体措施和体育锻炼的具体要求、使用降血糖药的注意事项，指导患者识别常用药物的不良反应如低血糖等，并教会患者处理方法。

（5）随身携带糖尿病治疗卡，以便患者发生昏迷时及时得到救治。定期门诊复查，一般每2～3个月复检HbA1c，如原有血脂异常，每1～2个月监测1次，如原无异常，每6～12个月监测1次即可。体重每1～3个月测1次，以了解病情控制情况，及时调整用药剂量。每3～6个月门诊定期复查,每年全身检查 1 次,如查眼底、尿蛋白、心血管及神经系统功能等,以便尽早防治慢性并发症。

三、病情变化及护理

案例 6-1B

出院 2 年后,患者因尿失禁、发热 2 天,恶心、呕吐,伴呼吸深快、神志恍惚 1 天再次入急诊。自述于 1 周前因外出旅游没带胰岛素,且不规律饮食,出现血糖控制不佳、食欲缺乏、尿量少、精神不佳的情况。患者未予重视,昨日夜间,恶心、呕吐,呕吐物为胃内容物,当时无抽搐、无二便失禁,今日晨起,患者自觉头晕加重,血糖仪血糖测不出。

急诊查快速血糖 32.6 mmol/L。动脉血气分析:pH 7.24,PCO_2 19 mmol/L,PO_2 153 mmol/L,HCO_3^- 6.9 mmol/L,Lac 0.8 mmol/L,Glu 21.1 mmol/L。血生化:脂肪酶 1642 U/L,淀粉酶 316 U/L,三酰甘油 3.05 mmol/L,尿酸 622 μmol/L,CRP 249.376 mg/L,糖化血红蛋白 13.75%。

舌脉:舌色稍暗,舌体胖大,少苔,脉虚。

西医诊断:糖尿病酮症酸中毒。

中医诊断:消渴,阴阳两虚证。

医嘱:0.9% 生理盐水 500 ml 静脉输液;0.9% 生理盐水 50 ml+50 U 胰岛素静脉泵入,5 ml/h。

(一)案例解析

1. 患者病情有什么变化?

(1) 西医诊断:糖尿病酮症酸中毒。

(2) 中医诊断:消渴,阴阳两虚证。

2. 本阶段患者的治疗原则是什么?

补充体液、胰岛素静脉输入降血糖、纠正电解质及酸碱失衡。监测血糖、血酮变化等对症治疗。

(二)对患者开展护理评估的主要内容包括哪些?

1. 西医护理评估

(1) 身体状况:评估患者症状和体征。主要评估意识情况、呕吐的程度、性质及伴随症状、体征。

(2) 心理-社会状况:评估患者是否有紧张、焦虑、恐惧或抑郁。

(3) 辅助检查:评估患者血糖、血气分析检查等辅助检查结果。

(4) 治疗方案:评估患者治疗方案的调整情况。

2. 中医护理评估 评估患者生命体征、神志、舌苔、脉象变化。评估尿失禁情况和发热程度,以利于辨别证型及病情轻重。

(三)患者现阶段的护理问题有什么变化?

1. 有体液不足的危险 与血糖升高、尿渗透压增高有关。

2. 低效性呼吸形态　与酮症酸中毒有关。
3. 活动无耐力　与代谢紊乱、蛋白质分解增加有关。
4. 恐惧　与病情加重有关。

（四）护理措施

1. 如何迅速纠正体液不足，血糖过高的护理问题？

（1）补液：是抢救糖尿病酮症酸中毒首要的、关键的措施。通常使用生理盐水。输液量和速度视失水程度而定。该患者无心力衰竭，因此开始时输液速度较快，在1～2小时内输入0.9%氯化钠液1000～2000 ml，前4小时输入所计算失水量1/3的液体，以便尽快补充血容量，改善周围循环和肾功能。如治疗前已有低血压或休克，快速输液不能有效升高血压，应输入胶体溶液并采用其他抗休克措施。以后根据血压、心率、每小时尿量、末梢循环情况及有无发热、吐泻等决定输液量和速度，老年患者及有心肾疾病患者必要时监测中心静脉压，一般每4～6小时输液1000 ml。24小时输液量应包括已失水量和部分继续失水量，一般为4000～6000 ml，严重失水者可达6000～8000 ml。通常先输注生理盐水，当血糖下降至13.9 mmol/L（250 mg/dl）时改用5%葡萄糖液，并按每2～4 g葡萄糖加入1 U短效胰岛素。

（2）胰岛素治疗：应另建输液途径，采取每小时给予每公斤体重0.1 U短效胰岛素，加入生理盐水中持续静脉滴注。首次负荷剂量10～20 U胰岛素。血糖下降速度一般以每小时降低3.9～6.1 mmol/L（70～110 mg/dl）为宜，每1～2小时复查血糖，若在补足液量的情况下2小时后血糖下降不理想或反而升高，提示患者对胰岛素敏感性较低，胰岛素剂量应加倍。当血糖降至13.9 mmol/L时改输5%葡萄糖溶液，加入短效胰岛素（按每3～4 g葡萄糖加1 U胰岛素计算）。尿酮体消失后，根据患者尿糖、血糖及进食情况调节胰岛素剂量或改为每4～6小时皮下注射一次胰岛素4～6 U，使血糖水平稳定在较安全的范围内。

（3）纠正电解质及酸碱平衡失调：①糖尿病酮症酸中毒患者体内存在不同程度缺钾，应根据治疗前血钾水平及尿量决定补钾时机、补钾量及速度。在开始胰岛素及补液治疗后，患者的尿量正常，血钾低于5.5 mmol/L即可静脉补钾。治疗前已有低钾血症，尿量≥40 ml/h时，在给予胰岛素及补液治疗的同时必须补钾。严重低钾血症（<3.3 mmol/L）可危及生命，此时应立即补钾，当血钾升至3.5 mmol/L时，再开始胰岛素治疗，以免发生心律失常、心搏骤停和呼吸肌麻痹。②轻、中度酸中毒经充分静脉补液及胰岛素治疗后酮体水平下降，酸中毒可自行纠正，一般不需补碱。pH <7.1、HCO_3^- <5 mmol/L的严重酸中毒者应采用等渗碳酸氢钠（1.25%～1.4%）溶液，但需避免过多、过快补碱。补碱后注意监测动脉血气情况。

2. 如何纠正呼吸形态的改变？

患者卧床休息，吸氧，专人守护。迅速建立静脉通路，遵医嘱补液。随时监测生命体征和血糖变化。密切评估意识变化及有无头痛、喷射状呕吐等颅内压增高的表现。

3. 如何协助患者进行日常生活？

积极补液和控制血糖，纠正代谢紊乱。将患者经常使用的物品放置在可及处，方便取用。必要时协助患者自理。给予患者心理支持和鼓励。

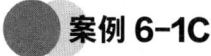

案例 6-1C

入院后予以：降糖、补液、改善微循环；中医予以阴阳并补、回阳固脱治疗，患者病情趋于稳定。

入院第 6 天，患者早晨因空腹做检查且前一天晚餐量较少，出现呼吸急促、心悸、四肢厥冷，面色苍白，大汗淋漓。患者神志清醒，倦怠气促，头晕恶心，心情紧张，焦虑不安。急查血糖 2.9 mmol/L。

患者发生了什么情况？该如何护理？

（一）案例解析

糖尿病患者血糖 ≤ 3.9 mmol/L 即为低血糖。因此，观察低血糖的临床表现尤为重要，如肌肉颤抖、心悸、出汗、饥饿感、软弱无力、紧张、焦虑、性格改变、神志改变、认知障碍，严重时发生抽搐、昏迷。老年糖尿病患者应特别注意观察夜间低血糖症状的发生。

（二）急救措施

应尽快给予糖分补充，解除脑细胞缺糖症状。轻症神志清醒者，可给予糖水、含糖饮料或饼干、面包等。如病情重，神志不清者，应立即给予静注 50% 葡萄糖液 40～60 ml，或静滴 10% 葡萄糖液，患者清醒后改为进食米、面食物，以防再度昏迷。反复发生低血糖或较长时间的低血糖昏迷可引起脑部损伤，因此需要给予及时、有效的处理。

案例 6-1D

患者入院后第 16 天完善糖尿病各项并发症检查时发现，足部多普勒检查趾-肱指数（TBI）< 0.9，足背动脉搏动下降。今晨起查房时，主管护士发现患者足底有胼胝，右足趾有鸡眼，前几天因自行剪掉已有 2 cm×3 cm 的伤口，且破溃感染。护士应如何处理伤口？患者常穿硬皮鞋走路，护士应如何开展健康教育？

（一）案例解析

患者 TBI < 0.9，下肢血管存在粥样硬化，右足有伤口，容易发生糖尿病足。

（二）护理措施

1. 西医伤口护理措施 西医优势在于控制感染，维持伤口渗液的平衡。

根据 TIME 原则仔细评估伤口。TIME 是用来说明构成伤口床的局部创面因素的首字母缩略词，用于辅助伤口床准备。T：伤口组织的评价和组织坏死、组织缺损的处理；I：控制感染或炎症；M：保持伤口的湿润平衡；E：促进伤口边缘的上皮化进程。该患者伤口大小 2 cm×3 cm，局部黄色腐肉，处于伤口感染期。

及时清创，做好每日更换伤口敷料、系统性控制所出现的感染、足部减重减压等。其中，清创术包括渗出物的引流及坏死组织的清除两部分，以便减少伤口的细菌感染等。清创术的进行应有效评估伤口面积、深度以及特点，并除去伤口周围结痂物。

2. 中医特色护理措施 中医的优势在于去腐生肌、促进伤口上皮组织的愈合。伤口在"粉色期"，即肉芽组织生长期，可采用橡皮生肌膏等外用药物促进上皮组织的移行。

3. 健康教育

（1）评估患者有无足溃疡的危险因素；每天检查患者双足1次，观察足部皮肤有无颜色、温度改变及足背动脉搏动情况，注意检查趾甲、趾间、足底部皮肤有无鸡眼、甲沟炎、甲癣，是否发生红肿、溃疡、坏死等损伤。了解足部感觉，定期做足部感觉的测试，如测试关节位置觉、振动觉、痛觉、温度觉、触觉和压力觉，评估患者是否出现保护性感觉丧失，以判断足溃疡的危险性。

（2）保持足部清洁，避免感染；若足部皮肤干燥，清洁后可涂用羊毛脂，但不可常用，以免皮肤过度浸软。

（3）预防外伤：指导患者避免赤脚走路，以防刺伤；袜子宜选择透气、散热好及弹性好的棉毛质地；鞋子宜轻巧柔软、前端宽大，并需每天进行检查、保持里衬的平整和清除可能的异物；视力障碍的老年患者，应由他人帮助修剪指甲，指甲应与脚趾平齐，避免修剪得太短；冬天使用热水袋等热疗时谨防烫伤，同时应注意预防冻伤。

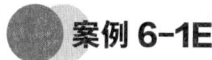

案例6-1E

患者入院后第16天，患者病情平稳后准备出院，医嘱速效胰岛素日常皮下注射（胰岛素笔）。护士如何指导患者胰岛素注射？

（一）现阶段护理问题

知识缺乏：缺乏血糖监测、胰岛素注射相关知识。

（二）健康教育

主要是胰岛素注射的护理指导。

（1）胰岛素的注射方法：胰岛素笔是一种笔式注射器。胰岛素笔芯直接装入笔内，不需抽取，易于携带，对老年患者、经常外出的患者尤为方便。

（2）使用胰岛素的注意事项：①胰岛素的保存。未开封的胰岛素保存温度为4~8℃。正在使用的胰岛素可以在常温环境下（20℃左右，不超过28℃）保存28天。无需放入冰箱，应避免过热、过冷、太阳直晒。②准确用药。熟悉胰岛素的名称、剂型及作用特点；准确执行医嘱，做到制剂、种类正确，剂量准确，按时注射。三餐前使用速效胰岛素皮下注射后需要立即进餐。③注射胰岛素应严格无菌操作，防止发生感染。④注射部位的选择与更换：速效胰岛素类似物可注射在手臂外侧、腹部、大腿外侧和臀部4个部位。注射部位要经常更换，长期注射同一部位可能导致局部皮下脂肪萎缩或增生，局部硬结。如在同一区域注射，必须与上一次注射部位相距2cm以上。⑤注意监测血糖，如持续高血糖或血糖波动过大，应及时通知医生。

（3）胰岛素不良反应的观察及处理：①低血糖反应（见对症护理，低血糖）。②过敏反应：由于胰岛素是一种蛋白质，当制剂不纯时可引起过敏反应，如荨麻疹、血管神经性水肿，甚至过敏性休克。处理措施包括更换胰岛素制剂种类，使用抗组胺药和糖皮质激素等，严重过敏反应者需停止或暂时中断胰岛素治疗。③注射部位皮下脂肪萎缩、硬结：采用多部位交替皮下注射可预防其发生。停止该部位注射后，硬结多可缓慢、自然恢复。

综合述评

糖尿病是一种体内胰岛素相对或绝对不足,或靶细胞对胰岛素敏感性降低,或胰岛素本身存在结构上的缺陷而引起的糖类、脂肪和蛋白质代谢紊乱的慢性疾病。临床上表现为多饮、多食、多尿和体重减少。临床上应以护理程序为框架,客观、全面评估患者病情,准确提出护理诊断,积极防治,配合食疗、运动养生等特色中医护理技术,实施中西医结合的系统化整体护理,以防病情加重,避免发生酮症酸中毒、肢体坏疽、多发性神经炎、失明和肾衰竭等急慢性并发症,同时改善患者生活质量。

课程思政

胰岛素之父——弗雷德里克·格兰特·班廷

弗雷德里克·格兰特·班廷(Banting, Sir Frederick Grant, 1891年11月14日—1941年2月21日),加拿大生理学家、外科医师。与贝斯特等一同从动物胰腺中提得可供临床应用的胰岛素,为临床治疗糖尿病做出贡献,1923年获诺贝尔生理学或医学奖,被称为"胰岛素之父"。

1920年10月,在加拿大安大略省的医学院里,外科医生班廷在给学生讲授一堂关于糖代谢的课,他知道这是一个与胰腺有关的问题,但是胰腺为什么跟糖尿病的发生有关?在教科书上找不到答案。班廷开始在各种医学刊物中寻求答案,很快他欣喜地发现了一篇相关的论文,这篇论文让班廷确信胰腺中一定含有能控制血糖的物质,而这种物质极有可能会存在于胰岛之中。他立即产生了一个想法,从几只实验用狗的胰腺里分离出细胞,产生胰岛素进行纯化,然后用这些纯化的胰岛素来调节患者的血糖。

1921年,班廷来到了加拿大多伦多大学,找到著名的生理学家约翰·麦克劳德(John Macleod)教授,希望得到他的指导和帮助,经过一番周折以后,他说服了麦克劳德。麦克劳德答应给他几间实验室,并且委派一位合作者,就是贝斯特。1921年5月,班廷和贝斯特在多伦多大学的麦克劳德实验室开始了实验。他们从狗的胰腺中分离出一种液体,给因切除胰腺而患糖尿病的狗。此提取物很快制止了糖尿病的症状。班廷和贝斯特称此激素为isletin,而麦克劳德主张用一个有趣味的、比较古老的名称——insulin(胰岛素)。

班廷发现胰岛素的过程,反映了科学家们实事求是、认真负责、百折不挠、决不放弃的精神。

(晋溶辰 凌 智)

第二节 糖尿病中西医护理技能综合训练

案例 6-2A

病史摘要:7床,陈××,住院号:96585837,男性,79岁。退休工人。因恶心、呕吐、烦躁 2 小时于 2022 年 1 月 16 日 19：30 入院。

现病史：患者家属诉患者 12 年前发现血糖升高，于当地医院检查后确诊为"2 型糖尿病"，平素患者使用赖脯胰岛素（优泌乐）13 U 皮下注射（早晚餐前）降糖，未严格糖尿病饮食，未系统监测血糖。2 天前出现纳差、乏力等症状，未予以重视。因发现患者神志欠清，呕吐胃内容物 200 ml，遂由家属送至我院急诊。现症见：患者嗜睡，呼之能应，呼吸深快且有烂苹果味，恶心，暂未见呕吐，四肢厥冷。

既往史：家属诉有"原发性高血压"病史，最高达 180/110 mmHg，用药不详，目前血压控制可；有"冠心病"病史，治疗不详。否认肝炎、结核等传染病，否认食物、药物过敏史。

个人史：无吸烟、饮酒史，否认毒物接触史。

家族史：否认家族性遗传病史。

体格检查：T 36.2 ℃，P 106 次/分，R 25 次/分，BP 145/85 mmHg。发育正常，急性病容，双侧瞳孔等大等圆，对光反射灵敏。胸廓对称，无畸形，呼吸音稍粗，未闻及干湿啰音。腹平软，无压痛、反跳痛。神经系统查体不配合，病理反射未引出。

中医望、闻、切诊：舌淡红，苔薄白，脉细数。

西医诊断：糖尿病酮症酸中毒。

中医诊断：消渴厥。

一、训练目标

1. 熟悉急危重症患者的抢救流程，给予有效、全面的评估及救治。
2. 能熟练进行心电监护操作、快速血糖测量操作，并进行合理的健康宣教。
3. 团队配合紧密，有较强的整体护理观念。

二、训练流程

（一）情景 1

案例 6-2B

患者急诊入院，紧急处理。

医嘱：1. 生理盐水 250 ml 静脉滴注 st（已执行）
2. 给氧（已执行）
3. 持续心电监护
4. 快速血糖测量
5. 血气分析（已执行）

1．思考与讨论
（1）请判断该患者发生了什么情况？
（2）思考该患者入院后的抢救流程。

2．实践任务
（1）请 A 护士执行心电监护操作。
（2）请 B 护士执行快速血糖测量操作。
（3）请 C 护士回答：患者目前的主要护理问题。

3．临床思维分析
（1）患者出现酮症酸中毒，需立即处理，加强病情观察。
（2）患者年龄较高，神志欠清，在对患者进行治疗的同时应对家属进行健康宣教。

4．操作要点
（1）**任务 1 操作要点：心电监护**（操作标准见附录 20）
1）粘贴电极片前要清洁皮肤，确保电极片粘贴牢固，安放电极时，留出一定范围心前区，以备除颤。
2）保护患者隐私，拉好窗帘或屏风遮挡。
3）测量血压时松紧适宜，避免在输液或有伤口的手臂测量血压；需频繁测量血压时，定期更换测量部位。
4）血氧饱和度夹与测量血压袖带尽量不在同侧肢体。
5）根据患者病情及生命体征调节报警参数；设置合适的报警音量，报警系统始终打开，出现报警及时处理。
6）指导患者及家属不要在病房内使用手机等电子设备，以免干扰波形。

（2）**任务 2 操作要点：快速血糖测量**（操作标准见附录 21）
1）部位的选择：一般选择环指、中指和小指的指腹。水肿或感染的部位不宜测量，严禁过分挤压手指；不在输液侧肢体采血；注意部位交替轮换，以免形成疤痕。
2）血糖试纸必须与血糖仪配套。
3）乙醇完全挥发方可采血，以免影响结果。
4）取第 2 滴血测量。

（3）**任务 3 操作要点：目前患者的主要护理问题**
1）急性意识障碍　与糖尿病酮症酸中毒有关。
2）营养失调　与胰岛素分泌和作用缺陷有关。
3）低效性呼吸型态　与酮症酸中毒有关。
4）有感染的危险　与血糖增高、脂代谢紊乱、电解质紊乱等有关。
5）知识缺乏：缺乏糖尿病预防和自我护理知识。

5．整体护理要点（表 6-3）

表 6-3　整体护理要点

要点	具体内容
病情观察	1．持续心电监护，密切观察生命体征是否平稳，尤其是意识、呼吸型态、SPO_2 的变化 2．观察患者生化指标情况，特别是血糖变化 3．观察患者是否呕吐。如有呕吐，注意呕吐物的色、质、量情况
体位护理	绝对卧床休息，头偏向一侧，保持呼吸道通畅
用药护理	注意观察药物疗效及不良反应

要点	具体内容
基础护理	1. 舒适护理：患者四肢厥冷，应调节室温，做好保暖，相对湿度以 50%～60% 为宜。做好口腔和皮肤护理，促进患者舒适，预防口腔感染、压疮的发生 2. 做好二便护理，保持外阴部的清洁 3. 注意拉好床栏，以防患者坠床
心理护理	对家属进行健康教育和心理护理，以减轻其焦虑、紧张情绪
饮食护理	根据患者情况暂禁食

（二）情景 2

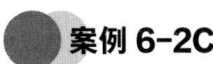

案例 6-2C

患者快速血糖值为 31.5 mmol/L。血气分析：pH 6.99，$PaCO_2$ 14.6 mmHg，PaO_2 82 mmHg，BE −16.9 mmol/L；Lac 2.12 mmol/L；血钾 3.2 mmol/L；肾功能：尿酸 798 μmol/L；心肌酶：肌红蛋白 449 μg/L。

医嘱快速补液、胰岛素持续静脉输入，予以降糖、护胃、补液纠酸、补钾等对症支持治疗。

医嘱：1. 留置胃管
　　　　2. 0.9% 生理盐水 500 ml + 胰岛素注射液 40 U 静脉泵入

1. 思考与讨论
（1）分析患者的实验室结果。
（2）思考糖尿病酮症酸中毒处理的注意事项。

2. 实践任务
（1）请 A 护士执行留置胃管操作。
（2）请 B 护士执行输液泵的使用操作。
（3）请 C 护士回答：糖尿病酮症酸中毒的临床表现和补液的基本原则。

3. 临床思维分析
（1）患者血糖较高，在使用胰岛素后需严密监测血糖变化，及时调整胰岛素输注速度。
（2）严密观察生化指标情况、呼吸型态变化。

4. 操作要点

（1）**任务 1 操作要点：留置胃管**（操作标准见附录 22）

1）插管时动作要轻柔，避免损伤食管黏膜，尤其是通过食管 3 个狭窄部位时。

2）插入胃管至 10～15 cm（咽喉部）时，若为清醒患者，嘱其做吞咽动作；若为昏迷患者，将其头部托起，使下颌靠近胸骨柄，以利插管。

3）插管过程中如果出现呛咳、呼吸困难、发绀等，表明胃管误入气管，应立即拔出胃管。

4）每次鼻饲前应证实胃管在胃内且通畅，鼻饲前后温开水冲管。

5）鼻饲液温度应保持在 38～40 ℃；药片应研碎溶解后注入。

6）每天进行口腔护理，并定期更换胃管；妥善固定胃管。

（2）**任务 2 操作要点：输液泵的使用**（操作标准见附录 23）

1）了解输液泵的工作原理，熟练掌握使用方法。

2）使用输液泵控制输液的过程中，应加强巡视。如出现报警，应查找可能原因，并给予及时处理。

3）患者及家属不要随意移动输液泵，以防输液泵线路脱落；患者及家属不要随意调节输液泵输液速度。

（3）任务3理论要点：糖尿病酮症酸中毒的临床表现和补液的基本原则

糖尿病酮症酸中毒的临床表现：早期主要表现为乏力和"三多一少"症状加重。随后出现食欲缺乏、恶心、呕吐，常伴头痛、疲倦、烦躁，呼吸深快、有烂苹果味。病情进一步发展，出现严重失水，尿量减少、皮肤弹性差、眼球下陷、脉搏细速、血压下降、四肢厥冷。晚期各种反射迟钝甚至消失，出现昏迷。血糖多为 16.7～33.3 mmol/L。

糖尿病酮症酸中毒补液的基本原则：先快后慢、先盐后糖，首选补充生理盐水，2 h 内输入 1000～2000 ml，使用小剂量胰岛素持续静脉滴注；开始剂量 0.1 U/（kg·h），每 1～2 h 监测血糖 1 次，纠正电解质及酸碱平衡失调。

5．整体护理要点（表6-4）

表6-4 整体护理要点

要点	具体内容
病情观察	1．行心电监护，密切观察患者意识、瞳孔的变化 2．观察尿量和皮肤脱水情况，准确记录 24 h 出入水量 3．准确留取血、尿标本，监测并记录血糖、尿糖、尿酮水平及血气分析和电解质变化
用药护理	注意观察药物疗效及不良反应，输注胰岛素需要密切监测血糖变化
体位护理	绝对卧床休息，头偏向一侧，保持呼吸道通畅。注意患者的保暖
基础护理	1．加强生活护理，按时翻身拍背，床头抬高 2．持续低流量吸氧 3．注意拉好床栏，防患者坠床
心理护理	对家属进行健康教育和心理护理，以减轻其焦虑、紧张情绪
饮食护理	根据患者情况逐步给予糖尿病饮食
护理记录	完成护理记录单的记录，做好血糖变化记录，填写血糖单

【案例设计思路】

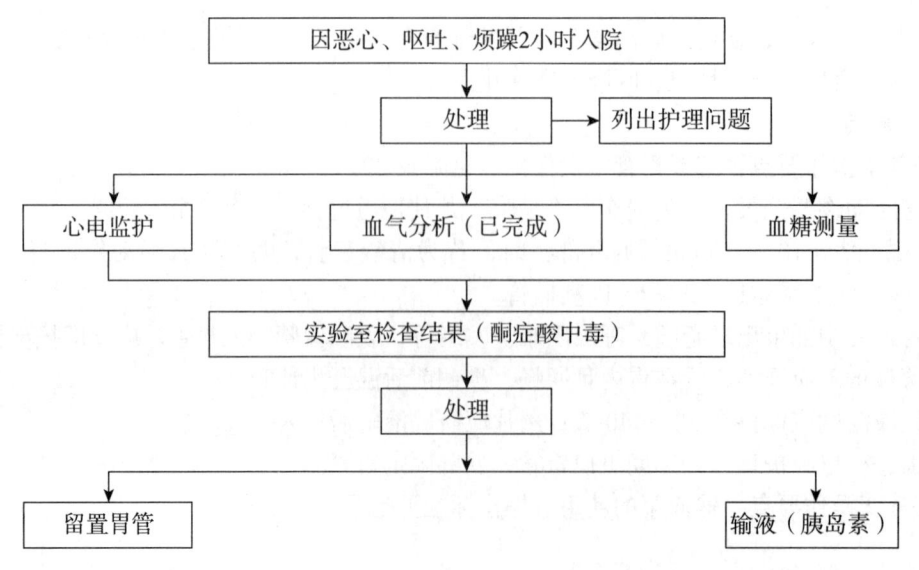

1. 如何为糖尿病患者制订中西医结合的护理计划?
2. 糖尿病患者中西医结合护理的优势体现在哪些方面?
3. 糖尿病患者应如何进行饮食护理?

(段丽娜　彭丽丽)

第七章 慢性阻塞性肺疾病中西医护理临床思维与技能综合训练

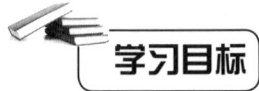

1. 知识目标
   （1）复述慢性阻塞性肺疾病的临床表现、护理评估的内容。
   （2）阐述慢性阻塞性肺疾病的发病机制及病因病机。
   （3）比较慢性阻塞性肺疾病的中西医诊断思路及治疗要点。
2. 能力目标
   （1）能针对慢性阻塞性肺疾病患者的具体情况提出相应的护理问题。
   （2）能针对慢性阻塞性肺疾病常见的护理问题，制订相应的中西医结合的护理措施。
   （3）能根据患者病情实施常用的中西医护理技术操作。
   （4）具备一定的中西医结合的护理临床思维能力。
3. 素质目标
   树立热爱医学、敬畏生命、博极医源、精勤不倦、救死扶伤的高尚医德；树立中医文化自信；培养严谨求实、不断探索、勇于创新的科学精神。增强以人的健康为中心的现代护理理念，强化大健康理念。

第一节 慢性阻塞性肺疾病中西医护理临床思维训练

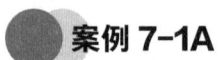

案例 7-1A

病史摘要：王××，男性，58岁。因反复咳嗽、咳痰、气促约20年，加重7天，于2021年1月18日入院。

现病史：患者于20年前着凉即出现咳嗽、咳痰，咳少量白色黏痰，痰不易咳出，呈阵发性单声咳，无盗汗及痰中带血，逐渐出现气促，活动后明显，上述症状以晨起明显，多在冬、春季节气候变化时发作加重，每年发作2～3次，每次持续约3个月，吸入"沙丁胺醇喷雾剂"可缓解。近5年咳嗽、咳痰、气促症状加重，休息后能够缓解，有时伴心悸。平时经常服用止咳化痰药和支气管扩张气雾喷剂，上述症状时重时轻。近7天来患者"感冒"后，稍活动即有明显气促，休息后缓解时间较前明显延长，日常生活如穿脱衣服稍受限。阵发性咳嗽、咳痰，咳黄脓痰，不易咳出，伴胸闷、乏力。出现面部及双下肢轻度水肿。无恶心、呕吐，无咯血、盗汗，无胸痛，无发热、畏寒等不适。患者在家用氨溴索（沐舒坦）、头孢克洛（希刻劳）后症状无明显缓解，今为求进一步诊治入院。自起病以来，精神、食纳、睡眠欠佳，二便正常，体重无明显变化。日常生活尚能自理，易沟通，对疾病诱发因素不太了解，担心疾病预后。现症见：咳嗽痰多，色黄脓稠，胸闷喘憋，动则喘息气急，心悸、气促加重，夜间不能平卧，口渴欲饮，食欲缺乏，尿少肢肿，便干。

个人史：患者长居湖南长沙，否认疫水、疫源地接触史，吸烟30余年，每年约800支。目前已戒烟5年。否认饮酒史，无毒物、放射性物质接触史，否认冶游史。

既往史：既往有胃出血史，现已愈。3年前因心悸、胸闷发作就诊，心电图提示"阵发性室上性心动过速"，经射频消融治疗后"阵发性室上性心动过速"消失。否认"肝炎、结核"等传染病史，否认外伤史，否认输血史，无食物、药物过敏史，预防接种史不详。

体格检查：T 37.5 ℃，P 70次/分，R 28次/分，BP 130/80 mmHg（17.3/10.6 kPa），SPO_2 88%。发育正常，营养中等，神志清楚，被扶入病房。双侧瞳孔等大等圆，对光反射灵敏。口唇轻度发绀，伸舌居中，咽部无充血。颈软，无颈静脉怒张，气管居中，桶状胸，双肺语颤减弱，叩诊呈过清音，两侧呼吸音减弱，双肺可闻及湿啰音。心尖搏动位于剑突下，心脏浊音界偏小，HR 70次/分，律不齐，可闻及期前收缩（早搏），6~8次/分，各瓣膜听诊区未闻及病理性杂音。腹软，无压痛及反跳痛，肝脾肋下未及，移动性浊音阴性。双下肢轻度凹陷性水肿，生理反射正常，病理反射未引出。

中医望、闻、切诊：舌红，苔黄，脉细滑数。

辅助检查：动脉血气分析示 pH 7.37、PaO_2 72.2 mmHg（9.6 kPa）、$PaCO_2$ 46.5 mmHg（6.2 kPa），SPO_2 88%。肺功能检查：吸入支气管扩张剂后，FVC 4.2 L、FEV_1/FVC 68%、FEV_1 31%、RV/TLC 39%，提示肺功能严重损害。胸部X线片检查：双肺纹理增多、增粗，双肺透亮度增加，肺下界平第12后肋。X线片诊断：慢性支气管炎、肺气肿。心电图：肺型P波，右心室肥厚。

慢性阻塞性肺疾病（chronic obstructive pulmonary disease，COPD）简称慢阻肺，是一种常见的、可以预防和治疗的疾病，以持续呼吸症状和气流受限为特征，通常是由于明显暴露于有毒颗粒或气体引起的气道和（或）肺泡异常所导致。慢阻肺为全球四大慢性疾病之一，全球患病率约为11.79%，每年死亡约350万人，世界卫生组织统计，预计到2030年全球每年约有超过450万人死于慢阻肺和其相关疾病。当前我国40岁以上人群患病率为13.7%，有近1亿慢阻肺患者，约占全球发病患者数的1/4，居我国疾病死亡原因的第3位，以伤残调整生命年衡量，其疾病负担已居我国疾病负担第二位。慢阻肺在中医学中多属于"咳嗽""喘病""肺胀""痰饮"等范畴。现代医学已建立了规范的诊断和方法，并以肺功能确定分级治疗体系，治疗目的主要是减轻症状，提高生活质量，但缺乏针对疾病病因、阻止病情发展的药物。近年来，许多学者采用中西医结合方法治疗COPD，取得了较好的疗效。

一、案例解析

（一）患者中西医诊断是什么？其诊断依据有哪些？

1. 西医诊断 慢性阻塞性肺疾病急性加重期；慢性肺源性心脏病失代偿期。

(1) 慢性阻塞性肺疾病急性加重期诊断依据

1) 临床表现

症状：慢性咳嗽、咳痰、气促（气短/呼吸困难）约20年。咳嗽晨起明显，咳少量白色黏痰，痰不易咳出，近7天痰量增多，咳脓痰，考虑急性加重。早期无气促，逐渐出现气促，近5年气促加重，近期稍活动加重，日常活动亦感气促，是慢阻肺标志性症状。近期出现喘息和胸闷，考虑急性加重。此外，近期有食欲缺乏、乏力等不典型症状。

急性加重期：短期内出现咳嗽、咳痰、气促加重，痰量增多，呈脓性或黏液脓性，可伴有发热。

体征：视诊为桶状胸，呼吸加快。触诊为触觉语颤减弱。叩诊为过清音，心浊音界缩小，肺下界下移和肺下界移动度减少。听诊为呼吸音减弱，双肺闻及湿啰音。

凭症状诊断COPD：Age = 年龄 > 40 yr；Breathlessness = 呼吸困难/气促；Cough/Cigarette = 咳嗽或抽烟。ABC三者有其二，即可考虑患者有COPD，本例患者ABC三者均满足。应进一步进行影像学及肺功能检查。

2) 影像学检查：影像学检查常做的有胸部X线和胸部CT。X线对慢阻肺诊断特异性不高，其主要临床意义在于与其他肺部疾病进行鉴别，对于明确自发性气胸、肺炎等并发症有价值。CT可见慢阻肺小气道病变表现、肺气肿表现及并发症表现，但它的意义也在于排除其他具有相似特征的呼吸系统疾病，对于确定肺气肿类型、肺大疱大小和数量、肺大疱切除或外科减容手术效果有一定价值。

主要X线征：肺过度充气。肺容积增大，胸腔前后径增长，肋骨走向变平，肺野透亮度增高，横膈位置低平，心脏悬垂狭长，肺门血管纹理呈残根状，肺野外周血管纹理纤细、稀少等。可伴有肺大疱形成。

晚期并发肺动脉高压和肺源性心脏病即右心增大的X线征：肺动脉圆锥膨隆，肺门血管影扩大，右下肺动脉增宽，心影扩大，表现为心脏横向尺寸增加，可超过50%肺横径。

3) 肺功能：肺功能检查是气流受限最重要的检查，是确诊慢阻肺的"金标准"。可评估严重程度、治疗疗效、疾病进展和预后。但气流受限 ≠ COPD，单纯慢性支气管炎与肺气肿 ≠ COPD，气流受限疾病如囊性肺纤维化、弥漫性泛细支气管炎（DPB）≠ COPD，经过肺功能检查确有气流受限且为不可逆性者，才认为是COPD。

气流受限主要指标是FEV_1/FVC、FEV_1%。FEV_1/FVC指在吸入支气管扩张剂后，第一秒用力呼气量（FEV_1）占用力肺活量（FVC）的比值，简称1秒率，是判断不可逆性气流受限的敏感指标，用于判断轻度气流受限。该值 < 70% 表明气流受限不完全可逆。本例患者68%（< 70%），表明气流受限不完全可逆，加之有相应症状、体征和吸烟史（危险因素），可诊断为慢阻肺。FEV_1%指FEV_1占预计值的百分比，是中、重度气流受限的良好指标。可判断COPD气流阻塞程度。COPD气流受限严重度的肺功能分级见表7-1。

表7-1 COPD气流受限严重度的肺功能分级

肺功能分级	FEV_1占预计值百分比（%pred）
GOLD Ⅰ：轻度	$FEV_1 \geq 80\%$
GOLD Ⅱ：中度	$50\% \leq FEV_1 < 80\%$
GOLD Ⅲ：重度	$30\% \leq FEV_1 < 50\%$
GOLD Ⅳ：极重度	$FEV_1 < 30\%$ 或 $FEV_1\% < 50\%$ 合并慢性呼吸衰竭

其他指标：肺总量（TLC）、功能残气量（FRC）和残气量（RV）增高，肺活量（VC）降低，

表明肺过度充气。

本案例中患者 FEV_1 31%，属于重度气流受限（GOLD Ⅲ）。

慢性阻塞性肺疾病和其他疾病的鉴别诊断要点见表7-2。

表 7-2 慢性阻塞性肺疾病和其他疾病鉴别诊断

诊断	鉴别诊断要点
慢性阻塞性肺疾病	中年发病；症状缓慢进展；吸烟史；活动后气促；不可逆性气流受限
支气管哮喘	早年发病（通常在儿童期）；每日症状变化快；夜间和清晨症状明显；过敏史、过敏性鼻炎和（或）湿疹；哮喘家族史；气流受限大部分可逆
充血性心力衰竭	听诊肺基底部可闻细啰音；X线胸片示心脏扩大、肺水肿；肺功能测定示限制性通气障碍（而非气流受限）
支气管扩张	大量脓痰，伴有细菌感染；粗湿啰音、杵状指；X线胸片或CT示支气管扩张、管壁增厚
结核病	所有年龄均可发病；X线胸片示肺浸润性病灶或结节状阴影；微生物检查可确诊；流行地区高发
闭塞性细支气管炎	发病年龄较轻、不吸烟；可能有类风湿关节炎病史或烟雾接触史、CT在呼气相显示低密度影
弥漫性泛细支气管炎	大多为男性非吸烟者；患者均有慢性鼻窦炎；X线胸片和高分辨率CT显示弥漫性小叶中央结节影和过度充气征

（2）慢性肺源性心脏病失代偿期（右心衰竭）诊断依据：本例患者除肺部病变，还有明显气促、食欲缺乏、心悸、胸闷的症状，口唇发绀，"阵发性室上速"病史，心律不齐，剑突下闻及期前收缩，双下肢水肿等右心衰竭体征。心电图提示患者Ⅱ、Ⅲ、aVF 导联 P 波电压 ≥ 0.25 mV，P 波高尖，有肺型 P 波，表明右心房肥大。V_1 导联 R/S > 1，V_5 导联 R/S < 1，RV_1+SV_5 > 1.05 mV 右心室高电压，表明右心室肥大。结合慢阻肺诊断，考虑患者慢性肺源性心脏病失代偿期（右心衰竭）诊断。

因此，该患者第一阶段诊断如下。

主要诊断：慢性阻塞性肺疾病急性加重期（AECOPD）

次要诊断：慢性肺源性心脏病（失代偿期）

2．中医诊断 病名：肺胀；证型：痰热郁肺兼肺气虚。

证型分析：痰热郁肺兼肺气虚。

主症：咳嗽、咳痰、痰黄稠，不易咳出，口渴欲饮，小便少而黄、大便干；舌质红，苔黄腻，脉细滑数。

兼症：有多年的肺病史，稍活动后胸闷气急明显。

证候分析：痰热郁肺，肺气郁闭，宣降失司，肺气上逆，故咳嗽、咳痰、痰黄稠，不易咳出；里热炽盛，津液耗伤，故口渴欲饮，小便少而黄、便干；舌质红，苔黄腻，脉滑数均为痰热内郁之象。患者有多年的肺病史，久病伤及肺气，劳则耗气，因此活动后胸闷气急更加明显；结合脉细，分析患者兼有肺气虚。

（二）病因与发病机制是什么？

1．西医病因与发病机制

（1）病因：慢阻肺发病原因尚不十分明确。与环境因素和个体因素有关。

接触香烟烟雾一直以来都被认为是慢阻肺最大的危险因素。大量研究证实，吸烟时间越长、量越大，慢阻肺患病率越高。烟草中的焦油、尼古丁、氢氰酸、镉等有害物质有多种损伤效应。破坏气道上皮及纤毛，导致气道净化能力下降；促进黏液分泌增多、堵塞气道；刺激副交感神经引起气道平滑肌收缩，气道阻力增加；使氧自由基产生增多，诱导中性粒细胞释放蛋白酶，破坏肺弹力纤维诱发肺气肿形成。

空气污染和职业粉尘暴露、α_1-抗胰蛋白酶缺乏、感染、过敏因素、气候变化、自主神经功能失调、营养不良等也可致病。

本例患者有30余年的吸烟史，每年约800支。近期"感冒"后出现脓痰，可以考虑病毒感染造成呼吸道上皮损害，继发细菌感染，引发COPD急性发作，肺炎球菌、肺炎克雷伯菌、流感嗜血杆菌等是常见的病原菌。

(2) 发病机制：本病发病机制尚不完全明了。目前公认的机制有：炎性机制、蛋白酶-抗蛋白酶失衡、氧化应激机制等。

慢性炎症反应是慢阻肺发病的主要机制：烟草中的有害物质和颗粒能激活肺泡巨噬细胞，巨噬细胞释放中性粒细胞趋化因子等多种细胞因子和炎症介质，趋化淋巴细胞、中性粒细胞等炎症细胞聚集到肺组织，活化并释放炎症介质、中性粒细胞弹性蛋白酶及氧化物等，共同诱导气道和肺泡破坏、气道重塑、肺气肿、黏液分泌增多，并以此为恶性循环，形成炎症级联反应，造成患者气流受限进行性加重。慢阻肺患者持续存在肺部炎症，不管是早期、急性期，还是稳定期，都不会完全消失。炎症反应在患者戒烟后仍会持续存在。除了肺部炎症，炎细胞激活、进入血液循环，以及血中炎症介质水平升高，可诱发全身炎症反应。

蛋白酶-抗蛋白酶失衡是引起慢阻肺的经典机制：蛋白酶与抗蛋白酶保持平衡是保证肺组织正常结构免受破坏的重要因素。蛋白水解酶对组织有损伤和破坏作用；而抗蛋白酶对弹性蛋白酶等多种蛋白酶有抑制作用，其中α_1-抗胰蛋白酶是活性最强的一种。吸入烟雾、有害气体或有害颗粒等可以使蛋白酶的产生增加、活性增强，使抗蛋白酶的产生减少或灭活加快，蛋白酶-抗蛋白酶平衡被打破，机体肺部结缔组织破坏，肺泡间隔破坏，肺泡腔扩大，形成肺气肿。参与COPD发病过程的蛋白酶有中性粒细胞弹性蛋白酶（neutrophil elastase，NE）、组织蛋白酶、巨噬细胞基质金属蛋白酶（matrix metalloproteinase，MMP）、蛋白酶Ⅲ等。

氧化-抗氧化失衡机制可以促进慢阻肺发生发展：香烟烟雾和其他吸入颗粒能产生氧化物，引起肺内氧化物如氧自由基、活性氧增加，抗氧化物产生下降，氧化-抗氧化系统失衡。氧化物主要有超氧阴离子、羟根、次氯酸、过氧化氢、NO等。这些氧化物直接破坏气道上皮，刺激黏液高分泌，破坏内皮间黏性造成血管通透性增加；氧化应激标志物如异前列腺素等在COPD患者痰、血中增多，它与血管内皮通透性增加，支气管平滑肌收缩、痉挛有关。此外，氧化物导致过多中性粒细胞在肺内聚集、活化、释放炎症介质，加剧肺内炎症反应；激活的中性粒细胞还可释放更多活性氧，释放蛋白酶，引起蛋白酶-抗蛋白酶失衡。对肺泡壁实质细胞及结缔组织细胞破坏，构成肺的不可逆改变。

因此，从发病机制上看，三种机制同时存在、相互作用，最终导致小气道病变和肺气肿病变，引起患者不可逆性气流受限。详见图7-1。

2. 中医病因病机 慢阻肺根据不同临床症候归属于中医的"痰饮""肺胀""喘证"等范畴，但最主要归属于"肺胀"。本病多由慢性咳喘病证逐渐加重演变而成，发病缓慢。久病正虚或老年体弱者，更易感受外邪，致使病情加重，故本病的病因涉及内因、外因两个方面。

(1) 脏腑功能失调：主要与肺、脾、肾关系尤为密切。由于咳嗽、咳痰经久不愈，气喘反复发作，致使肺虚损，肺虚则气失所主，以致气短、喘促加重。子盗母气，脾受累，运化失职，以致痰饮内生，病久及肾而使肾虚，肾不纳气。《类证治裁》云："肺为气之主，肾为气之根，肺主出气，肾主纳气，阴阳相交，呼吸乃和。"肾虚则根本不固，摄纳无权，吸入之气不能摄纳于肾，则气逆

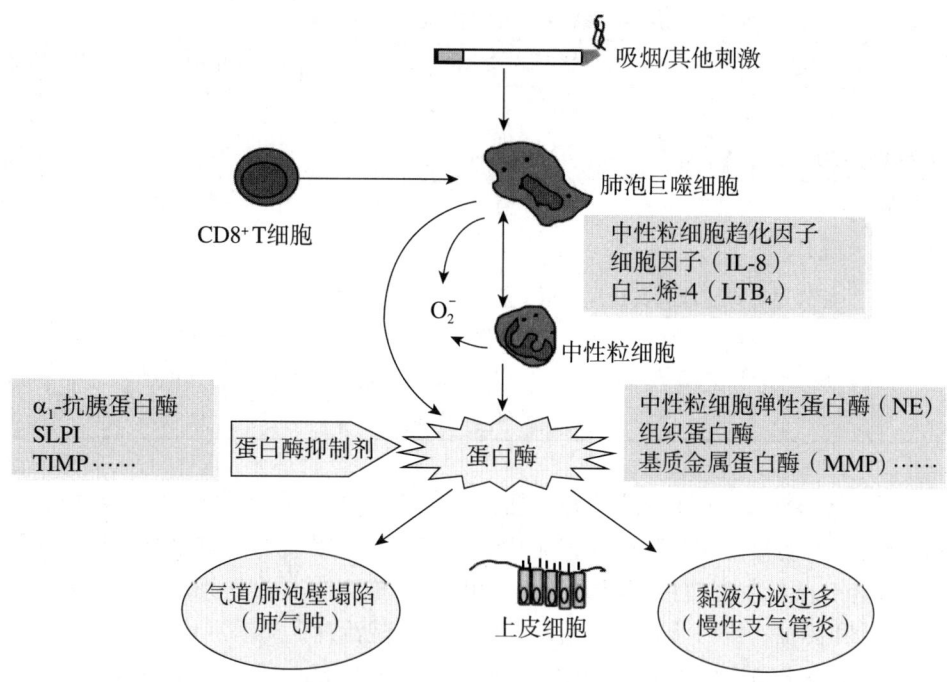

图 7-1 COPD 西医发病机制简图

于肺，呼多吸少，气不得续，气短不足以息，动则喘促尤甚。

（2）六淫邪气侵袭：肺居上焦，与皮毛相合，开窍于鼻，且肺为娇脏，易受邪侵。脏腑功能失调，卫外不固，外感六淫之邪更易侵袭肺卫，导致宣降失和，肺气不利，引动伏痰，则易发生咳嗽、喘促等症。

综上所述，本病病位在肺，累及脾肾。病程日久，肺、脾、肾虚损更趋严重，终致喘脱，其中气阳虚弱、痰瘀伏肺是慢阻肺发病的中心环节。详见图 7-2。

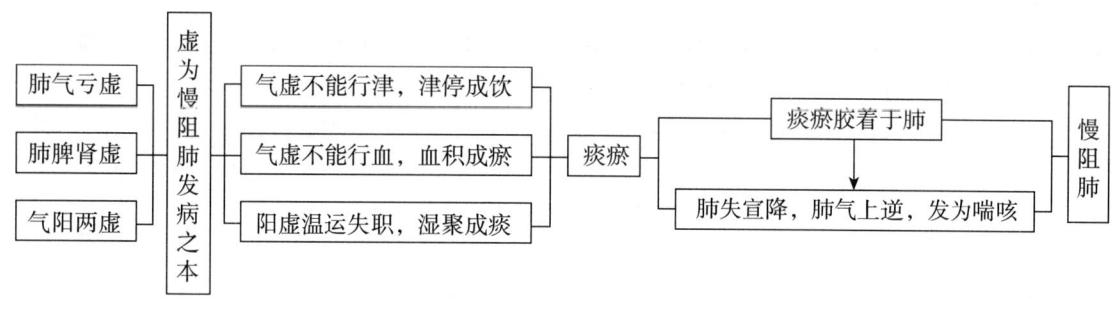

图 7-2 COPD 中医病因病机

（三）针对该患者的中西医治疗原则是什么？

1. 西医治疗 目前没有根治慢阻肺的手段和方法，总体是以药物治疗为主。治疗分为稳定期和急性发作期治疗。本例患者是慢阻肺急性加重期（AECOPD）。AECOPD 治疗目标是最大限度降低此次急性加重对机体造成的影响。首先应根据 AECOPD 患者病因及病情严重程度，决定门诊或住院治疗。AECOPD 的评估 - 临床分级见表 7-3。

表 7-3 AECOPD 的评估 - 临床分级

	Ⅰ级	Ⅱ级	Ⅲ级
呼吸衰竭	无	有	有
呼吸频率（次/分）	20～30	>30	>30
应用辅助呼吸肌群	无	有	有
意识状态改变	无	无	有
低氧血症	能通过鼻导管或者文丘里面罩28%～35%浓度吸氧改善	能通过文丘里面罩28%～35%浓度吸氧改善	不能通过文丘里面罩吸氧或>40%吸氧浓度改善
高碳酸血症	无	有，$PaCO_2$增加到50～60 mmHg	有，$PaCO_2$>60 mmHg，或存在酸中毒（pH≤7.25）

Ⅰ级可选择门诊治疗，Ⅱ级入院治疗，Ⅲ级ICU治疗。本例患者呼吸频率28次/分，SPO_2 88%，无呼吸衰竭，无明显使用呼吸肌群，无意识改变，无呼吸衰竭，AECOPD评估Ⅰ级，可以选择门诊治疗，但鉴于患者在家使用氨溴索（沐舒坦）、头孢克洛（希刻劳）后症状无明显缓解，并伴有右心衰竭症状和体征，进一步来院求治，因此建议入院治疗。

本例患者应从解痉平喘、止咳化痰、抗炎、抗感染、心衰治疗、低流量吸氧等多方面进行干预。

慢性阻塞性肺疾病（慢阻肺）全球创议（global initiative for chronic obstructive lung disease, GOLD）于2019年11月5日发布2020年慢性阻塞性肺病诊断、治疗和预防全球策略（GOLD 2020），推荐用药如下。

表 7-4 COPD 指南推荐用药

药物种类	指南推荐
短效支扩剂	推荐短效支气管扩张剂（SABA联合/不联合SAMA）作为急性加重时起始应用的支扩剂（Evidence C），如沙丁胺醇（$β_2$受体激动剂）、异丙托溴铵（抗胆碱药）
长效支扩剂	推荐继续或在出院前尽早开始长效支气管舒张剂作为维持治疗。如福莫特罗（$β_2$受体激动剂）、噻托溴铵（抗胆碱药）
糖皮质激素	全身应用糖皮质激素可以改善肺功能和缺氧情况、缩短恢复时间和住院时间。全身糖皮质激素的应用不应该超过5～7天（Evidence A）。如布地奈德、甲泼尼龙
抗生素	在需要的时候，抗生素应用可以缩短恢复时间，降低早期复发风险、治疗失败率和缩短住院时间。抗生素的应用应该持续5～7天（Evidence B）
茶碱	考虑到茶碱类药物的不良反应，不推荐应用茶碱类药物（Evidence B）

以上指南推荐药物中，支气管扩张剂的主要作用是松弛平滑肌，改善呼吸过程中的肺排空。首选为吸入制剂。抗炎药如糖皮质激素可与长效$β_2$受体激动剂联合吸入，具有协同作用，能有效减轻气道炎症，改善气道反应性，延缓疾病进程。黏液溶解剂（祛痰药），如盐酸氨溴索、N-乙酰半胱氨酸、羧甲司坦等。本例患者有感染，应考虑加用敏感抗生素，如阿莫西林/氨苄西林（氨苄青霉素）；头孢菌素；多西环素（强力霉素）；大环内酯类抗生素；阿莫西林/克拉维酸；呼吸喹诺酮（加替沙星、左氧氟沙星、莫西沙星）等，有助于减少痰液黏稠度，促进痰液排出，减轻气道阻塞，改善通气功能，仅在COPD伴有高黏痰的患者中推荐使用。患者有心力衰竭，考虑利尿剂（氢氯噻嗪、螺内酯等）。但正性肌力药要慎用，应根据指征进行选择。除此之外，进行低流量吸氧、营养干预、呼吸操训练、肌肉锻炼等多角度积极干预。

2. 中医治疗

（1）辨证论治：可分6种证型，应根据不同的证候选择相应的治法及方药，进行辨证论治。详见表7-5。

表7-5 肺胀常见证型及治疗

证型	证候	治法	方药
痰热郁肺	咳逆喘息气粗，烦躁胸满，痰黄或白，黏稠难咳，或身热微恶寒，有汗不多，溲黄便干，口渴，舌红，苔黄或黄腻，脉数或滑数	清肺化痰，降逆平喘	越婢加半夏汤或桑白皮汤加减。痰热较盛者，加鱼腥草、海蛤壳以清热化痰；痰鸣喘息不能卧者，加射干、葶苈子以泻肺平喘；痰热伤津，口干舌燥者，加花粉、知母、芦根以生津润燥；若腑气不通，大便秘结者，加大黄、芒硝以通腑泄热
痰浊壅肺	咳喘痰多，色白黏腻，短气喘息，稍劳即著，脘痞腹胀，倦怠乏力，舌质偏淡，苔薄腻或浊腻，脉滑	健脾化痰，降气平喘	三子养亲汤合二陈汤加减。痰多胸满不能平卧者，加葶苈子、桑白皮以泻肺祛痰；若痰浊郁而化热，痰黏不爽者，加黄芩、瓜蒌以清化痰热；若痰浊夹瘀，唇甲紫暗，舌质暗有瘀斑者，加桃仁、丹参、赤芍以活血化瘀
肺脾气虚	咳喘日久，气短，痰多稀白，胸闷腹胀，倦怠懒言，面色白，食少便溏，舌淡苔白，脉细弱	补肺健脾，益气平喘	补肺汤合四君子汤加减。若痰湿偏盛，咳痰量多，加白芥子、莱菔子、苏子以降气化痰；若气虚及阳，畏寒肢冷，尿少肢肿，加附子、干姜、泽泻以温阳利水
肺肾气虚	呼吸浅短难续，动则喘促更甚，声低气怯，咳嗽，痰白如沫，咳吐不利，胸闷，心悸，形寒汗出，舌质淡或紫暗，脉沉细无力或结代	补肺纳肾，降气平喘	平喘固本汤合补肺汤加减。如肺虚有寒，怕冷，痰清稀如沫者，加肉桂、干姜、钟乳石以温肺化饮；如兼阴伤，见低热，舌红少苔者，加麦冬、玉竹以养阴清热；气虚血瘀，如口唇发绀，面色黧黑者，加当归、丹参、苏木以活血通脉；如见喘脱危象，急用参附汤送服蛤蚧粉或黑锡丹补气纳肾，回阳固脱
阳虚水泛	咳喘不能平卧，咳痰清稀，胸满气憋，面浮，下肢肿，其则一身悉肿，腹部胀满有水，尿少，脘痞，食欲缺乏，心悸，怕冷，面唇青紫，舌胖质暗，苔白滑，脉沉细滑或结代	温肾健脾，化饮利水	真武汤合五苓散加减。若水肿势剧，上凌心肺，见心悸喘满，倚息不得卧者，加沉香、葶苈子、椒目、黑白丑行气逐水；阳虚寒盛，四肢不温，重用附子、肉桂温肾助阳；痰涎清稀量多，加干姜、细辛温肺化饮
痰蒙神窍	意识模糊，表情淡漠，嗜睡或烦躁不安，或昏迷，谵妄，撮空理线，或肢体瞤动，抽搐，咳逆喘促，咳痰黏稠或黄黏不爽，或伴痰鸣，唇甲青紫，舌质黯红或淡紫，或紫绛，苔白腻或黄腻，脉细滑数	涤痰，开窍，息风	涤痰汤加减，另可服中成药或全宝丹或安宫牛黄丸。如痰热内盛，身热，烦躁，谵语，神昏，舌红苔黄者，加黄芩、瓜蒌、桑白皮、葶苈子以清化热痰；嗜睡加郁金、玉枢丹开窍涤痰醒脑；烦躁不安者加丹皮、栀子、连翘泻热除烦；肝风内动，抽搐加钩藤、全蝎、羚羊角粉凉肝熄风；若寒痰内闭，症见嗜睡或昏迷，肢凉，舌苔白腻者，宜改用涤痰汤送服苏合香丸

（2）针对该患者的中医治疗

1）治法：清热化痰，降气平喘兼补益肺气。

2）方药：桑白皮汤加味，桑白皮、黄芩、黄连、山栀、半夏、贝母、党参、茯苓。

方药分析：本方中桑白皮宣肺化痰，利气平喘，为君药；辅以黄芩、黄连、栀子清泻肺热；贝母、苏子、杏仁、半夏降气消痰，止咳平喘。患者兼见肺气亏虚，酌加党参、茯苓，补益脾气，通过健脾气达到补益肺气的目的。

临床运用：痰多黄稠，酌加鱼腥草、瓜蒌皮清化热痰。患者胸闷喘憋明显，加桔梗、枳壳宽胸理气。便干加大黄、芒硝通腑泄热。

二、慢性阻塞性肺疾病的中西医结合护理

（一）从哪些方面对该患者进行中西医结合的护理评估？

1．健康史 包括患者一般资料、主诉、现病史、既往史、目前用药史、生长发育史、家族史等。

2．临床表现 包括患者慢性咳嗽、咳痰、气促或呼吸困难、喘息和胸闷以及全身症状；肺气肿征（肺气肿的典型临床体征），包括视（桶状胸、呼吸运动减弱）、触（语颤减弱）、叩（过清音，心浊音界缩小，肺下界和肝浊音界下降）、听（呼吸音减弱、呼气延长）。

3．心理-社会状况 患者是否存在焦虑、抑郁、悲观、绝望等消极情绪。

4．辅助检查 患者X线胸片检查、肺功能检查、血气分析等辅助检查结果。

5．治疗要点 患者现阶段治疗原则、用药方案等。

6．中医专科评估

（1）注意观察神志、肤色、体温、呼吸、咳嗽、咳痰、血压情况，观察痰的色、质、量，汗出、缺氧及舌苔、脉象等情况。

（2）呼吸困难者予持续低流量给氧，保持呼吸道通畅，如患者出现面色青紫、四肢厥逆、大汗淋漓、脉微欲绝等亡阳征象，应立即报告医生，并配合抢救护理。

（3）评估本虚标实。本病总属本虚标实证，但有偏实与偏虚的不同。慢阻肺急性加重期以标实为主，标实应区别痰浊、痰热、痰瘀的不同，早期以痰浊为主，渐而痰瘀并重，并可兼见气滞、水饮错杂为患，后期痰瘀壅盛。慢阻肺的缓解期以本虚为主，本虚主要是肺脾肾虚，可累及到心。

（4）评估病情轻重。本病仅见喘咳上气，胸闷胀满，动则加重，证候相对较轻。凡见鼻煽气促，张口抬肩，目胀欲脱，烦躁不安，痰多难咳，则提示病情加重。若见心慌动悸、面唇发绀、肢体水肿、神昏、谵语、痉厥、出血、喘脱等候，则属危症，需急救处理。

（二）该患者目前存在哪些护理问题？

1．清理呼吸道无效　与分泌物增多而黏稠、气道湿度减低和无效咳嗽有关。

2．气体交换障碍　与气道阻塞、通气不足、呼吸肌疲劳、分泌物过多和肺泡呼吸面积减少有关。

3．体液过多　与心排血量减少引起排尿减少有关。

4．活动无耐力　与心、肺功能减退有关。

5．潜在的营养失调：低于机体需要量　与食欲缺乏、摄入减少、腹胀、呼吸困难、痰液增多有关。

6．焦虑　与担心疾病预后有关。

7．知识缺乏：缺乏疾病相关知识。

8．潜在并发症：肺性脑病。

（三）护理措施

1．如何针对清理呼吸道无效的护理问题实施中西医结合护理？

（1）保持呼吸道通畅

湿化气道：遵医嘱每天进行雾化吸入。研究发现：布地奈德雾化吸入与甲基泼尼松龙静脉滴注治疗COPD均有显著疗效，但前者安全性更高，可减轻患者的治疗痛苦。

有效咳痰：如晨起时咳嗽，排出夜间聚积在肺内的痰液，就寝前咳嗽排痰有利于患者的睡眠。咳嗽时，患者取坐位，头略前倾，双肩放松，屈膝，前臂垫枕，如有可能应使双足着地，有利于胸腔的扩展，增加咳痰的有效性。咳痰后恢复坐位，进行放松性深呼吸。

协助排痰：护士或家属给予胸部叩击或体位引流，有利于分泌物的排出。也可用特制的按摩器协助排痰。

（2）用药护理：注意观察药物疗效和不良反应。喷托维林是非麻醉性中枢镇咳药，不良反应有口干、恶心、腹胀、头痛等。祛痰药溴己新偶见恶心、转氨酶增高，消化性溃疡者慎用。盐酸氨溴索是润滑性祛痰药，不良反应较轻。

（3）病情观察：密切观察咳嗽、咳痰的情况，包括痰液的颜色、量及性状，以及咳痰是否顺畅。

（4）中医特色护理

穴位敷贴：遵医嘱对患者进行穴位敷贴，取肺俞、膏肓、天突、丰隆等穴。

耳穴压豆：遵医嘱对患者进行耳穴压豆，可选穴位有肺、脾、肾、气管、神门、皮质下、交感、心、胸。

2．如何缓解气体交换障碍的护理问题？

（1）休息与活动：中度以上COPD急性加重期患者应卧床休息，协助患者采取舒适体位；极重度患者宜采取身体前倾位，使辅助呼吸肌参与呼吸。视病情安排适当的活动，以不感到疲劳、不加重症状为宜。室内保持合适的温湿度，冬季注意保暖，避免直接吸入冷空气。

（2）病情观察：观察咳嗽、咳痰及呼吸困难的程度，监测动脉血气分析和水、电解质、酸碱平衡情况。

（3）氧疗护理：呼吸困难伴低氧血症者，遵医嘱给予氧疗。一般采用鼻导管持续低流量吸氧，氧流量1～2 L/min，应避免吸入氧浓度过高而引起二氧化碳潴留。提倡长期家庭氧疗，氧疗有效的指标：患者呼吸困难减轻、呼吸频率减慢、发绀减轻、心率减慢、活动耐力增加。

（4）用药护理：遵医嘱应用抗生素、支气管舒张药和祛痰药，注意观察疗效及不良反应。

（5）呼吸功能锻炼：护士应指导患者进行缩唇呼吸、膈式或腹式呼吸、吸气阻力器的使用等呼吸训练，以加强胸、膈呼吸肌的肌力和耐力，改善呼吸功能。

（6）中医护理

穴位按摩：遵医嘱对患者进行穴位按摩，可选择列缺、内关、气海、足三里等穴。

穴位艾灸：喘息气短症状较为严重的患者可选择大椎、肺俞、命门、足三里、三阴交等穴位进行艾灸。

3．如何缓解患者体液过多的护理问题？

（1）皮肤护理：注意观察全身水肿情况、有无压疮发生。因肺心病患者常有营养不良和身体下垂部位水肿，若长期卧床，极易形成压疮。指导患者穿宽松、柔软的衣服；定时更换体位，或使用气垫床。

（2）饮食护理：给予高纤维素、易消化的清淡饮食，防止因便秘、腹胀而加重呼吸困难。避免含糖高的食物，以免引起痰液黏稠。该患者出现双下肢水肿、尿量减少，应限制钠、水摄入，每天钠盐＜3 g，水分＜1500 ml。

（3）用药护理

1）对二氧化碳潴留、呼吸道分泌物多的重症患者慎用镇静药、麻醉药、催眠药，如必须用药，使用后注意观察是否有抑制呼吸和咳嗽反射减弱的情况。

2）应用利尿药后易出现低钾、低氯性碱中毒而加重缺氧，过度脱水引起血液浓缩、痰液黏稠不易排出等不良反应，应注意观察及预防。使用排钾利尿药时，督促患者遵医嘱补钾。利尿药尽可能在白天给药，避免夜间频繁排尿而影响患者睡眠。

3）使用洋地黄类药物时，应询问有无洋地黄用药史，遵医嘱准确用药，注意观察药物毒性反应。洋地黄中毒易发生于低钾、缺氧、心肌缺血、用药剂量过大等情况，故应用时应注意。为防止中毒，应做到：①勿使患者发生低血钾。腹泻、呕吐、应用利尿药时，容易缺钾。应多吃含钾丰富的食物如：香蕉、杏、全麦粒、脱脂奶等；对于不能进食者，应以静脉输液补钾。②每次用药前，测量脉搏，要经常检查心电图。如心率突然升高，或节律有变化时，应立即停药。

洋地黄中毒的临床表现：①胃肠道症状。最早出现食欲缺乏，继以恶心、呕吐。②神经系统症状：头痛、忧郁、乏力、视物模糊、黄视或者绿视等。③心脏毒性：表现为各种类型的心律失常。常见的为室性期前收缩（二联律、三联律）、交界性逸搏心律、非阵发性交界处心动过速伴房室分离等；房性期前收缩、心房颤动及房室传导阻滞等。

处理洋地黄中毒的措施：①立即停用洋地黄。②单发室性期前收缩及Ⅰ度房室传导阻滞停药后常自行消失。③快速性心律失常伴低血钾者静脉补钾。④快速心律失常不伴有低血钾者可用苯妥英钠或利多卡因。⑤缓慢心律失常及有传导阻滞者可用阿托品皮下或静脉注射。

4）应用**血管扩张药**时，注意观察患者心率及血压情况。血管扩张药在扩张肺动脉的同时也扩张体循环动脉，往往造成血压下降、反射性心率增快、氧分压下降、二氧化碳分压升高等不良反应。

5）使用**抗生素**时，注意观察感染控制的效果、有无继发性感染。

（4）中医护理：遵医嘱可选择大椎、肺俞、脾俞、命门、足三里、三阴交等穴位艾灸以温阳化气利水。

4．针对患者发热的问题如何实施护理？

（1）密切观察体温变化，及时记录，必要时q6h监测。

（2）遵医嘱运用抗生素、激素治疗，观察用药效果。

（3）注意保暖，出汗多时及时补充水分，更换潮湿的衣物及被褥。

（4）物理降温，如冰袋、降温贴，给予相关发热指导。

（5）寒战、高热时抽血培养进行实验室检查，定期监测血常规，了解炎症控制情况。

（6）中医护理：遵医嘱可选择大椎、风池、曲池、肺俞、脾俞等穴位处的皮肤进行刮痧。

5．如何缓解患者活动无耐力的护理问题？

（1）休息与活动：让患者了解充分休息有助于心肺功能的恢复。心肺功能失代偿期应绝对卧床休息，协助采取舒适体位，如半卧位或坐位，以减少机体耗氧量，促进心肺功能的恢复，减慢心率和减轻呼吸困难。代偿期以量力而行、循序渐进为原则，鼓励患者进行适量活动，活动量以不引起疲劳、不加重症状为度。卧床患者，应协助定时翻身、变换体位。依据患者的耐受能力指导患者在床上进行缓慢的肌肉松弛活动，如上肢交替前伸、握拳，下肢交替抬离床面，使肌肉保持紧张5秒后，松弛平放床上。鼓励患者进行呼吸功能锻炼，提高活动耐力。

指导患者采取既有利于气体交换又能节省能量的姿势，如站立时，背倚墙，使膈肌和胸廓松弛，全身放松。坐位时凳高合适，两足正好平放在地，身体稍向前倾，两手摆在双腿上或趴在小桌上，桌上放软枕，使患者胸椎与腰椎尽可能在一直线上。卧位时抬高床头，并略抬高床尾，使下肢关节轻度屈曲。

（2）病情观察：观察患者的生命体征及意识状态；注意有无发绀和呼吸困难及其严重程度；定期监测动脉血气分析，观察有无右心衰竭的表现，密切观察患者有无头痛、烦躁不安、神志改变等。

(3) 中医护理：可选择穴位敷贴，将白芥子、甘遂、细辛、肉桂按 1 ∶ 1 ∶ 1 研为细末，用生姜汁调成糊状，制成药饼，可选膏肓、定喘、膻中等穴位。

6. 如何针对患者病情提供科学饮食？

(1) 饮食原则：给予高纤维素、易消化的清淡饮食，防止因便秘、腹胀而加重呼吸困难。避免含糖高的食物，以免引起痰液黏稠。

(2) 饮食结构：热量应至少每日 125 kJ/kg；蛋白质 1.0～1.5 g/kg，因糖类可增加 CO_2 生成量，增加呼吸负担，故一般糖类 ≤ 60%。该患者出现双下肢水肿、尿量减少，应限制钠、水摄入，每天钠盐 < 3 g，水分 < 1500 ml。

(3) 饮食方式：少食多餐，减少用餐时的疲劳，进餐前后漱口，保持口腔清洁，促进食欲。必要时遵医嘱予静脉补充营养。

(4) 中医饮食调护：痰浊壅肺者可选择莱菔子、白果、粳米同煮粥，早晚餐温热服之；痰热郁肺患者有口渴、舌红津伤者，可多予梨汁、荸荠汁、莱菔汁；肺肾气虚者缓解期可服蛤蚧、紫河车粉、沙参百合粥、黄芪党参粥等，也可服食蛤蚧粥；阳虚水泛水肿明显者应忌盐，水肿消退后可进低盐饮食，或食用鲤鱼赤豆汤、赤小豆粥、薏苡仁粥、大枣粥等以利水湿。

7. 如何缓解患者焦虑的情绪？

(1) 去除产生焦虑的原因：COPD 患者因长期患病、社会活动减少、经济收入降低等因素而易失去自信，易形成焦虑和抑郁的心理状态，部分患者因此不愿意配合治疗，护士应帮助患者消除导致焦虑的原因。

(2) 帮助患者树立信心：护士应针对患者及其家属对疾病的认知和态度，以及由此引起的心理、性格、生活方式等方面的改变，与患者和家属共同制订和实施康复计划，避免诱因，定期进行呼吸肌功能锻炼，坚持合理用药，减轻症状，增强战胜疾病的信心。

(3) 指导患者放松技巧：教会患者缓解焦虑的方法，如听轻音乐、下棋、做游戏等娱乐活动，以分散注意力，减轻焦虑。

(4) 情志护理：除运用中医的以情胜情法之外，还可选择中医的五音疗法调节患者的身心，可选曲目有《阳春白雪》《渔舟唱晚》等改善患者的心理状态。

三、病情变化及护理

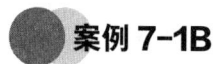

案例 7-1B

体格检查：T 36.1 ℃，P 100 次/分，R 32 次/分，BP 145/86 mmHg，嗜睡，仰卧位，球结膜水肿，口唇明显发绀，桶状胸，呼吸急促，双侧语颤减弱，无胸膜摩擦感，双肺叩诊过清音，呼吸音低，双肺闻及干湿啰音。心率 100 次/分，律不齐，可闻及期前收缩（早搏），9～10 次/分，无杂音。腹软，无压痛、反跳痛。双下肢凹陷性水肿。四肢肌张力稍高。舌质淡紫，苔白腻，脉细滑数。

辅助检查：眼底镜检查示视神经盘轻度水肿。动脉血气分析：pH 7.11、PaO_2 40 mmHg (5.33 kPa)、$PaCO_2$ 75 mmHg (10.0 kPa)、HCO_3^- 18.6 mmol/L、BE −5 mmol/L、SPO_2 72%。

（一）案例解析

1. 患者的病情有什么变化？

（1）西医诊断：患者病情变化，应根据临床表现及实验室检查结果对次要诊断进行补充。

1）Ⅱ型呼吸衰竭诊断依据：肺功能检查 FEV_1 < 40% 预计值时，应做血气分析。做血气分析的目的是确定患者是否有酸碱失衡，以及判断呼吸衰竭类型。本病例中，第一阶段患者血气分析 PaO_2 下降，$PaCO_2$ 上升，但未达呼吸衰竭诊断标准，SPO_2 有下降，达到吸氧指征，可进行氧疗。入院后第二阶段患者病情变化，PaO_2 下降，$PaCO_2$ 上升，达到Ⅱ型呼吸衰竭诊断标准，应对次要诊断进行补充。

2）呼吸性酸中毒合并代谢性酸中毒诊断依据：入院后第二阶段患者血气分析结果 pH 7.11，HCO_3^- 18.6 mmol/L，BE −5 mmol/L，结合慢阻肺原发病及体格检查呼吸的变化，考虑患者呼吸性酸中毒合并代谢性酸中毒，应对次要诊断进行补充。

3）肺性脑病诊断依据：入院后第二阶段，患者出现嗜睡等精神和意识状态改变、视神经盘水肿等颅内高压体征，主要是酸中毒和缺氧对脑细胞和脑血管造成影响和损伤，考虑患者由呼吸衰竭引起脑功能障碍即肺性脑病，应对次要诊断进行补充。

因此，该患者第二阶段完整诊断如下。

主要诊断：慢性阻塞性肺疾病（急性加重期）。次要诊断：①慢性肺源性心脏病（失代偿期）；②Ⅱ型呼吸衰竭；③呼吸性酸中毒合并代谢性酸中毒；④肺性脑病。

（2）中医诊断：病名为肺胀；证型为痰蒙神窍。

2. 本阶段患者的治疗原则是什么？

（1）西医治疗：本阶段按 AECOPD 严重程度进行评估，临床分级Ⅲ级（表 7-1），患者应收入 ICU，进行必要的生命支持，同时处理原发病及并发症（治疗原则同第一阶段）。

1）氧疗：持续低流量、低浓度给氧，氧流量 1～2 L/min，浓度在 25%～29%。

2）通气支持：呼吸机治疗。

3）支气管扩张剂：短效 $β_2$ 激动剂定量吸入异丙托溴胺；如已经进行呼吸机治疗，考虑进行定量吸入；考虑加用长效支气管扩张剂。

4）糖皮质激素：可口服泼尼松。如不耐受口服，应用相等剂量的皮质激素进行静脉滴注。同时考虑定量吸入或雾化吸入皮质激素。

5）抗生素（细菌耐药情况选用抗生素）：阿莫西林/克拉维酸；呼吸喹诺酮（加替沙星、左氧氟沙星、莫西沙星）；如有铜绿假单胞菌和（或）其他肠道细菌感染，考虑联合治疗。

（2）中医治疗：涤痰，开窍，息风。代表方：涤痰汤，另可服中成药至宝丹或安宫牛黄丸。

（二）对患者开展护理评估的主要内容包括哪些？

1. 身体状况 评估患者生命体征、神志、呼吸困难、水肿等症状和体征的变化。

2. 心理-社会状况 评估患者是否存在焦虑、抑郁、悲观、绝望等消极情绪。

3. 辅助检查 评估患者眼底镜检查、肺功能检查、血气分析等辅助检查结果。

4. 治疗方案 评估患者现阶段的治疗原则、治疗方案的调整变化。

5. 中医护理评估 评估患者体温、呼吸、血压等生命体征，评估患者神志、舌苔、脉象变化。注意观察消化道出血等并发症。

（三）患者现阶段的护理问题有哪些？

1. 意识障碍 与脑组织受损、功能障碍有关。

2. 气体交换受损　与气道损害，通气不足，分泌物过多和肺泡呼吸面积减少有关。
3. 清理呼吸道无效　与咳嗽无力、呼吸功能衰竭、痰液黏稠有关。
4. 有坠床的危险　与患者烦躁及使用镇静剂有关。
5. 营养失调：低于机体需要量　与食欲缺乏、胃纳差、机体消耗增加有关。
6. 有皮肤完整性受损的危险　与长期卧床、营养不良有关。
7. 自理能力缺陷　与患者意识模糊有关。
8. 潜在并发症：休克、酸碱平衡失调、电解质紊乱。

（四）护理措施

1. 就该患者目前意识障碍，如何提供相应护理？

（1）日常生活护理：注意压疮预防，卧气垫床或按摩床，加保护性床栏；保持床单整洁、干燥，减少对皮肤的机械性刺激，保持肢体功能位，定时给予翻身、拍背，按摩骨突受压处；做好二便护理，保持外阴部皮肤清洁、干燥；注意口腔卫生，不能经口进食者应每天口腔护理2～3次；体温不升或肢端发凉者给予热水袋保温。

（2）饮食护理：应给予高维生素、高热量饮食，补充足够的水分；遵医嘱鼻饲流食者应定时喂食，保证足够的营养供给；进食时至进食后30分钟抬高床头，防止食物反流。

（3）保持呼吸道通畅：平卧头侧位或侧卧位，开放气道，取下活动性义齿，及时清除口鼻分泌物和吸痰，防止舌根后坠、窒息、误吸和肺部感染。

（4）病情监测：严密监测并记录生命体征、瞳孔变化，定期监测动脉血气分析，密切观察病情变化，出现头痛、烦躁不安、表情淡漠、神志恍惚、精神错乱、嗜睡和昏迷等症状时，及时通知医生并协助处理。观察有无恶心、呕吐及呕吐物的性状与量，观察皮肤弹性及有无脱水现象；观察有无消化道出血和脑疝的早期表现。

（5）用药护理：患者烦躁不安时要警惕呼吸衰竭、电解质紊乱，切勿随意使用安眠镇静剂，以免诱发或加重肺性脑病，必要时可按医嘱给予水合氯醛等。

（6）预防并发症：预防压疮、尿路感染、口腔感染和肺部感染；谵妄、躁动者给予适当约束并告知家属或照顾者，防止患者坠床、自伤或伤人；使用热水袋时及时更换部位，防止烫伤；长期卧床者注意被动活动和抬高肢体，预防下肢深静脉血栓形成。准确记录出入量，预防营养失调和水、电解质平衡紊乱。

2. 对机械通气患者的监测主要包括哪些内容？

（1）呼吸系统：①监测血氧饱和度以了解机械通气的效果。②监测有无自主呼吸，自主呼吸与呼吸机是否同步，呼吸的频率、节律、幅度、类型及两侧呼吸运动的对称性。开始应每隔30～60分钟听诊肺部，如一侧胸廓起伏减弱、呼吸音消失，可能为气管插管过深造成单侧肺（常为右侧）通气，也可能为并发气胸。③呼吸道分泌物：仔细观察分泌物的色、质、量和黏稠度，为肺部感染的治疗和气道护理提供主要依据。④胸部X线检查：可及时发现肺不张、呼吸机相关性肺损伤（VILI）、呼吸机相关性肺炎（VAP）等机械通气引起的并发症，亦可了解气管插管的位置。⑤动脉血气分析：是监测机械通气治疗效果最重要的指标之一，有助于判断血液的氧合状态、指导呼吸机参数的合理调节和判断机体的酸碱平衡情况，结合呼吸状态的监测可判断肺内气体交换的情况。⑥呼气末CO_2浓度：用于评价通气效果。呼出气CO_2浓度在呼气末最高，接近肺泡气水平。如呼气末CO_2浓度为4.5%～5%，表示通气恰当；<4.5%为通气过度；>5%则表示通气不足。

（2）循环系统：正压通气使肺扩张可反射性引起副交感神经兴奋、心排血量下降，导致血压下降，心率加快，甚至心律失常。因此，机械通气的患者应注意监测心率、心律和血压的变化。

（3）体温：机械通气的患者因感染机会增加，常可并发感染，使体温升高。由于发热又可增加

氧耗和 CO_2 的产生，故应根据体温升高的程度酌情调节通气参数，并适当降低湿化器的温度以增加呼吸道的散热作用。

(4) 意识状态：机械通气后患者意识障碍程度减轻，表明通气状况改善；若有烦躁不安、自主呼吸与呼吸机不同步，多为通气不足；如患者病情一度好转后突然出现兴奋、多语，甚至抽搐，应警惕呼吸性碱中毒。

(5) 皮肤、黏膜：观察气管插管或气管切开周围皮肤、黏膜的颜色、疼痛情况、皮肤刺激征象和局部引流情况，及时发现并处理口腔溃疡、继发性真菌感染或伤口感染。注意皮肤的颜色、弹性及温度，了解缺氧和 CO_2 潴留改善情况，如皮肤潮红、多汗、浅表静脉充盈，提示仍有 CO_2 潴留；观察有无皮下气肿，出现时常与气胸、气管切开有关。

(6) 腹部情况：可因气囊漏气使气体反流入胃，或长时间卧床不动、使用镇静药或低钾血症等造成肠蠕动减慢，导致腹胀，应观察有无腹部胀气和肠鸣音减弱。腹胀严重需遵医嘱给予胃肠减压。同时要观察呕吐情况，若呕吐咖啡色胃内容物或出现黑便，要警惕应激性溃疡引起上消化道出血，必要时做粪便潜血试验。

(7) 液体出入量：观察和记录 24 小时液体出入量，如尿量增多，水肿逐渐消退，说明经机械通气后低氧血症和高碳酸血症缓解，肾功能改善。若尿量减少或无尿，要考虑体液不足、低血压和肾功能不全等原因。

3. 此阶段患者的中医护理措施有哪些？
(1) 用药护理：可服用至宝丹或安宫牛黄丸以豁痰开窍醒神。
(2) 饮食护理：嘱患者病情稳定之后进低盐低脂清淡饮食，禁忌辛辣刺激、过咸、肥甘厚味、甜腻等助湿生痰之品，宜多食莱菔子、白果等化痰之品。
(3) 中药灌肠：选择涤痰通腑开窍中药进行中药灌肠。
(4) 穴位敷贴：选择水沟、间使、内关、丰隆、足三里等穴以开窍豁痰醒神。

案例 7-1C

> 患者经治疗后病情平稳，准备出院，患者表现出焦虑，不知道出院后自己应该注意什么。

（一）案例解析

患者现阶段病情平稳，准备出院，因缺乏出院后保健相关知识而表现出焦虑，护士应对其进行出院健康教育。

（二）出院健康教育内容

1. 疾病预防指导 戒烟是预防 COPD 的重要措施，应对吸烟者采取多种宣教措施劝导戒烟，吸烟者戒烟能有效延缓肺功能进行性下降。控制职业和环境污染，减少有害气体或粉尘、通风不良的烹饪环境或燃料烟雾吸入。防治呼吸道感染对预防 COPD 也十分重要。患有慢性支气管炎等 COPD 高危人群应定期进行肺功能监测，尽可能及早发现 COPD 并及时采取干预措施。

2. 疾病知识指导
(1) 教会患者及家属依据呼吸困难与活动之间的关系，或采用呼吸困难问卷或自我评估测试问卷，判断呼吸困难的严重程度，以便合理安排工作和生活。

(2)使患者理解康复锻炼的意义,发挥患者的主观能动性,制订个体化锻炼计划,进行腹式呼吸或缩唇呼吸训练等,以及步行、慢跑、气功等体育锻炼。

(3)指导患者识别使病情恶化的因素,在呼吸道传染病流行期间尽量避免到人群密集的公共场所;潮湿、大风、严寒气候时避免室外活动,根据气候变化及时增减衣物,避免受凉感冒。

(4)告知患者积极预防病情急性加重,减少住院次数,降低死亡率。因为急性加重次数、住院次数和预后有密切关系。流行病学研究发现,慢阻肺首次住院的患者,3.6年内死亡率50%,7.7年内死亡率75%。而慢阻肺急性加重期,患者每年都要住院至少一次。

3. 饮食指导 呼吸功能的增加可使热量和蛋白质消耗增多,导致营养不良。应制订足够热量和蛋白质的饮食计划。正餐进食量不足时,应安排少量多餐,避免在餐前和进餐时过多饮水。腹胀的患者应进软食。避免进食产气食物,如汽水、啤酒、豆类、马铃薯和胡萝卜等;避免易引起便秘的食物,如油煎食物、干果、坚果等。避免摄入高糖类和高热量饮食,以免产生过多二氧化碳。

4. 家庭氧疗指导 患者和家属应了解氧疗的目的、必要性及注意事项;注意安全:供氧装置周围严禁烟火,防止氧气燃烧爆炸;氧疗装置定期更换、清洁、消毒。

5. 中医保健指导

(1)生活起居有常,避风寒,勿过劳,禁烟酒,息恼怒。调理情志,保持心情舒畅,避免焦虑、烦躁等不良情绪。

(2)进行适当的锻炼,如散步、太极拳、呼吸保健操,以增强体质;也可坚持耐寒训练,如冷水洗脸、温水擦浴等,提高机体抗御风寒的能力。

(3)饮食宜清淡、易消化、富营养,忌肥甘厚腻、生冷煎炸、海膻发物之品。有水肿者应低盐或无盐饮食。

(4)有条件者家中配备吸氧设备,每日定时家庭氧疗以改善呼吸功能。

(5)预防感冒,出现发热、咳嗽、咳痰、呼吸困难、胸闷、发绀等临床表现时应及时到医院诊治。

(6)呼吸功能锻炼:腹式呼吸、缩唇呼吸和全身呼吸操锻炼,提高肺活量,改善呼吸功能。

综合述评

慢性阻塞性肺疾病简称慢阻肺,是指具有气流阻塞特征的慢性支气管炎和肺气肿。此病是呼吸科常见的慢性疾病,可进一步发展为肺心病和呼吸衰竭,其致死率与致残率均较高。据统计,在全球范围内年龄≥40岁的人慢阻肺的发病率为9%~10%。西医目前没有根治慢阻肺的手段和方法,总体是以药物治疗为主。慢阻肺急性加重期(AECOPD)的治疗目标是最大限度降低此次急性加重对机体造成的影响。中医药防治慢阻肺的主要切入点有运用化痰法有效减轻慢性气道炎症,运用益气活血法改善COPD气道重构等,抗感染联合化痰活血降气中药减轻气道炎症损伤,延缓气道重构,并且在西医无法从根本上逆转肺功能下降的情况下,中医通过补益脾肺延缓、控制呼吸肌疲劳的发生和发展,从而有效控制本病的发展。在临床护理工作中应以西医护理程序为框架,配合穴位贴敷、穴位按摩、耳穴贴压等特色中医护理技术,实施中西医结合的系统化整体护理,积极预防急性加重,减少住院次数,降低死亡率,同时改善患者预后,促进患者康复。

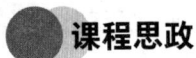

加强慢性阻塞性肺疾病健康管理

国务院在《健康中国行动（2019—2030年）》中指出，要大幅度提高居民的慢阻肺知晓率，加强慢阻肺的早期筛查，注意预防急性加重。首先需要护理人员提升对该疾病的认识，提高我们的知晓率，才能更加增强患者对本病的认识以及知晓率。作为一名医者，身怀仁爱之心、爱患护患，医者有时是治愈，常常是帮助，总是在安慰。医者的天职是治病救人，作为护理人员要帮助患者了解病情，重视病情，寻找最佳治愈途径，减轻病痛，治愈疾病，恢复健康。还需要关注身心健康，关注慢阻肺患者的焦虑、抑郁情绪，更好地全心全意为患者服务，提高全民身体健康水平。

开展常见慢性病的科普宣传，增强人们的健康意识是护理人员的职责。

1. 如何为慢阻肺患者制订中西医结合的护理计划？
2. 慢阻肺患者急性发作加重期中医护理的优势体现在哪些方面？
3. 团队在综合实训当中的表现如何？有什么方面需要改进？

（李春艳　罗尧岳　杨　艳　卜兰兰）

第二节　慢性阻塞性肺疾病中西医护理技能综合训练

案例 7-2A

病史摘要：05床，杨××，住院号：96472988，男性，66岁，退休工人，因"胸闷、气促伴咳嗽、咳痰3天"于2022年11月20日9：00由门诊收住入院。

现病史：患者自诉3天前淋雨后出现咳嗽、咳痰，痰黄质黏，伴胸闷、气促，在家吸氧观察，病情无好转，遂到门诊就诊，以"慢性阻塞性肺疾病"收入院。现症见：患者咳嗽、咳黄色黏液痰，胸闷、气促，活动后更明显，休息时仍不能完全缓解，不能耐受日常活动，夜间可平卧，无粉红色泡沫痰，无胸痛、咯血，无畏寒发热等，精神萎靡，夜寐差，纳差，二便可。

个人史：有吸烟史30余年，1包/日，无饮酒史，平日饮食偏咸，口味偏辣。

既往史：有慢阻肺史10余年，慢性肺心病史3年。平素在家"吸氧及吸入布地奈德、福莫特罗、噻托溴铵吸入剂"控制。

家族史：无特殊家族史可循。

体格检查：T 36.2 ℃，P 108次/分，R 24次/分，BP 122/78 mmHg，SPO$_2$ 90%，神志

清，精神萎靡，呼吸稍促，唇略发绀，球结膜无水肿，皮肤巩膜无黄染，浅表淋巴结未及肿大，颈软，颈静脉充盈，桶状胸，两肺呼吸音低，可闻及少许湿啰音。

胸片示：①慢性支气管炎并双下肺感染，肺气肿，肺心病征象；②双上肺陈旧性病灶。

中医望、闻、切诊：舌暗，苔白腻，脉弦滑。

实验室检查：血常规示 WBC 4.2×10^9/L，N% 78.5 %，Hb 117.0 g/L，PLT 92.0×10^9/L；血气分析示 pH 7.27，PCO_2 75 mmHg，PO_2 50 mmHg，HCO_3^- 34.4 mmol/L，BE 4.9 mmol/L。

西医诊断：慢性阻塞性肺疾病急性发作期。

一、训练目标

1. 熟悉患者入院流程，给予有效、全面的评估。
2. 能熟练进行吸氧等操作，并进行合理的健康宣教。
3. 团队配合紧密，有较强的整体护理观念。

二、训练流程

（一）情景1

案例 7-2B

患者经门诊收治入院，医嘱予以心电监护、一级护理、低盐低脂饮食、吸氧、抗感染等治疗。

医嘱：给氧。

1. **思考与讨论**
（1）请对该患者进行护理评估，并列出主要的护理诊断。
（2）中医诊断"肺胀"还有哪些证型？有什么临床表现？
（3）治疗 COPD 的常见药物有哪些？有哪些用药注意事项？

2. **实践任务**
（1）请 A 护士完成入院评估。
（2）请 B 护士执行给氧操作。

3. **临床思维分析**
（1）患者胸闷、气促、咳嗽、咳痰症状明显，需全面评估患者的生命体征、临床表现、吸烟史、用药史等情况。
（2）患者不适感明显，疾病处于急性发作期，操作应迅速，及时缓解患者缺氧情况。
（3）操作完毕后针对患者病情合理宣教，如指导有效咳嗽、缩唇呼吸、拍背排痰等。并根据心功能分级和活动耐受情况合理指导日常活动，并作出合适的中医护理指导。

4. 操作要点

(1) **任务1操作要点：入院评估**（操作标准见附录40）

1) 耐心询问患者是否有吸烟史、用药史等。

2) 观察患者咳嗽情况、痰液的颜色和呼吸困难程度。

3) 实验室检查、肺功能检查和影像学检查。

(2) **任务2操作要点：给氧**（操作标准见附录5）

1) 低流量持续给氧（>15 h，1~2 L/min），保持 $SaO_2 > 90\%$。

2) 可适当摇高床头，或帮助患者取端坐卧位，缓解呼吸困难症状。

3) 密切观察患者缺氧症状有无改善，如观察甲床、口唇是否发绀，有无三凹征、鼻翼扇动等表现。

4) 需耐心讲解注意事项。如不可随意调节氧流量，病房内不能吸烟、使用明火，吃饭、喝水时可取下鼻氧管防止胀气等。

5) 吸氧过程中如有不适，应及时告知医护人员。

5. 整体护理要点（表7-6）

表7-6 整体护理要点

要点	具体内容
病情观察	1. 气促和呼吸困难：早期在劳力时出现，后逐渐加重，以致在日常生活甚至休息时也感到气促，是COPD的标志性症状。注意观察呼吸的频率、节律、深度和用力情况；呼吸困难能否平卧，有无进行性加重 2. 观察呼吸困难的程度，缺氧症状有无改善，如口唇、甲床发绀情况有无好转，呼吸、心率是否平稳等 3. 神志的观察：如果呼吸浅慢，伴神志改变，常提示有肺性脑病，应及时处理。缺氧早期出现睡眠形态紊乱，尤其是夜间兴奋，易与普通的睡眠障碍混淆。夜间兴奋与血中氧浓度降低、二氧化碳浓度增高有关 4. 咳嗽、咳痰的情况：随病程发展可终生不愈，常晨间咳嗽明显，夜间有阵咳或排痰。并观察是阵发性还是持续性咳嗽，有无伴随哮鸣音或疼痛。注意痰的性质、颜色和量，并对患者进行咳嗽指导，禁用强效镇咳药 5. 定期监测动脉血气分析，判断缺氧和 CO_2 潴留情况
保持呼吸道通畅	鼻导管低流量持续吸氧（1~2 L/min）
用药护理	遵医嘱给予支气管扩张剂、糖皮质激素等药物，注意观察药物疗效及不良反应
基础护理	1. 舒适护理：病室环境温度22~24 ℃，相对湿度以50%~60%为宜。做好口腔和皮肤护理，促进患者舒适，预防口腔感染、压疮的发生 2. 心理：COPD患者因长期患病、经济收入降低、生活质量及自理能力下降等因素失去自信，易形成焦虑和抑郁的心理状态，护士对患者及家属进行健康教育和心理护理，指导患者放松技巧，以减轻其焦虑、紧张情绪
健康指导	1. 疾病知识指导：合理膳食，戒烟限酒，适量运动，心理平衡 2. 避免诱发因素：减少刺激，避免到含有害气体或粉尘、通风不良的环境 3. 病情监测指导：指导患者及家属观察呼吸、判断缺氧情况 4. 饮食指导：应制订足够热量和蛋白质的饮食计划
护理记录	及时完成护理记录单的记录

（二）情景2

案例 7-2C

> 患者诉咳嗽，咳痰，痰多，咳黄色黏液痰，不易咳出。
> **体格检查**：T 36.3 ℃、P 103 次/分、R 22 次/分、BP 118/70 mmHg、SPO_2 92%，精神一般，呼吸运动减弱，语颤减弱，叩诊呈过清音，双肺呼吸音粗糙，双肺可闻及中量哮鸣音和湿啰音，右下肺呼吸音减弱。持续心电监护、鼻导管给氧、密切观察病情。
> **医嘱**：1. 雾化吸入：布地奈德悬浮液 1 mg+ 生理盐水 2 ml
> 　　　　 2. 穴位贴敷（天突、肺俞、膻中）

1. 思考与讨论　如患者出现痰多，难以咳出，需要做哪些处理？

2. 实践任务

（1）请 A 护士执行雾化吸入操作。

（2）请 B 护士完成穴位贴敷。

3. 临床思维分析

（1）患者痰多不易咳出，雾化过程中需密切观察患者生命体征，如出现痰液松动堵塞呼吸道需及时处理。

（2）雾化后需配合排痰，及时清除痰液，并观察痰液情况，如有异常需及时报告医生并留取标本培养。

（3）告知患者养成良好的生活习惯，避免诱发因素。

4. 操作要点

（1）**任务 1 操作要点：雾化吸入**（操作标准见附录 15）

1）询问了解患者的过敏史、用药史，患者口鼻腔黏膜、呼吸状况，指导患者深呼吸及操作中的配合。

2）做好解释，告知患者治疗目的、药物名称及作用以取得合作。

3）向患者解释后，协助患者取合适体位（以坐位和半卧位为宜）。

4）观察患者吸入药物后的反应和效果。

5）雾化后予以拍背，鼓励患者咳嗽，促进痰液的排出，注意观察患者痰液排出情况，如痰液仍未咳出，可予吸痰等方法协助排痰，保持呼吸道通畅。

（2）**任务 2 操作要点：穴位贴敷**（操作标准见附录 24）

1）评估患者的皮肤情况，有无破损。

2）详细询问患者既往病史、药物过敏史及患者体质。

3）评估目前患者的症状，选取合适的穴位以达到治疗效果；和患者沟通，解释操作的目的，取得配合。

4）暴露敷贴部位，选取穴位，注意保暖和保护患者隐私。

5）观察敷药部位有无红、肿、痒等不良反应。

5. 整体护理要点（表7-7）

表7-7 整体护理要点

要点	具体内容
病情观察	1. 观察咳嗽、咳痰的情况 2. 观察呼吸困难的程度，缺氧症状有无改善，如口唇、甲床发绀情况有无好转，呼吸、心率是否平稳等 3. 定期监测动脉血气分析和水、电解质、酸碱平衡情况
保持呼吸道通畅	1. 湿化气道：多饮水，摄取充足的水分，有利于痰液稀释、排出 2. 有效咳痰：晨起时咳嗽，排出夜间聚积在肺内的痰液，就寝前咳嗽有利于患者的睡眠；指导家属给患者正确拍背，拍背时指导患者有效的咳嗽，这样有利于痰液的排出 3. 使用排痰机排痰
用药护理	1. 遵医嘱给予抗生素、支气管舒张药和祛痰药，注意观察药物疗效及不良反应 2. 密切观察敷贴部位的皮肤情况，防止皮疹、水疱的产生，红肿部位不能随意抓挠
呼吸功能锻炼	指导患者进行缩唇呼吸、膈式或腹式呼吸
健康指导	1. 疾病预防指导：戒烟是预防COPD的重要措施，控制职业和环境污染，减少有害气体或粉尘的吸入 2. 避免诱发因素：减少刺激，避免含有害气体或粉尘、通风不良的环境 3. 病情监测指导：教会患者及家属依据呼吸困难与活动之间的关系，判断呼吸困难的严重程度 4. 饮食指导：应制订足够热量和蛋白质的饮食计划
护理记录	及时完成护理记录单的记录

（三）情景3

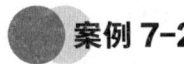

案例 7-2D

> 胸片示：慢性支气管炎合并双下肺感染，肺气肿，肺心病征象。
> 医嘱：头孢唑林 1.0 g+0.9% 生理盐水 10 ml 皮内注射

1. **思考与讨论** 皮试药物的配制与注意事项。
2. **实践任务** 请护士执行皮内注射。
3. **临床思维分析**
（1）抗生素类药物易发生过敏反应，治疗前需进行皮试，合理用药。
（2）皮试观察期间需备好抢救用物，护士也应加强巡视。
（3）患者出现肺心病征象，需减少活动量，但也需指导床上活动，预防血栓形成。
4. **操作要点** 任务操作要点：**皮内注射**（操作标准见附录25）。
1）严格执行"三查八对"和无菌操作原则。
2）详细询问患者的过敏史、用药史和家族史。评估患者注射部位局部皮肤情况，取合适体位，询问患者是否进食。
3）皮试液需现配现用，浓度与剂量准确。

4)皮试后观察患者局部和全身反应,备好抢救物品放于患者床旁。

5)皮试结果阳性者,要在体温单、病历、医嘱单、床头卡醒目注明,同时要将结果告知患者及家属。

6)如对皮试结果有怀疑,应在对侧前臂皮内注射生理盐水 0.1 ml 做对照,确定皮试结果为阴性方可用药。

7)忌用络合碘、碘酊等有色消毒剂,以免影响对皮试结果的判断;使用乙醇消毒,需询问是否有乙醇过敏史。

5. 整体护理要点(表 7-8)

表 7-8 整体护理要点

要点	具体内容
病情观察	1. 咳嗽、咳痰的情况:密切观察咳嗽、咳痰的情况,包括痰液的颜色、量及性状,以及咳痰能否咳出 2. 观察呼吸困难的程度,缺氧症状有无改善,如口唇、甲床发绀情况有无好转,呼吸、心率是否平稳等 3. 气促和呼吸困难:注意呼吸的频率、节律、深度和用力情况。呼吸困难能否平卧,有无进行性加重。如果呼吸浅慢,伴神志改变,常提示有肺性脑病,应及时处理 4. 胸片:肺气肿时胸廓饱满,肋骨走形变平,肋间隙增宽;胸廓前后径增大,胸骨后间隙增宽;膈肌位置下移,膈肌变平;双肺透明度增高,肺外带血管纹理纤细、稀疏;心影呈垂直狭长
用药护理	注意观察药物疗效及不良反应。若出现过敏反应应立即停药并通知医生处理
保持呼吸道通畅	1. 持续低流量给氧 2. 可采取湿化气道、有效咳嗽等方法排痰
呼吸功能锻炼	指导患者进行缩唇呼吸、膈式或腹式呼吸
康复训练	患者心肺功能减退,活动无耐力。失代偿期患者需要绝对卧床休息,协助采取舒适体位,以减少机体耗氧量,促进心肺功能的恢复。家属可为患者进行床上被动运动,预防下肢深静脉血栓的形成。代偿期以量力而行、循序渐进为原则,鼓励患者进行适量活动,提高活动耐力
健康指导	1. 避免诱发因素:减少刺激,避免含有害气体或粉尘、通风不良的环境 2. 指导患者放松技巧:教会患者缓解焦虑的方法,如听轻音乐、下棋等娱乐活动,分散注意力,减轻焦虑 3. 指导家庭氧疗的注意事项 4. 帮助患者树立信心:避免诱因,定期进行呼吸肌功能锻炼,坚持合理用药,减轻症状,增强战胜疾病的信心
护理记录	完成护理记录单的记录

【案例设计思路】

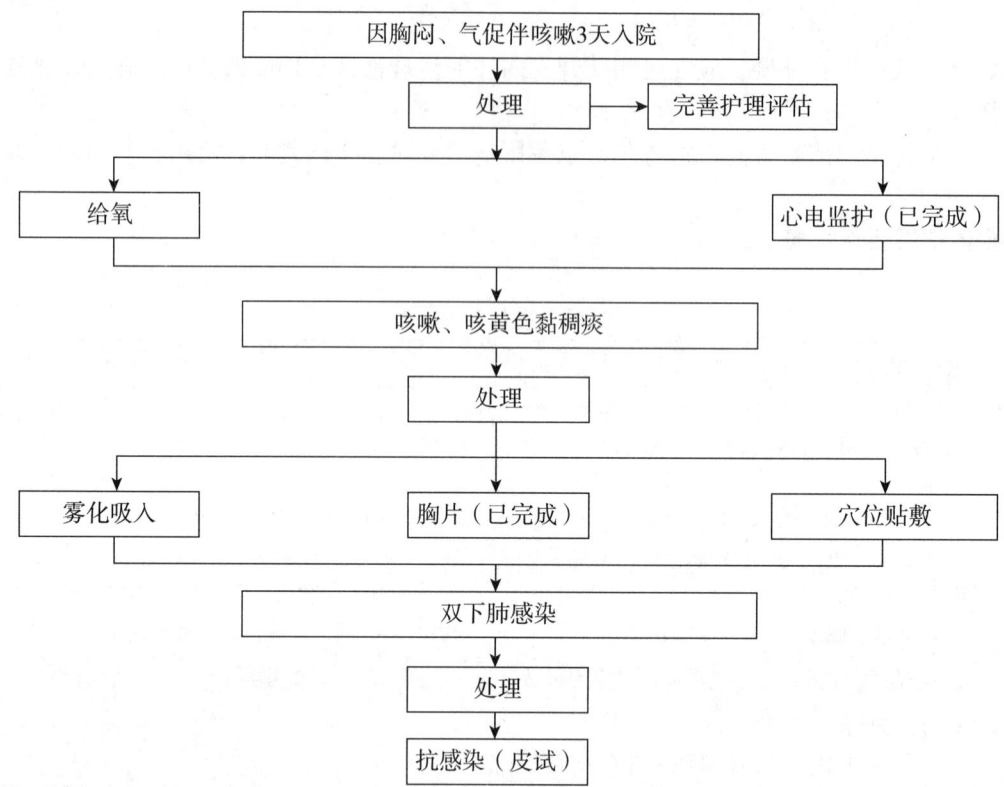

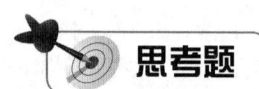

1. 如何为慢阻肺患者制订中西医结合的护理计划？
2. 慢阻肺患者急性发作加重期中医护理的优势体现在哪些方面？
3. 团队在综合实训当中的表现如何？有什么方面需要改进？

(雷晓红　伍永慧)

第八章 乳腺癌中西医护理临床思维与技能综合训练

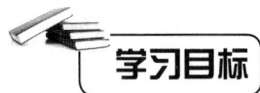

1. 知识目标
   （1）复述乳腺癌的临床表现、护理评估的内容。
   （2）阐述乳腺癌的病因病机。
   （3）比较乳腺癌的中西医诊断思路及治疗要点。
2. 能力目标
   （1）能针对乳腺癌患者的具体情况提出相应的护理问题。
   （2）能针对乳腺癌常见的护理问题，制订相应的中西医结合的护理措施。
   （3）能根据患者病情实施常用的中西医护理技术操作。
   （4）具备一定的中西医结合的护理临床思维能力。
3. 素质目标
   树立热爱医学、敬畏生命、博极医源、精勤不倦、救死扶伤的高尚医德；树立中医文化自信；培养严谨求实、不断探索、勇于创新的科学精神。强化人文关怀的护理理念。

第一节 乳腺癌中西医护理临床思维训练

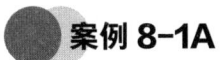

案例 8-1A

病史摘要：女性，57岁，湖南××县人。因发现右乳肿块2月余入院。

现病史：患者自诉于2017年6月无意中发现右乳肿块，无皮肤破损，无疼痛，无乳头溢液、溢血。就诊于当地医院。查乳腺超声示：右乳外上象限探及低回声区，5.4 cm×6.2 cm×4.2 cm，形态不规则，边界不清晰。提示：右乳实性占位伴多发钙化，BI-RADS分级：5级，右腋窝异常肿大淋巴结，转移可能。

2017年8月10日在局麻下行右乳肿块穿刺活检术病理诊断：（右乳包块）乳腺浸润性癌。免疫组化：ER（3+，90%）、PR（2+，60%）、HER-2（3+）、Ki-67（+++，70%）。行靶向治疗联合内分泌治疗2周。结束后复查乳腺超声示：右乳外上象限探及低回声区，大小约3.8 cm×3.2 cm×3.3 cm，形态不规则。提示：右乳实性占位伴多发钙化，BI-RADS分级：5级，右腋窝异常肿大淋巴结，转移可能。现为进一步手术治疗，门诊以"右乳恶性肿瘤"收入本院。

个人史：22 岁结婚，育 1 子 1 女，配偶及子女均体健。13 岁初潮，5 天/32 天，45 岁绝经，平素月经量中等，色红，无血块及痛经史。

既往史：否认传染病史、肿瘤史、冠心病及糖尿病等特殊病史。

家族史：否认两系三代家族性遗传病史。

体格检查：T 36.4 ℃，P 78 次/分，R 20 次/分，BP 139/74 mmHg，身高 150 cm，体重 65 kg，体表面积 1.60 m^2，ECOG 评分 0 分。形体肥胖，慢性病容，胸廓对称，无畸形，呼吸动度对称，语颤正常，双肺叩诊清音，未闻及干湿啰音，腹平软、无压痛。

专科检查：患者双乳外形对称，未见静脉曲张、酒窝征及橘皮样变，双乳头未见凹陷。右乳可见穿刺点青紫，右乳头外上方 10 点钟方向距乳头 2 cm 可触及大小约 3.0 cm×2.5 cm 肿物，质地韧、偏硬，边界欠清，活动度较差。右侧腋窝似可触及肿大淋巴结，大小约 1.5 cm×1.0 cm，质地韧、偏硬，边界尚清，活动度一般。

中医望、闻、切诊：乳房肿块，神志清楚，面色暗青，苔薄白，脉弦。

乳腺癌是发生在乳腺上皮组织的恶性肿瘤，是常见的女性恶性肿瘤之一，患病率随着年龄的增长而呈上升趋势。2020 年全球癌症最新统计数据显示，女性乳腺癌已经超越肺癌，成为全球发病率最高的癌症，其发病率在中国亦呈逐年增高态势。本病的早期临床症状常表现为：乳房发现异常变化，如扪及包块或有增厚、胀感，出现微凹（酒窝征），皮肤变粗、发红，乳头变形、回缩或有鳞屑等，乳头溢液、疼痛或压痛。还有极少数人首先发现的是腋窝淋巴结肿大，虽不是早期临床表现，常提示乳房内的隐匿性癌。在临床治疗中，西医以手术为主，即根据病情与病期的不同选择不同的手术方案，还有化疗、放疗、激素治疗、免疫治疗等。此外，以整体观和辨证论治为核心思想的传统中医药与现代医学乳腺癌精准医疗结合的分型-分阶段治疗可以充分发挥中西医结合优势，在乳腺癌防治中发挥重要作用。中医把乳腺癌归于"乳岩"范畴，认为是气血凝滞、痰凝、邪毒结于乳络而成，治疗原则是：扶正祛邪，活血化瘀，消毒散结。在患者护理过程中，中西医结合的护理措施可以提高临床疗效、促进疾病的恢复、提高患者的生活质量。

一、案例解析

（一）患者中西医诊断是什么？其诊断依据有哪些？

1. 西医诊断 乳腺癌。

乳腺癌诊断依据：乳腺癌的诊断应遵循临床-影像-病理"三结合"的形式（图 8-1）。

（1）临床：早期乳腺癌可无任何症状，体格检查会发现患者乳房内有明显的肿块，或者是腋窝淋巴处结节明显。临床查体时可观察有无皮肤颜色改变、局部隆起、"酒窝征"和"橘皮征"、乳头内陷，乳头、乳晕区皮肤糜烂、结痂或脱屑，乳头溢液等。触及肿物应记录肿物部位、大小、质地、活动度、有无压痛等。本例患者也是在无意中扪及右乳肿块，而临床查体中患者无皮肤破损，无疼痛，无乳头溢液、溢血。

（2）影像：通过乳腺钼靶、乳腺彩超检查、乳腺磁共振检查等检查项目可以评估乳房内肿块的大小、数量、部位以及性质。钼靶 X 线摄片可见致密的肿块阴影，范围比实际触诊要小，形状不规则，边缘呈现毛刺状，密度不均匀，可有细小成堆的钙化点，常伴血管影增多、增粗，乳头回缩，乳房皮肤增厚或凹陷。B超检查可见实质性占位病变，形状不规则，边缘不齐，光点不均匀，血流丰富。本例患者查乳腺超声示：右乳外上象限探及低回声区，5.4 cm×6.2 cm×4.2 cm，形态不规则，边界不清晰。提示：右乳实性占位伴多发钙化，乳腺影像报告和数据系统（breast imaging reporting and data system，BI-RADS）分级：5级，右腋窝异常肿大淋巴结，转移可能。

(3) 病理：病理检查是乳腺癌诊断的标准，主要是通过细针穿刺或者是直接切除部分肿瘤做病理性活检。对临床怀疑恶性或 BI-RADS 4级以上的病变应进行病理活检诊断，推荐影像引导的空芯针穿刺活检。本例患者 BI-RADS 5级，需病理诊断，右乳肿块穿刺活检术病理诊断为（右乳包块）乳腺浸润性癌。免疫组化：ER（3+，90%）、PR（2+，60%）、HER-2（3+）、Ki-67（+++，70%）。

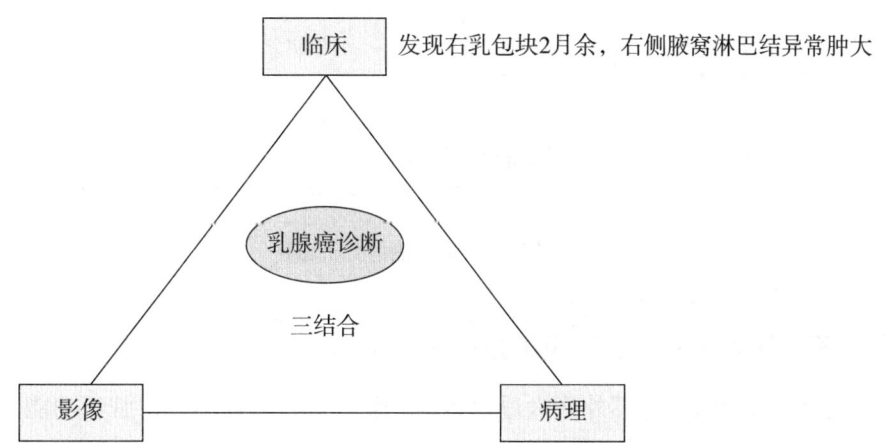

图 8-1　临床-影像-病理"三结合"诊断依据

2. 中医诊断　病名：乳岩；证型：肝郁痰凝证。

证型分析：肝郁痰凝。

主症：乳房部肿块皮色不变，质硬而边界不清；苔薄白，脉弦。

证候分析：肝气郁滞，横逆犯脾，脾失健运，痰湿内生，故乳房肿块。苔薄白，脉弦滑，均为肝郁痰凝之象。

（二）何为乳腺癌？其病因是什么？乳腺癌是如何分期、分级、分型的？

乳腺癌是指在多种致癌因素的作用下，乳腺上皮（导管或小叶上皮）组织发生增殖失控而形成的一种恶性肿瘤。

乳腺癌的发生主要与遗传、激素和基因突变有关。遗传因素：有 5%~10% 的乳腺癌发生呈家族聚集的特点，遗传因素也是乳腺癌的发病原因之一。激素影响：雌激素和孕激素是乳腺癌细胞繁殖的基础，同时也可以促进乳腺癌细胞的生长，也是乳腺癌发病的原因之一。月经初潮过早或更年期（绝经期）过晚与乳腺癌发病相关。基因突变：*BRCA-1* 和 *BRCA-2* 基因突变也是乳腺癌的发病原因之一。此外，饮酒、超重或肥胖、未生育、未哺乳、长期摄入雌激素，这些因素也是导致乳腺癌发生的危险因素。

乳腺癌的分期：包括临床分期（cTNM）、病理分期（pTNM）和新辅助化疗后的病理分期（ypTNM）。

cTNM 分期：由体格检查和影像学来确定。pTNM 分期：由手术切检的标本送病理来确定。ypTNM 分期：是对接受术前新辅助化疗的患者进行的分期，来区别于术前未行新辅助化疗的临床分期。

乳腺癌的分析思路如图 8-2 所示。

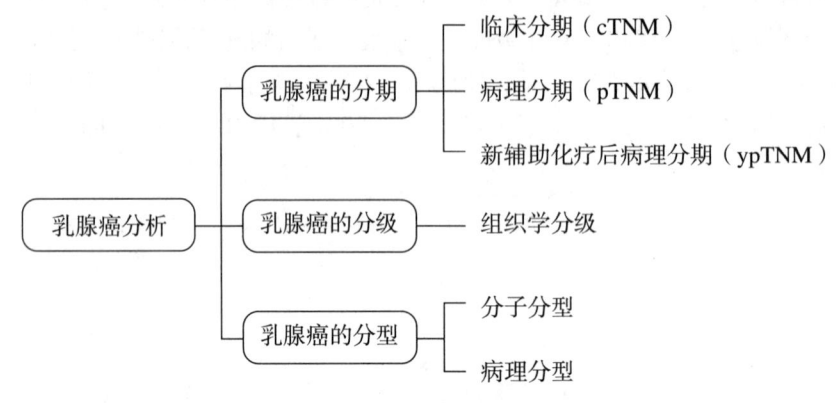

图 8-2　乳腺癌的分析思路

（三）中医学认为该病的病因病机是什么？

中医学认为乳岩的病因总不外乎六淫侵袭，肝脾气郁，冲任不和，脏腑功能失调，以致气滞、血瘀、痰凝、邪毒结于乳络而成。

1．气滞痰凝　忧思郁怒，七情内伤，则肝脾气逆。肝郁则气血瘀滞，脾伤则痰浊内生，痰瘀互结，经络阻塞，结滞于乳房而成。

2．冲任失调　肝肾不足，冲任失调，脏腑及乳房的气血失和，气滞、痰凝、血瘀互结而发病。

3．正虚毒炽　正气亏虚，六淫邪毒乘虚入侵，痰、热、瘀互结，蕴阻于乳络而成。

4．气血两亏　病变日久，气血亏虚，加上放化疗毒性，气血更伤，整体表现为邪实正虚之象。气虚则血液滞留，血少则血流不畅，均易导致血瘀形成，即因虚致瘀，瘀血日久，干着某处，或留或积，形成癥瘕积聚，肿大成块，留居一处而不散产生"虚瘀致瘤"。

5．脾胃虚弱　病久或术后，脾胃虚弱，不思饮食，运化水谷、化生气血功能失调。常见全身乏力，食欲缺乏，恶心呕吐等症，进一步加重痰浊瘀血内生，而生多种变证。

6．气阴两虚　肝肾阴虚，阴虚则火旺，火旺则灼津炼痰，痰毒瘀血互结乳房而成。

7．邪毒旁窜　手术或放疗、化疗在治疗疾病的同时，也会耗伤气血，或影响脏腑功能而导致痰浊瘀血内生。若正气亏虚，或邪毒炽盛，四处旁窜，可产生多种变证。

（四）乳腺癌的中西医治疗原则及方法是什么？

1．西医治疗（图 8-3）　乳腺癌应采用综合治疗的原则，医生会根据肿瘤的生物学行为和患者的身体状况，联合运用多种治疗手段，兼顾局部治疗和全身治疗，以期提高疗效和改善患者的生活质量。

（1）内分泌治疗：内分泌治疗是乳腺癌全身治疗的主要手段之一，通过阻断激素的作用，以阻止癌细胞生长。适用于激素受体（ER/PR）阳性的乳腺癌患者。

抗雌激素药物：常用的药物有他莫昔芬、托瑞米芬，可降低乳腺癌患者术后复发及转移，同时可减少对侧乳腺癌的发生率，绝经前和绝经后的妇女均可使用。常见不良反应有潮热、恶心、呕吐、静脉血栓形成、眼部反应、阴道干燥或分泌物增多。长期应用后小部分病例可能发生子宫内膜癌。

芳香化酶抑制剂：目前常用的药物有来曲唑、阿那曲唑、依西美坦。适用于绝经后，治疗效果优于他莫昔芬，但骨相关事件（如骨质疏松）发生率较他莫昔芬增加。

(2) 靶向治疗：HER-2 基因是与乳腺癌预后密切联系的癌基因。当 HER-2 过表达时，细胞会因过度刺激而造成不正常的快速生长，最终导致乳腺癌发生。靶向治疗适用于 HER-2 阳性的乳腺癌患者。主要药物有曲妥珠单抗、帕妥珠单抗、T-DM1、拉帕替尼、吡咯替尼、索拉非尼等。

(3) 手术治疗：对早期乳腺癌患者，手术治疗是首选。但全身情况差、主要脏器有严重疾病、老年体弱不能耐受手术者禁忌使用手术治疗。医生会根据乳腺癌分期、患者的身体情况、患者本人意愿、病理分型等选择相应的手术方式。

保留乳房的乳腺癌切除术：目的是完整地切除肿块。适合于临床Ⅰ期、Ⅱ期的乳腺癌患者，且乳房有适当体积，术后能保持外观效果者。无法获得切缘阴性者禁忌施行该手术。术后必须辅以放疗等。

全乳房切除术：必须切除整个乳腺，包括腋尾部及胸大肌筋膜。该术式适用于原位癌、微小癌及年迈体弱不宜行根治术者。

乳腺癌根治术和乳腺癌扩大根治术：乳腺癌根治术应切除整个乳房、胸大肌、胸小肌、腋窝所有淋巴结。扩大根治术还需同时切除胸廓内动脉、静脉及其周围的淋巴结（即胸骨旁淋巴结）。此两种术式现已较少使用。

乳腺癌改良根治术：有两种术式，一是保留胸大肌，切除胸小肌；二是保留胸大肌、胸小肌。该术式保留了胸肌，术后外观效果较好，是目前常用的手术方式。

前哨淋巴结活检术及腋窝淋巴结清扫术：为了明确癌细胞是否扩散到淋巴结，通常进行前哨淋巴结活检术，多在切除病灶时进行。前哨淋巴结是指接受乳腺癌病灶引流的第一站淋巴结，可采用示踪剂显示后切除活检。根据前哨淋巴结的病理结果判断腋窝淋巴结是否有肿瘤转移，对前哨淋巴结阴性的乳腺癌患者可不常规行腋窝淋巴结清扫。前哨淋巴结病理结果阳性或临床腋窝淋巴结阳性且经穿刺/手术活检证实有转移的患者常规行腋窝淋巴结清扫术，需要切除多个腋下淋巴结。

乳癌根治术后乳房重建术：包括即刻和延期乳房重建，可采用自体组织（背阔肌皮瓣、腹直肌皮瓣、臀大肌皮瓣等）、人造材料（乳房假体）或联合重建（自体组织＋乳房假体）。乳房重建有利于改善患者的生活质量。

(4) 放射治疗：简称放疗，通过高能射线来杀死癌细胞，是乳腺癌综合治疗的重要组成部分，可以减少肿瘤的转移及复发。适应证：原发肿瘤最大径 ≥ 5 cm，或肿瘤侵及乳腺皮肤、胸壁；腋窝淋巴结转移 ≥ 4 枚；淋巴结转移 1～3 枚的 T1～T2，当腋窝清扫不彻底或淋巴结检测不彻底也应考虑放疗。方式：包括外照射和近距离放疗两种。外照射放疗即在体外对病灶进行放疗，放射源离人体有一段距离，且集中照射在病变部位。近距离放疗是将放射源靠近病灶，或是将放射粒子植入病灶内以杀伤癌细胞。不良反应：包括疲劳和治疗部位的皮肤出现类似晒斑的红疹。乳房组织也可能出现肿胀或变硬。少部分患者可能会出现心脏或肺的损害。

(5) 化学药物治疗：简称化疗，乳腺癌是实体瘤中应用化疗最有效的肿瘤之一，化疗在整个治疗中占有重要地位。由于手术尽量去除了肿瘤负荷，残存的肿瘤细胞易被化学抗癌药杀灭。类型：包括辅助化疗和新辅助化疗。辅助化疗指在手术后所做的化疗，目的在于杀灭手术无法清除的微小病灶，减少癌细胞的转移、复发。适用于浸润性乳腺癌伴腋窝淋巴结转移者。对腋窝淋巴结阴性而有高危复发因素者（如原发肿瘤直径大于 2 cm，组织学分级差，雌、孕激素受体阴性，癌基因表皮生长因子受体 2 有过度表达），也适合应用术后辅助化疗。新辅助化疗又称术前化疗，多用于局部晚期的病例，目的在于缩小肿瘤，提高手术成功机会及探测肿瘤对药物的敏感性。目前常用化疗药物：蒽环类药物，常见药物有多柔比星、表柔比星，常见不良反应包括心脏毒性、骨髓抑制、消化道反应等。紫杉类药物，常见药物有紫杉醇、多西他赛，常见不良反应包括骨髓抑制、过敏反应、胃肠道反应等。其他，包括氟尿嘧啶、环磷酰胺、甲氨蝶呤、长春瑞滨等。注意事项：化疗期间应定期检查血常规及肝、肾功能。

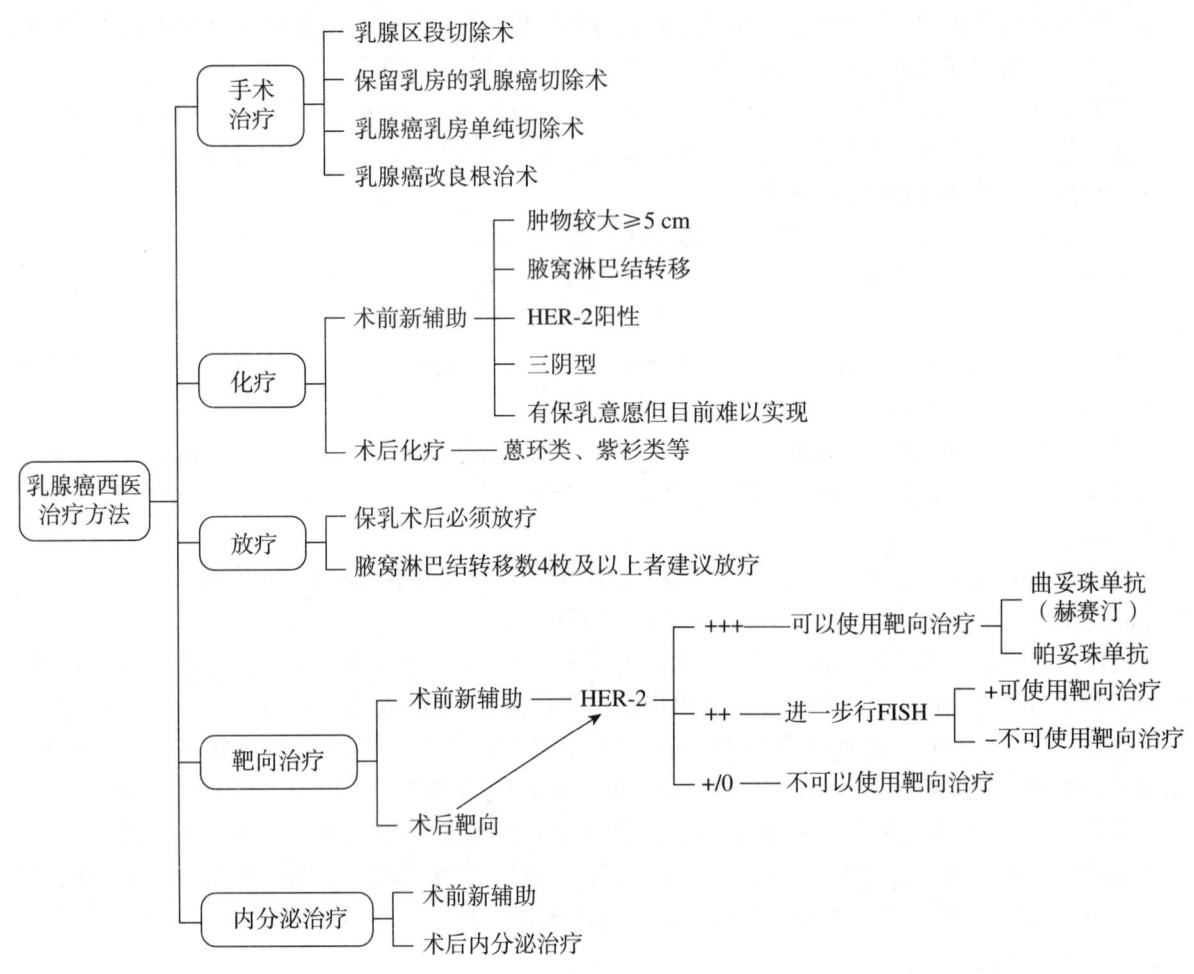

图 8-3　乳腺癌西医治疗方法

本患者根据临床及病理的分期、分级及分型，行靶向治疗联合内分泌治疗后进行手术治疗，术后进行了放疗。

2. 中医治疗

（1）辨证论治：乳岩可分 7 种证型，详见表 8-1。应根据不同的证候选择相应的治法及方药，进行辨证论治。此外，中医外治法适用于有手术禁忌，或已有远处转移而不适宜手术者。初起用阿魏消痞膏外贴；溃后用海浮散、红油膏外敷；坏死组织脱落后，改用生肌散、生肌玉红膏外敷。

表 8-1　乳腺癌常见证型及治疗

证型	证候	治法	方药
肝郁痰凝证	情志抑郁，或性情急躁，胸闷胁胀，或伴经前乳房作胀，或少腹胀痛；乳房部肿块皮色不变，质硬而边界不清；苔薄，脉弦	疏肝解郁，化痰散结	神效瓜蒌散合开郁散加减

续表

证型	证候	治法	方药
冲任失调证	月经紊乱,素有经前期乳房胀痛;或婚后未育,或有多次流产史;乳房结块坚硬,或术后患者伴对侧乳房多枚片块质软;舌质淡,苔薄,脉弦细	调摄冲任,理气散结	二仙汤合开郁散加减
正虚毒炽证	乳房肿块扩大,溃后愈坚,渗流血水,不痛或剧痛;伴精神萎靡,面色晦暗或苍白,纳食量少,心悸失眠;舌质紫或有瘀斑,苔黄,脉弱无力	调补气血,清热解毒	八珍汤加减。酌加半枝莲、白花蛇舌草、石见穿、露蜂房
气血两亏证	多见于晚期或手术或放疗或化疗后,形体消瘦,面色萎黄或㿠白,头晕目眩,神倦乏力,少气懒言,术后切口色黑或流脓,日久不愈;舌质淡,苔薄白,脉沉细	补益气血,养心安神	香贝养荣汤加减
脾胃虚弱证	手术或放疗或化疗后,神疲肢软,食欲缺乏,恶心欲呕,肢肿倦怠;舌质淡,苔薄白或腻,脉细	健脾和胃	参苓白术散加减。若见口腔黏膜糜烂、牙龈出血者,治宜清养胃阴,方用益胃汤加减
气阴两虚证	多见于手术或放疗或化疗后,形体消瘦,短气自汗或潮热盗汗,口干欲饮,纳谷不馨,夜寐易醒;舌红少苔,脉细或细数	益气健脾,养阴清热	方药:四君子汤合知柏地黄汤加减
邪毒旁窜证	多见于晚期或手术或放疗或化疗后,形体消瘦,神疲乏力,局部或对侧乳房皮肤结节,质硬不移;或骨骼持续疼痛,如针扎锥刺,行动不便;或胸痛,咳嗽,痰中带血或咯血;或鼓胀,面目俱黄,胁痛腹胀,纳少呕恶,溲赤便结;或头痛,呕吐,神昏目糊,抽搐,甚者昏迷	扶正祛邪,化浊解毒	随证选用调元肾气丸加减;六味地黄汤合百合固金汤加减;茵陈蒿汤合归芍六君汤加减;羚羊钩藤饮加减。常加半枝莲、白花蛇舌草、蛇六谷、龙葵、干蟾皮等

(2) 针对该患者的中医治疗:该患者属于肝郁痰凝证。

1) 治法:疏肝解郁,化痰散结。

2) 代表方:神效瓜蒌散合开郁散加减。

方药分析:神效瓜蒌散中,瓜蒌理气化痰、散结消痈、清热解毒。当归补血活血,乳香、没药行气活血止痛;甘草清热解毒调和诸药。诸药共奏理气化痰、活血止痛之功。

开郁散中,柴胡、郁金、香附疏肝解郁;白芍、当归柔肝养血;白术、茯苓健脾利湿;白芥子善去寒痰,消皮里膜外之结块;全蝎、天葵草解毒消岩肿;甘草调和诸药。

以上2方共奏疏肝理气、化痰散结、行气活血、祛瘀止痛之功效,契合了乳癖"气滞、痰凝、血瘀"的病机特点。

临床运用:该患者有明显情志不畅之现象,故用治乳痈、奶劳之神效瓜蒌散和疏肝解郁、化痰散结之开郁散。若肝郁明显则可加陈皮、半夏行气除滞,如乳房痛甚,可加丹参、川芎活血止痛;如肿块质地较硬,可加夏枯草、牡蛎、皂角刺,强化散结化痰之功效。

二、乳腺癌的中西医结合护理

(一) 从哪些方面对该患者进行中西医结合的护理评估?

1. 西医护理评估

(1) 术前评估

健康史：了解患者一般情况，月经史、婚育史、哺乳情况、饮食习惯、营养状态、生活环境等，既往有无乳房良性肿瘤史，家庭中有无乳腺癌或其他肿瘤患者。

身体状况：观察乳房外形，有无局部破溃、酒窝征、乳头内陷、橘皮征等乳房外形改变；观察乳房肿块情况，有无乳房肿块，肿块的部位、质地、活动度、疼痛等情况；腋窝等部位有无淋巴转移；有无胸痛、气促、骨痛、肝大、黄疸等转移表现。了解有无钼靶 X 线、超声、病理检查及其他有关手术耐受性检查（心电图、肺功能检查）等的异常发现。

心理 - 社会状况：了解患者对疾病的认知程度，对手术有何顾虑和思想负担；了解朋友及家属，尤其是配偶，对患者的关心、支持程度；了解家庭对手术的经济承受能力。

（2）术后评估

手术情况：了解手术类型、麻醉方式与效果，术中出血、补液、输血情况，病变组织切除情况和术后诊断。

身体状况：生命体征是否平稳，患者是否清醒，胸部弹力绷带是否包扎过紧，有无呼吸困难等；评估有无皮瓣下积液、患肢有无水肿、肢端血液循环情况；各引流管是否通畅，引流量、颜色与性状等。

心理 - 社会状况：了解患者有无紧张、焦虑、抑郁、恐惧等；患肢康复训练和早期活动是否配合；对出院后的继续治疗是否清楚。

2．中医护理评估　评估患者生命体征、神志、舌苔、脉象变化。评估乳房肿块的部位、大小、性状，肢体肿胀程度、疼痛性质和持续时间，以及伴随症状，以利于辨别证型及病情轻重。化疗期可从其恶心、呕吐的持续时间和呕吐物，四肢麻木的症状情况等判断病情进展情况。

（二）该患者目前存在哪些护理问题？

1．自我形象紊乱　与乳腺癌切除术造成乳房缺失和术后瘢痕形成有关。

2．有组织完整性受损的危险　与留置引流管、患侧上肢淋巴引流不畅、头静脉被结扎、腋静脉栓塞或感染有关。

3．知识缺乏：缺乏有关术后患肢功能锻炼的知识。

4．潜在并发症：患肢水肿，皮瓣下积液、积血，皮瓣边缘坏死。

（三）护理措施

1．应为患者做好哪些术前护理？

（1）心理护理：患者面对恶性肿瘤对生命的威胁、不确定的疾病预后、乳房缺失导致外形受损、婚姻生活可能受到影响，以及手术、放射治疗、化学治疗、内分泌治疗等各种复杂而痛苦的治疗等问题容易产生焦虑、恐惧等负性心理反应。护理人员应了解和关心患者，鼓励患者表达对疾病和手术的顾虑与担心，有针对性地进行心理护理。向患者和家属解释手术的必要性和重要性，请曾接受过类似手术且已痊愈者现身说法，帮助患者度过心理调适期。告诉患者行乳房重建的可能，鼓励其树立战胜疾病的信心。对已婚患者，应同时对其丈夫进行心理辅导，使之逐渐接受妻子手术后身体形象的改变，鼓励夫妻双方坦诚相待，取得丈夫的理解、关心和支持。

（2）术前准备：做好术前常规检查和准备。对手术范围大、需要植皮者，除常规备皮外，同时做好供皮区（如腹部或同侧大腿区）的皮肤准备。乳房皮肤溃疡者，术前每日换药至创面好转。乳头凹陷者应清洁局部。

2．患者术后护理需从哪些方面进行？

（1）体位：术后麻醉清醒、血压平稳后取半卧位，以利呼吸和引流。

（2）病情观察：严密观察患者的生命体征变化，观察切口敷料渗血、渗液情况，并予以记录。

乳腺癌扩大根治术有损伤胸膜的可能，患者若感到胸闷、呼吸困难，应及时报告医生，以便早期发现和协助处理肺部并发症，如气胸等。

(3) 伤口护理

有效包扎：手术部位用弹力绷带加压包扎，使皮瓣紧贴胸壁，防止积液、积气。包扎松紧度以能容纳1个手指，维持正常血运，且不影响呼吸为宜。包扎期间告知患者不能自行松解绷带，瘙痒时不能将手指伸入敷料下搔抓。若绷带松脱，应及时重新加压包扎。

观察皮瓣血液循环：注意皮瓣颜色及创面愈合情况，正常皮瓣的温度较健侧略低，颜色红润，并与胸壁紧贴；若皮瓣颜色暗红，提示血液循环欠佳，有坏死的可能，应报告医师及时处理。

观察患侧上肢远端血液循环：若手指发麻、皮肤发绀、皮温下降、动脉搏动不能扪及，提示腋窝部血管受压，肢端血液循环受损，应及时调整绷带的松紧度。

(4) 引流管护理：乳腺癌根治术后，皮瓣下常规放置引流管并接负压引流装置，如负压引流球或负压引流鼓，也可连接墙壁负压装置。负压吸引可及时、有效地吸出残腔内的积液、积血，并使皮肤紧贴胸壁，从而有利于皮瓣愈合。

有效吸引：负压吸引的压力大小要适宜。负压引流球或引流鼓应保持压缩状态。对连接墙壁负压吸引者，若引流管外形无改变，未闻及负压抽吸声，应观察管道连接是否紧密，压力是否适当。

妥善固定：引流管的长度要适宜，患者卧床时将其固定于床旁，起床时固定于上衣。

保持通畅：定时挤压引流管，避免管道堵塞。防止引流管受压和扭曲。若有局部积液、皮瓣不能紧贴胸壁且有波动感，报告医师及时处理。

注意观察：包括引流液的颜色、性状和量。术后1~2日，每日引流血性液体50~200 ml，以后颜色逐渐变淡、减少。

拔管：若引流液转为淡黄色、连续3日每日量少于10~15 ml，创面与皮肤紧贴，手指按压伤口周围皮肤无空虚感，即可考虑拔管。若拔管后仍有皮下积液，可在严格消毒后抽液并局部加压包扎。

3. 中医特色护理

(1) 指导患者服药，如清热解毒为主的中药在餐后半小时服用，以减少对胃黏膜的刺激，气滞痰凝证汤药宜三餐后凉服，气血两虚证汤药宜三餐后温热服。

(2) 中药注射：可注射参芪扶正注射液，益气扶正，或注射艾迪注射液，清热解毒，消瘀散结，但应关注患者肝肾功能检查（斑蝥有毒）。

(3) 中医护理适宜技术

肢体肿胀：①评估患侧肢体水肿程度，出现肿胀加重及时报告医生。②平卧时抬高患肢，使其与心脏保持同一水平；患肢不宜进行静脉输液及测血压。③指导患者做患肢握拳活动，每次5~10分钟，每日2~3次。④遵医嘱气压式血液循环驱动仪治疗，每次30分钟，每日1次。⑤遵医嘱中药外敷。⑥遵医嘱中药湿敷。

疼痛：①指导患者转移注意力，如读书、看报、与人交流等。②指导患者放松，如全身肌肉放松、缓慢深呼吸、听舒缓音乐等。③遵医嘱耳穴贴压：取乳腺、腋下、肝、交感、内分泌等穴。④遵医嘱中药外敷。

心烦易怒：①多与患者及家属交流，及时了解患者存在的心理问题，帮助其排忧解难。②帮助患者取得家属、爱人的理解和关爱。③推荐患者听轻音乐，舒缓情绪。④遵医嘱耳穴贴压：取心俞、肝俞、神门、脑、皮质下等穴。

恶心、呕吐（化疗期）：①观察呕吐物的量、色、性质，及时记录并报告医生。②呕吐后，遵医嘱以温开水或中药漱口液漱口。③遵医嘱耳穴贴压：取脾、胃、交感、膈等穴位。④遵医嘱艾灸：取中脘、关元、足三里、神阙等穴。⑤遵医嘱穴位按摩：取足三里、合谷、内关及两侧脊穴等穴。⑥遵医嘱穴位注射：甲氧氯普胺（胃复安）10 mg 足三里穴位注射。

四肢麻木（化疗期）：①保证环境安全，避免烫伤、灼伤、磕碰等。②注意四肢保暖，穿棉袜，带棉质手套，防止受凉。③遵医嘱气压式血液循环驱动仪治疗，每次 30 分钟，每日 1 次。④遵医嘱穴位按摩：取足三里、手三里、太冲、阳陵泉、曲池、内关等穴。⑤遵医嘱中药泡洗。

三、病情变化及护理

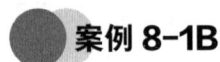

案例 8-1B

次晨查房时，发现患者患侧上肢稍有肿胀。患者家属告知护士，患者因疼痛不愿活动患侧上肢。护士应如何护理？

（一）案例解析

患者现阶段患侧上肢肿胀，出现了术后淋巴水肿，护士应做好相应护理，同时应指导其进行上肢功能锻炼，促进早日功能恢复。

（二）患侧上肢肿胀的预防和护理

患侧腋窝淋巴结切除、头静脉被结扎、腋静脉栓塞、局部积液或感染等因素可导致上肢淋巴回流不畅和静脉回流障碍，从而引起患侧上肢肿胀。

1. 避免损伤 勿在患侧上肢测血压、抽血、注射或输液等。避免患肢过度活动、负重和外伤。

2. 抬高患肢 平卧时患肢下方垫枕抬高 10°～15°，肘关节轻度屈曲；半卧位时屈肘 90°放于胸腹部；下床活动时用吊带托或用健侧手将患肢抬高于胸前，需要他人扶持时只能扶健侧，以防腋窝皮瓣滑动而影响愈合；避免患肢下垂过久。

3. 促进肿胀消退 在专业人员指导下向心性按摩患侧上肢，或进行握拳、屈肘、伸肘和缓慢渐进的举重训练等，促进淋巴回流；深呼吸运动改变胸膜腔内压，并引起膈肌和肋间肌的运动，从而持续增加胸腹腔内的淋巴回流；肢体肿胀严重者，用弹力绷带包扎或戴弹力袖以促进淋巴回流；局部感染者，及时应用抗生素治疗。

（三）患侧上肢功能锻炼指导

由于手术切除了胸部肌肉、筋膜和皮肤，患侧肩关节活动明显受限制，术后加强肩关节活动可增强肌肉力量，松解和预防粘连，最大限度地恢复肩关节的活动范围。为减少和避免术后残疾，应鼓励和协助患者早期开始患侧上肢的功能锻炼。

1. 术后 24 小时内 活动手指和腕部，可做手指的主动和被动活动，如伸指、握拳、屈腕等锻炼。

2. 术后 1～3 日 进行上肢肌肉等长收缩训练，利用肌肉泵作用促进血液和淋巴回流；可用健侧上肢或他人协助患侧上肢进行屈肘、伸臂等锻炼，逐渐过渡到肩关节的小范围前屈、后伸运动（前屈小于 30°，后伸小于 15°）。

3. 术后 4～7 日 鼓励患者用患侧手洗脸、刷牙、进食等，并指导患者做用患侧手触摸对侧肩部及同侧耳朵的锻炼。

4. 术后1周 术后1周皮瓣基本愈合后，开始做肩关节活动，以肩部为中心，前后摆臂，逐渐增加活动范围。

5. 术后2周 皮瓣与胸壁黏附已较牢固，做抬高患侧上肢（将患侧肘关节伸屈、手掌置于对侧肩部，直至患侧肘关节与肩平）、手指爬墙（每日标记高度，逐渐递增幅度，直至患侧手指能高举过头）、梳头（以患侧手越过头顶梳对侧头发、摸对侧耳朵）等的锻炼。

注意事项：患肢功能锻炼应根据患者的实际情况而定，一般以每日3~4次、每次20~30分钟为宜；循序渐进，逐渐增加功能锻炼的内容。术后7日内不上举，10日内不外展肩关节；不要以患侧肢体支撑身体，以防皮瓣移动而影响愈合。

● 案例8-1C

> 入院15天，经过治疗，患者病情稳定，准备住院，但不知道出院后的饮食要求及注意事项。

（一）案例解析

此阶段护士应针对其饮食与活动、后续治疗与康复注意事项等进行针对性指导。

（二）出院健康教育内容

1. 饮食与活动 加强营养，多食高维生素、高蛋白、高热量、低脂肪的食物，增强机体抵抗力。近期避免患侧上肢搬动或提拉过重物品，继续进行功能锻炼。

2. 坚持治疗 遵医嘱坚持化学治疗、放射治疗或内分泌治疗。化学治疗期间定期检查肝、肾功能，每次化学治疗前1日或当日查血白细胞计数，化学治疗后5~7日复查，若白细胞计数$<3×10^9/L$，需及时就诊。内分泌治疗持续时间长，长期服药可导致胃肠道反应、月经失调、闭经、潮热、阴道干燥、骨质疏松和关节疼痛等不良反应。告诉患者坚持服药的重要性，并积极预防和处理不良反应，以提高服药依从性。放射治疗、化学治疗期间因抵抗力低，少到公共场所，以减少感染机会。放射治疗期间注意保护皮肤，出现放射性皮炎时及时就诊。

3. 定期检查乳房 定期的乳房自我检查有助于及早发现乳房的病变，因此20岁以上的妇女，特别是高危人群每个月进行1次乳房自我检查。术后患者也应每个月自查1次，以便早期发现复发征象。检查时间最好选在月经周期的第7~10日，或月经结束后2~3日，已经绝经的女性应选择每个月固定的1日检查。40岁以上女性或乳腺癌术后患者每年还应行钼靶X线检查。乳房自我检查方法如下。

（1）视诊：站在镜前取各种姿势（两臂放松垂于身体两侧、向前弯腰或双手上举置于头后），观察双侧乳房的大小和外形是否对称；有无局限性隆起、凹陷或皮肤橘皮样改变；有无乳头回缩或抬高等。

（2）触诊：患者平卧或侧卧，肩下垫软薄枕或将手臂置于头下进行触诊。一侧手的示指、中指和环指并拢，用指腹在对侧乳房上进行环形触摸，要有一定的压力。从乳房外上象限开始检查，依次为外上、外下、内下、内上象限，然后检查乳头、乳晕，最后检查腋窝有无肿块，乳头有无溢液。若发现肿块和乳头溢液，及时到医院做进一步检查。

综合述评

乳腺癌是女性最常见的恶性肿瘤之一,主要与遗传、激素和基因突变有关。本病的早期临床症状常表现为:乳房发现异常变化,如扪及包块或有增厚、胀感,出现微凹(酒窝征),皮肤变粗、发红,乳头变形、回缩或有鳞屑等,乳头溢液、疼痛或压痛。在临床治疗中,西医以手术为主,即根据病情与病期的不同选择不同的手术方案,还有化疗、放疗、激素治疗、免疫治疗等。中医把乳腺癌归于"乳岩"范畴,认为是气血凝滞、痰凝、邪毒结于乳络而成,治疗原则是扶正祛邪,活血化瘀,消毒散结。手术患者应做好术前准备和心理护理,术后做好病情观察、伤口护理和引流管护理,预防患者上肢肿胀。

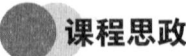

关爱女性健康　从预防乳腺癌开始

世界卫生组织把每年的10月定为"世界乳腺癌防治月",又称"粉红丝带月",旨在让更多女性加强乳腺疾病预防意识。世界卫生组织国际癌症研究机构最新发布的数据显示,乳腺癌已经取代肺癌,成为全球第一大癌症。2020年,全球新增癌症人数共计1929万人,其中乳腺癌新发病例高达226万例,约占新发癌症病例的11.4%,在新确诊的患者中,每8名就有1名是乳腺癌患者。在我国,乳腺癌是女性最常见的恶性肿瘤之一,其发病率位列女性恶性肿瘤之首,呈逐年上升且有年轻化趋势。我国当前乳腺癌患者数量已达到100多万,每年新发乳腺癌患者42万例,死亡12万例,给众多家庭带来了沉痛打击。

因此,关爱女性健康,做好乳腺癌的科普宣传工作刻不容缓。

(伍永慧　朱　伟　吴　湘)

第二节　乳腺癌中西医护理技能综合训练

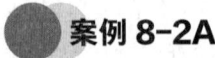

病史摘要:19床,王××,住院号:96932875,女性,46岁。因"发现右侧乳房肿块10天余"于2022年10月2日9:00入院。

现病史:患者10天前无意触摸乳房发现右乳外侧有一肿块,按压疼痛,约鸡蛋大小,质硬,边界不清,无皮肤潮红,无乳头溢液。遂到门诊就诊,以"右乳肿物性质待查"收入院。现症见:右侧乳房按压疼痛,外上限可扪及一鸡蛋大小肿物,质硬,边界不清,无皮肤潮红,无乳头溢液。近有小腹不适感,腰部坠胀感,精神佳,纳寐可,二便正常。近2个月体重无明显变化。

个人史:无吸烟、饮酒史,急躁易怒。

既往史:否认肝炎、结核等传染病史,否认高血压、心脏病史,否认糖尿病、脑血管疾病、精神疾病史，否认外伤、输血史。

婚育史：35 岁结婚，育有 1 女，配偶及女体健。

月经史：月经量中等，无血块、无痛经，近期月经淋漓不尽，白带呈乳白色，无异味。

家族史：否认家族性遗传病史。

体格检查：T 36.5 ℃，P 71 次/分，R 20 次/分，BP 130/88 mmHg。发育正常，营养状况良好，正常面容，胸廓对称，外形正常，无胸骨压痛。语颤正常，呼吸音清，腹平软、无压痛。

专科检查：双侧乳房对称，无皮肤潮红，未见橘皮征、酒窝征，双侧乳头对称，未见明显乳头溢液、内陷；右乳外上象限 9～11 点距乳晕 2 cm 可扪及一 4.0 cm×5.0 cm 肿物，质硬，边界不清，表面尚光滑，移动度可，双侧腋窝、锁骨上淋巴结无肿大。

中医望、闻、切诊：舌淡红，苔白，脉弦滑。

辅助检查：乳腺彩超示双侧乳腺小叶增生，右乳低回声肿块（BI-RADS 4b 级）。巴德针穿刺取活检示右乳浸润性癌。

西医诊断：乳腺癌；乳腺增生。

中医诊断：乳癌；肝郁痰凝证。

一、训练目标

1．熟悉患者入院流程，给予有效、全面的评估。
2．熟悉患者术前准备，了解患者术前护理问题，能进行有效的术前宣教。
3．能熟练进行生命体征测量、导尿操作，并进行合理的健康宣教。
4．团队配合紧密，有较强的整体护理观念。

二、训练流程

（一）情景 1

案例 8-2B

患者术前检查已完善，手术指征明确，无手术禁忌证，拟于 2022 年 2 月 10 日 8：30 行右乳肿物扩大切除＋术中快速切片备全麻下右乳全切＋前哨淋巴结活检备乳腺癌改良根治术。术前更衣、备皮。

医嘱：1．术前生命体征监测
    2．留置导尿

1．思考与讨论

（1）乳腺癌的临床表现有哪些？

(2) 乳腺癌早期出现肿块，随着病情进展，还有哪些乳房外形的改变？

2．实践任务

(1) 请 A 护士执行生命体征监测。

(2) 请 B 护士执行导尿操作。

(3) 请 C 护士回答：患者目前的主要护理问题。

3．临床思维分析

(1) 为患者做好术前宣教，给予心理安慰，缓解紧张情绪。

(2) 操作过程中保护患者隐私，给予充分尊重。

4．操作要点

(1) **任务 1 操作要点**：生命体征监测（操作标准见附录 1）

1) 生命体征监测时患者应处于平静状态。

2) 体温计应甩至 35 ℃以下，擦干腋窝汗液，夹紧体温计。

3) 异常脉搏应测量 1 分钟；脉搏短绌时，记录方式为心率/脉率。

4) 血压袖带松紧以能插入 1 指为宜，避免在输液一侧手臂测量血压。

(2) **任务 2 操作要点**：留置导尿（操作标准见附录 26）

1) 讲解导尿的目的、过程、注意事项和配合要点，让患者学会在活动时防止导尿管脱落的方法。

2) 严格无菌操作。

3) 集尿袋妥善固定在低于膀胱的高度；引流管要留出足够的长度，以防翻身牵拉使尿管脱出；避免尿管受压、打折、弯曲等情况发生。

4) 保护患者隐私，拉好窗帘或屏风遮挡。

(3) **任务 3 操作要点**：目前主要护理问题

1) 恐惧　与乳腺癌的确诊和担心术后乳房外形改变有关。

2) 知识缺乏：缺乏乳腺癌防治相关知识。

5．整体护理要点（表 8-2）

表 8-2　整体护理要点

要点	具体内容
心理护理	针对焦虑、恐惧心理，鼓励患者表达对疾病和手术的焦虑与担心，有针对性地进行心理护理，解释手术的必要性和重要性。告诉患者行乳房重建的可能，树立战胜疾病的信心，同时取得丈夫的理解、关心和支持
术前评估	了解患者健康史、身体状况、心理-社会状况
术前准备	做好术前常规检查和准备。对手术范围大、需要植皮者，除常规备皮外，同时做好供皮区的皮肤准备
基础护理	舒适护理：病室环境温度 22～24 ℃、相对湿度以 50%～60% 为宜，使患者舒适。保证充足的睡眠

（二）情景 2

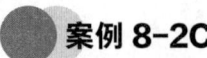

案例 8-2C

患者在全麻下行右侧乳腺癌改良根治术，术毕返回病房。切口敷料干燥无渗血，胸衣包扎胸部，无胸闷不适。右侧胸壁及腋窝各置有一根引流管，引流通畅，引流出红色液体。导尿管通畅，引流出淡黄色清亮尿液。右手指可屈伸活动，肢端皮温可，动脉搏动可。软枕垫高右上肢。

术后医嘱：一级护理，心电监护、给氧（已吸氧），禁食6小时。术后给予抗感染、镇痛、止血、营养支持等对症治疗。

医嘱： 1. 心电监护
2. 头孢地嗪0.5 g皮试

1. 思考与讨论 如何预防术后患侧上肢肿胀？肿胀发生后如何护理？

2. 实践任务

（1）A护士执行心电监护操作。

（2）B护士口述患者术后的护理措施。

（3）C护士执行皮内注射操作。

3. 临床思维分析

（1）加强生命体征监护，预防术后并发症的发生。

（2）避免在手术侧上肢进行操作，并告知患者及家属注意事项。

（3）严密观察伤口敷料和引流情况，如有异常及时处理。

4. 操作要点

（1）任务1操作要点：心电监护（操作标准见附录20）

1）粘贴电极片前要清洁皮肤，确保电极片粘贴牢固。

2）保护患者隐私，拉好窗帘或屏风遮挡。

3）测量血压时松紧适宜，避免在手术侧（右侧）上肢测量血压。

4）血氧饱和度夹与测量血压袖带尽量不在同侧肢体。

5）根据患者病情及生命体征调节报警参数；设置合适的报警音量。

6）指导患者及家属不要在病房内使用手机等电子设备，以免干扰波形。

（2）任务2操作要点：术后护理

1）体位：术后麻醉清醒、血压平稳后取半卧位，以利呼吸和引流。

2）病情观察：严密观察生命体征变化，观察切口敷料渗血、渗液情况。若患者感到胸闷、呼吸困难，应及时报告医师，以便早期发现和协助处理气胸等并发症。

3）伤口护理

有效包扎：松紧度适宜，不影响呼吸。避免搔抓。如绷带松脱，应及时加压包扎。

观察皮瓣血液循环：注意皮瓣颜色及创面愈合情况。

观察患侧上肢远端血液循环：若手指发麻、皮肤发绀、皮温下降、动脉搏动不能扪及，提示腋窝部血管受压，肢端血液循环受损，应及时调整绷带松紧度。

4）引流管护理。①有效吸引：负压吸引的大小要适宜。②妥善固定：引流管长度要适宜，患者卧床时固定于床旁，起床时固定于上衣。③保持通畅：定时挤压引流管，避免管道堵塞。防止引流管受压和扭曲。④注意观察：引流液的颜色、性状和量。术后1～2日，每日引流血性液体50～200 ml，以后颜色逐渐变淡、减少。⑤引流液转为淡黄色、连续3日每日量少于10～15 ml，创面与皮肤紧贴，手指按伤口周围皮肤无空虚感，可考虑拔管。

5）患侧上肢肿胀的护理

避免损伤：勿在患侧上肢行测血压、输液等操作，避免患肢过度活动。

抬高患肢，避免患肢下垂过久。

促进肿胀消退：在专业人员指导下向心性按摩患侧上肢，肢体肿胀严重者，用弹力绷带包扎或戴弹力袖促进淋巴回流。

舒适护理：穿着棉质、宽松衣服，减少对肿胀肢体的摩擦，降低感染概率。

6) 患侧上肢功能锻炼：鼓励和协助患者早期开始患侧上肢的功能锻炼。

(3) **任务 3 操作要点**：皮内注射（操作标准见附录 25）

1) 过敏试验前详细询问患者的用药史、药物过敏史及家族过敏史。

2) 皮试液需现配现用，浓度与剂量准确。

3) 皮试后注意关注患者局部和全身反应，备好抢救物品于患者床旁。

4) 皮试结果阳性者，要在体温单、病历、医嘱单、床头卡醒目注明，将结果告知患者及家属。如对皮试结果有怀疑，应在对侧前臂皮内注射生理盐水 0.1 ml，做对照，确定皮试结果为阴性方可用药。注意避免右侧上肢行皮内注射。忌用络合碘、碘酊等有色消毒剂，以免影响对皮试结果的判断；使用乙醇消毒，一定要询问是否有乙醇过敏史。

5．整体护理要点（表 8-3）

表 8-3　整体护理要点

要点	具体内容
病情观察	1．术后心电监护，观察体温、脉搏、呼吸、血压、SPO_2 等生命体征是否平稳 2．观察伤口敷料是否有渗血、渗液 3．观察引流管是否通畅，以及引流液的色、质、量 4．观察右上肢的皮肤温度、脉搏搏动及肿胀情况 5．患者如果伤口疼痛，根据情况可适当用镇痛药；用药后需观察患者疼痛有无改善
体位护理	1．麻醉未醒时，患者头偏向一侧，防止呕吐引起误吸。体位取半坐位或坐位有利于呼吸和咳嗽排痰 2．麻醉醒后可抬高床头，取半坐位有利于呼吸和咳嗽排痰，同时利于伤口引流
用药护理	注意观察药物疗效及不良反应
功能锻炼	1．术后 24 小时内：活动手指和腕部，可做伸指、握拳、屈腕等锻炼 2．术后 1～3 天：指导患者进行屈肘、伸臂锻炼，可用健侧上肢协助患侧上肢活动 3．术后 4～7 天：鼓励患者用患侧手洗脸、刷牙、进食，指导患者用患侧手触摸对侧肩部及同侧耳朵 4．术后 1～2 周：可前后摆臂，开始进行肩关节活动。术后 7 日内不上举，10 日内不外展肩关节
心理护理	对患者及家属进行健康教育和心理护理，减轻其焦虑、紧张情绪。注意维护患者自尊，指导家属关爱、理解患者，帮助患者适应身体的变化。告诉患者乳房重建的可能，增强患者自信心
饮食护理	给予低盐低脂、高热量、高维生素、高蛋白、粗纤维营养饮食，忌辛辣、刺激、油腻食物
基础护理	1．舒适护理：病室环境温度 18～24 ℃，相对湿度以 50%～60% 为宜 2．术后患侧手臂避免测量血压和输液 3．尽早拔除导尿管，防止发生尿路感染
护理记录	完成术后护理记录单

（三）情景 3

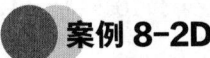

案例 8-2D

患者术后 10 天，体温正常，手术切口愈合良好，无创口感染发生，但患者情绪低落，感觉自卑，请对该患者进行心理指导。

心理指导具体内容如下。

1．可以在认知、决策、应对技能等方面提升患者的自我控制能力，合理运用暗示、宣泄等应对技巧，以增加对于困难的忍耐力，尽快摆脱患者角色，调整心态，增强信心，积极面对生活。

2．积极调动和利用社会网络的支持，如专业支持、家庭支持和同伴支持，通过帮助、鼓励和支持，最大限度恢复患者的社会功能，提高患者的健康素养和自我管理能力。

3．采用中医情志疗法。

【案例设计思路】

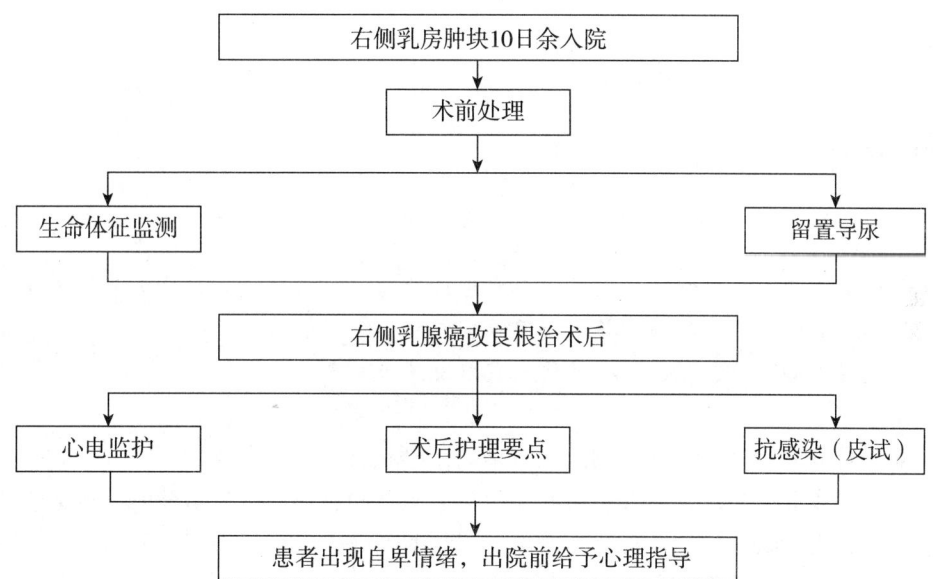

1．如何做好内分泌治疗或靶向治疗用药指导？

2．如何为乳腺癌患者制订中西医结合的护理计划？

3．如何做好乳腺癌患者心理护理？

4．该患者术后发生疼痛，可采用哪些中医操作缓解疼痛？

（段丽娜　冯晓琳）

第九章 多囊卵巢综合征中西医护理临床思维与技能综合训练

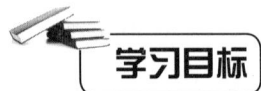

1. 知识目标
   （1）复述多囊卵巢综合征的临床表现、护理评估的内容。
   （2）阐述多囊卵巢综合征的发病机制及病因病机。
   （3）比较多囊卵巢综合征的中西医诊断思路及治疗要点。
2. 能力目标
   （1）能针对多囊卵巢综合征患者的具体情况提出相应的护理问题。
   （2）能针对多囊卵巢综合征常见的护理问题，制订相应的中西医结合的护理措施。
   （3）能根据患者病情实施常用的中西医护理技术操作。
   （4）具备一定的中西医结合的护理临床思维能力。
3. 素质目标
   树立热爱医学、敬畏生命、博极医源、精勤不倦、救死扶伤的高尚医德；树立中医文化自信；培养严谨求实、不断探索、勇于创新的科学精神；强化人文关怀的护理理念。

第一节 多囊卵巢综合征中西医护理临床思维训练

案例 9-1A

病史摘要：翟××，女性，19岁，长沙市人，在校大学生。因"月经稀发伴颜面部痤疮、双上肢毛发增多1年余"于2017年8月15日11：20入院。

现病史：患者诉自2016年8月开始，无明显诱因出现月经稀发，1~4月1行，伴颜面部痤疮，双上肢毛发增多。患者于2016年12月17日至2017年1月15日在我科门诊求治，完善相关检查后诊断为"多囊卵巢综合征（PCOS）、胰岛素抵抗、甲状腺功能减退"，予服地屈孕酮及中药治疗，服左甲状腺素钠（优甲乐）25微克补充甲状腺素，予二甲双胍缓释片50 mg qd 增敏胰岛素，服药后当月月经来潮，此后反复出现月经稀发，患者未规律随诊。患者因月经3个月未潮，自服地屈孕酮10 mg qd 17天，但月经一直未潮，遂于今日来我科门诊求治，门诊进行相关检查，以"多囊卵巢综合征、肝功能异常"收住院。现症：颜面部痤疮、双上肢毛发增多，月经3个月未潮，无腹痛、腹胀，阴道分泌物不多，无口干多饮，无疲劳乏力，精神可，食量正常，平素熬夜多，入睡困难，夜眠多梦，二便正常。

个人史：出生于湖南省长沙市，未久居外地，无血吸虫疫水及特殊毒物接触史。生活及工作条件尚可，性情温和，无重大精神创伤史，无吸烟、饮酒等嗜好，喜食肥甘厚味，常熬夜。否认冶游史。

既往史：否认"高血压""冠心病"等慢性疾病史，否认"乙肝""结核""梅毒"等传染病史，否认外伤、输血、手术、中毒史，预防接种史不详。否认药物、食物过敏史。

家族史：父母体健，否认特殊家族遗传病史。

体格检查：T 36.4 ℃，P 98 次/分，R 20 次/分，BP 138/89 mmHg，体重 110 kg，身高 165 cm，腰围 105 cm，BMI 40.4 kg/m^2。神志清楚，发育正常，形体肥胖，正常面容。全身皮肤及黏膜无黄染，颜面、胸、背等处生丘疹如刺。浅表淋巴结无肿大、无压痛。颈软，颈静脉不充盈、无异常搏动，甲状腺正常，气管居中。胸廓两侧对称，双肺呼吸音清，未闻及明显干湿性啰音。心前区无隆起，触诊无震颤，心界无明显扩大，心率98次/分，律齐。腹平坦，腹壁静脉无怒张，全腹柔软，无压痛及反跳痛，无振水音。

专科检查：外阴（－），未内诊。

中医望、闻、切诊：舌质淡红，苔白腻，脉弦数。

实验室检查：肝功能示 ALT 115.8 U/L，AST 60.6 U/L；甲功三项示 FT 423.10 pmol/L；睾酮 0.86 ng/ml，黄体酮 0.28 ng/ml；空腹血清胰岛素 39.54 μU/ml。

多囊卵巢综合征（polycystic ovary syndrome，PCOS）是一种常见的妇科内分泌代谢性疾病，在临床上以雄激素过高的临床或生化表现、持续无排卵、卵巢多囊改变为特征，严重影响身心健康。有研究表明，PCOS 的发病率在我国育龄期女性中占 6%～10%，且随着社会环境的改变呈逐年上升趋势，确切病因尚不明确。西医以激素类药物口服、药物诱导排卵、辅助生殖等作为主要治疗手段，而中医药在 PCOS 的治疗上展现了独特优势。PCOS 中医证型与内分泌指标、超声参数等现代医学指标有较强的相关性，同时，临床辨证论治还需考虑地域方面的因素，因地制宜，因人而治。现代中医学 PCOS 尚未达成辨证分型标准，但历代中医多认为 PCOS 的病因病机以肾虚为本，肝、脾、肾三脏功能失调致湿热、痰浊、瘀血为标，所以，辨证多趋向于肾虚、脾虚、肝郁、湿热、痰浊、血瘀。在患者护理过程中，中西医结合的护理措施可以提高临床疗效、促进疾病的恢复、提高患者的生活质量。

一、案例解析

（一）患者的中西医诊断是什么？其诊断依据有哪些？

1. 西医诊断 ①多囊卵巢综合征；②肝功能异常；③甲状腺功能减退症；④胰岛素抵抗；⑤肥胖。

（1）诊断依据

1）临床表现：本例患者19岁，为青春期女性。主要临床表现为月经失调、雄激素过量和肥胖。

月经失调、排卵异常（75%～80%）：为主要症状，也是促使 PCOS 患者就诊的直接原因。**月经失调**表现为月经推迟、稀发（周期35日至6个月）甚至继发性闭经，也有少数月经过多或不规则出血。**排卵异常**主要表现为稀发排卵或者无排卵。排卵的关键因素是有 LH 峰的出现，PCOS 患者有高 LH，但没有周期性变化，不出现 LH 峰值，因此排卵障碍，引起不孕。本例患者反复月经稀发，3 个月未潮。

多毛、痤疮（70%）：是雄激素过量最常见的表现。不同程度多毛，以性毛为主，分布呈男性型，延及肛周、腹股沟或腹中线，也有患者表现为上唇细须或乳晕周围有长毛。痤疮是高雄激素刺激皮脂腺分泌旺盛的结果，与青春期痤疮的区别是症状重、时间长、顽固难治，并伴有皮肤粗糙、毛孔粗大的特征。一般的痤疮药对其疗效欠佳。本例患者双上肢毛发增多，颜面部痤疮。

肥胖（50%）：本例患者体重 110 kg，BMI 40.4 kg/m^2（≥ 25 kg/m^2）。

2）辅助检查

影像学：①**超声检查**，**是 PCOS 诊断很重要的辅助检查之一**。超声下，可见双侧卵巢呈均匀性增大、轮廓清晰、包膜回声增高、间质增生且回声增强；卵巢切面内可见数个大小不等的圆形无回声区，多数小于 5 mm，其数目多在 10 个以上，围绕卵巢边缘呈车轮状排列，称为"项链征"，连续监测无排卵迹象。本例患者超声检查发现卵巢多囊改变。②**MRI 或 CT**，主要用于肾上腺检查。

性激素全套检查：抽血检查时间一般在月经第 3 ~ 5 日。**血清雄激素**：睾酮水平通常不超过正常范围上限 2 倍，雄烯二酮常升高，脱氢表雄酮、硫酸脱氢表雄酮正常或轻度升高。本例患者睾酮上升。**血清卵泡刺激素（FSH）、黄体生成素（LH）**：血清 FSH 正常或偏低，LH 升高，但无周期性排卵前 LH 峰值，且 LH/FSH ≥ 2 ~ 3。**血清雌激素**：雌二醇正常或稍高，水平恒定，无周期性变化，E_1/E_2 高于正常周期。黄体酮正常。**血清催乳素**：25% ~ 35% 患者轻度增高。**抗米勒管激素（AMH）**：血清 AMH 多为正常人 2 ~ 4 倍。抗米勒管激素升高。

其他内分泌测定：腹部肥胖患者应检测空腹血糖以及口服葡萄糖耐量试验（OGTT），还应检测空腹胰岛素及葡萄糖负荷后血清胰岛素。本例患者腰围 105 cm，腹部肥胖。

本例患者空腹血糖正常，但 OGTT 葡萄糖耐量降低，胰岛素抵抗。血清空腹胰岛素升高，葡萄糖负荷后血清胰岛素水平升高，为高胰岛素血症。

我们应该注意，PCOS 的诊断是排除性诊断。因临床表型的异质性，诊断标准存在争议。国际上先后制定 NIH、鹿特丹、AES 等多个诊断标准。目前我国广泛使用的是欧洲和美国生殖学会 2003 年共同提出的鹿特丹诊断标准：①稀发排卵或无排卵；②高雄激素血症的临床体征和（或）高雄激素血症；③卵巢多囊样改变：超声每例 2 ~ 9 mm 卵泡数 ≥ 12，和（或）卵巢体积 ≥ 10 ml；④以上 3 项中符合 2 项，并排除其他高雄激素病因，尤其需要排除引起高雄激素血症和高雄激素表现的其他疾病，如卵泡膜细胞增殖症、卵巢分泌雄激素肿瘤、肾上腺皮质增生或肿瘤等，对于闭经的患者还需排除高催乳素血症。

（2）诊断步骤：根据病史、体格检查、影像学及实验室检查情况进行评估，另外也可进行腹腔镜检查协助诊断，但很少单纯用于诊断。鉴别诊断要点见表 9-1。

表 9-1 鉴别诊断

疾病	鉴别要点
卵泡膜细胞增殖症	血睾酮高值，血硫酸脱氢表雄酮正常。卵巢活组织检查，镜下见卵巢皮质黄素化的卵泡膜细胞群，皮质下无类似 PCOS 的多个小卵泡
肾上腺皮质增生或肿瘤	硫酸脱氢表雄酮值超过正常范围上限 2 倍时，应与肾上腺皮质增生或肿瘤相鉴别。肾上腺皮质增生患者的血 17α 羟孕酮明显增高，促肾上腺皮质激素（ACTH）兴奋试验反应亢进，地塞米松抑制试验抑制率 ≤ 0.70。肾上腺皮质肿瘤患者对上述两项试验均无明显反应
分泌雄激素的卵巢肿瘤	卵巢支持细胞 - 间质细胞肿瘤、卵巢门细胞瘤等均可产生大量雄激素。多为单侧、实性肿瘤。超声、CT 或磁共振可协助诊断
其他	催乳素水平升高明显，应排除垂体催乳素腺瘤

(3) 病理学：卵巢增大、白膜增厚、多个不同发育阶段的卵泡，并伴有颗粒细胞黄素化。

2．中医诊断 月经后期 痰湿内阻证。证型分析如下。

主症：月经稀发伴颜面部痤疮、双上肢毛发增多，入睡困难，夜眠多梦。形体肥胖，颜面、胸、背等处生丘疹如刺。舌质淡红，苔白腻，脉弦数。

证候分析：患者嗜食肥甘厚味，损伤脾胃，脾失健运，水液停聚而成痰，痰湿阻滞冲任胞络，经血不通，故见月经稀发；又肾主生殖，肾主水，为先天之本，后天损及先天，亦可导致月经稀发、痰湿内阻；痰湿蕴久化热，熏蒸肌肤，故见颜面、胸、背等处生丘疹如刺；痰湿蕴久化热，扰动心神，故见入睡困难，夜眠多梦；痰湿内蕴，熏蒸舌面，故见舌苔白腻；脾虚肝郁，脉失柔和，故见脉弦；邪热内蕴，热迫血行，故见脉数。综上所述，诸症合参，辨证考虑为"痰湿内阻证"。

（二）西医认为该病的病因病机是什么？

1．病因 PCOS 起病多见于青春期，病因尚不清楚。与遗传、环境、心理等诸多因素有关。

2．发病机制 雄激素过多，雌酮过多，LH/FSH 增大，胰岛素过多等变化。可能的机制见图 9-1。

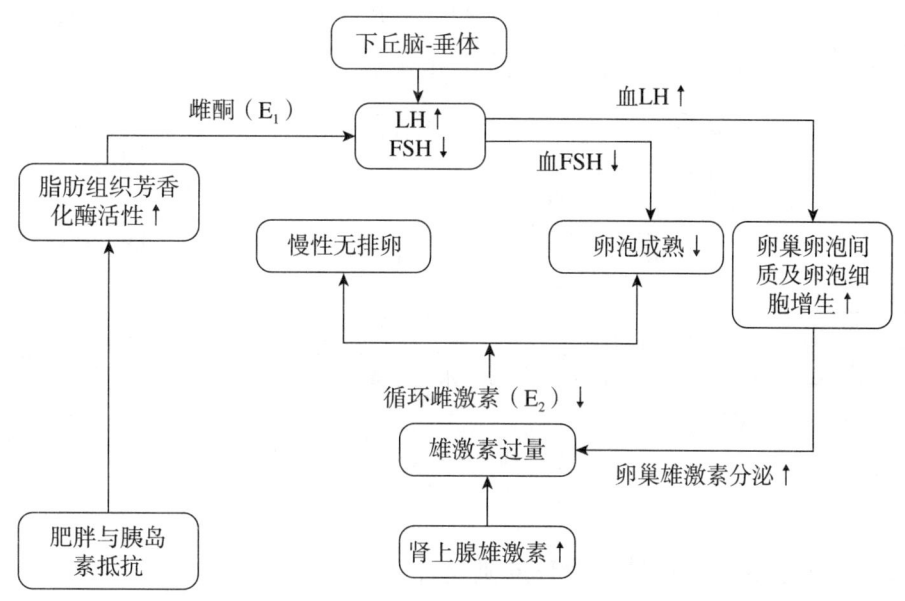

图 9-1 多囊卵巢综合征西医发病机制

（1）**下丘脑 - 垂体 - 卵巢轴调节功能异常。** 由于垂体对促性腺激素释放激素（GnRH）敏感性增加，分泌过量 LH，刺激卵巢间质、卵泡膜细胞产生过量雄激素。卵巢内高雄激素抑制卵泡成熟，不能形成优势卵泡，但卵巢中的小卵泡仍能分泌相当于早卵泡水平的雌二醇（E_2），加之雄烯二酮在外周组织芳香化酶作用下转化为雌酮（E_1），形成高雌酮血症。持续分泌的雌酮和一定水平雌二醇作用于下丘脑及垂体，对 LH 的分泌成正反馈，使 LH 分泌幅度及频率增加，呈持续高水平，无周期性，不形成月经中期 LH 峰，故无排卵发生。雌激素又对 FSH 的分泌成负反馈，使 FSH 水平相对降低，LH/FSH 比例增大。高水平 LH 又促进卵巢分泌雄激素；低水平 FSH 持续刺激，使卵巢内小卵泡发育停止，无优势卵泡形成，从而形成雄激素过多，持续无排卵的恶性循环，导致卵巢多囊样改变。

（2）**胰岛素抵抗和高胰岛素血症外周组织对胰岛素的敏感性降低。** 约 50% 患者存在胰岛素抵抗和代偿性高胰岛素血症。过量胰岛素作用于垂体的胰岛素受体，可增强 LH 释放并促进卵巢和肾上腺分泌雄激素，又通过抑制肝的性激素结合球蛋白合成，使游离睾酮增加。

（3）**肾上腺内分泌功能异常**。50%患者存在脱氢表雄酮及脱氢表雄酮硫酸盐升高，可能与肾上腺皮质网状带 P450c17α 酶活性增加、肾上腺细胞对促肾上腺皮质激素（ACTH）敏感性增加和功能亢进有关。脱氢表雄酮硫酸盐升高提示过多的雄激素部分来自肾上腺。

（三）中医学认为该病的病因病机是什么？

中医认为 PCOS 的病因多与饮食失节、情志不畅、先天不足、后天失养有关，多认为 PCOS 的病机以肾虚为本，肝、脾、肾三脏功能失调致湿热、痰湿、瘀血为标，所以，辨证多趋向于肾虚、脾虚、肝郁、湿热、痰湿、瘀血。

肾藏精，主生殖，肾精亏虚，精不化血，经血不足，故见月经不调；肝藏血，主疏泄，肝血亏虚，肝郁气滞，疏泄失常，亦可致月经不调，瘀血内阻；肾主水，脾主运化水液，肝主疏泄，调畅气机，气可行津，肾、脾、肝功能失常，皆可致水液停聚，痰湿内生；痰湿蕴久化热，可致湿热。详见图 9-2。

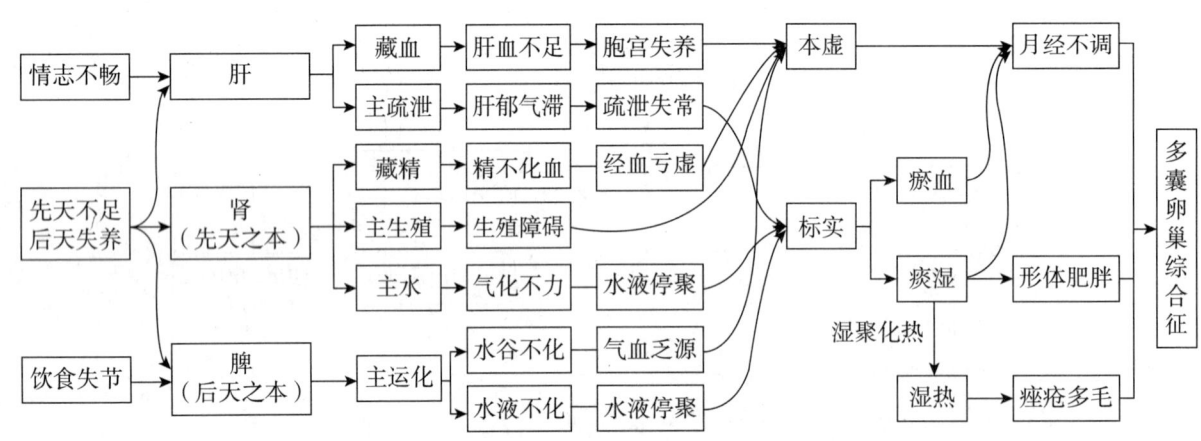

图 9-2 多囊卵巢综合征中医病因病机

（四）针对该患者的中西医结合治疗原则是什么？

1. 西医治疗原则

（1）调整生活方式：对肥胖的 PCOS 患者控制饮食、增强运动，降低体重，同时增加胰岛素敏感性、降低胰岛素和睾酮水平，恢复排卵及生育功能。

（2）药物治疗：主要包括调整月经周期、降低血雄激素水平、改善胰岛素抵抗、诱发排卵。

1）调整月经周期

雌孕激素联合周期疗法：作用机制为孕激素通过负反馈抑制 LH 的异常高分泌，减少雄激素的产生，并可直接抑制子宫内膜过度增生并调节月经周期；雌激素可促进肝产生性激素结合球蛋白，导致游离睾酮减少。常用药物为去氧孕烯炔雌醇片（妈富隆），月经第 5 日开始服用，1 日 1 片（每片含去氧孕烯 0.15 mg 和炔雌醇 30 μg），连续服 21 日，停药后 1 周左右一般会月经来潮，下一周期继续同前服用。疗程一般为 3～6 个月，能有效抑制毛发生长和痤疮。

孕激素后半周期疗法：在月经后半周期单独服用孕激素，如黄体酮胶囊，10 mg/d，连用 10 日。停药后 1 周左右一般会月经来潮，下一周期继续同前服用。疗程一般为 3～6 个月，可调整月经周期、保护子宫内膜。

降低血雄激素：对于月经不规则伴高雄激素的 PCOS 患者可以首选炔雌醇环丙孕酮片达（达英-35）。这是复方制剂，每片含醋酸环丙孕酮 2 mg 和炔雌醇 0.035 mg。醋酸环丙孕酮可与睾酮竞争受体，并诱导肝酶加速血浆雄激素的代谢，从而降低雄激素。同时，此药也可以用于避孕和调整月经周期。用法与去氧孕烯炔雌醇片相似，一般月经第 5 日开始，服用 21 日停药，停药后 1 周左右会月经来潮，下一周期继续同前服用。疗程一般为 3～6 个月。

2）改善胰岛素抵抗：对肥胖或有高胰岛素血症的患者常用二甲双胍，此药可增加外周组织对胰岛素的敏感性，降低胰岛素水平，从而达到纠正患者高雄激素状态、改善卵巢排卵、提高促排卵治疗的效果。

3）诱发排卵：PCOS 患者有生育要求，调整月经周期治疗后不能自然妊娠者可行促排卵治疗。一线药物氯米芬，月经第 5 日开始口服，每日 50 mg，共 5 日。如无其他合并症一般效果好，经过促排卵几个周期仍不能妊娠者，排除其他因素，可考虑辅助生殖，如试管婴儿。

（3）手术治疗：对以上治疗效果不佳的患者，可以选择手术。通过**腹腔镜卵巢打孔术（LOD）**破坏卵巢间质降低雄激素水平。**卵巢楔形切除术**可将双侧卵巢各楔形切除 1/3，也可降低雄激素水平。以上这些手术本身有创，费用较高，而且都有造成盆腔粘连和卵巢功能低下的可能。此外**还可采用 IVF-ET** 体外授精与胚胎移植。

（4）健康宣教：详见美国妇产科医师协会健康宣教手册 AP121（多囊卵巢综合征）。

2．中医治疗原则

（1）辨证论治：PCOS 以肾虚为本，肝、脾、肾三脏功能失调致湿热、痰湿、瘀血为标，所以，大致分肾虚（肾阳虚、肾阴虚）、脾虚、肝郁、湿热、痰湿、血瘀 6 种证型。详见表 9-2。

表 9-2　PCOS 常见证型及治疗

类别	证型	症状	治法	方药
本虚	肾阳虚证	腰膝酸软，乏力畏寒，舌质淡胖，苔白腻，脉弱	温肾助阳	右归丸加减。如脾虚重者，可加党参、白术、茯苓、砂仁以健脾祛湿；如肝郁重者，可加柴胡、玫瑰花以疏肝理气；如血瘀重者，可加丹参、川芎、桃仁、红花以活血化瘀；如痰湿重者，可加苍术、香附子以理气化痰
	肾阴虚证	腰膝酸软，头晕耳鸣，五心烦热，两颧潮红，潮热盗汗，舌红，少苔，脉细数	滋阴补肾	左归丸加减。如湿热重者，可加苍术、黄柏、薏苡仁以清热祛湿；如郁火重者，可加牡丹皮、栀子以清热解郁
	脾气虚证	食少，腹胀，便溏，倦怠乏力，少气懒言，面色萎黄或淡白，带下量多，舌质淡胖，苔白腻，脉缓弱	健脾益气	四君子汤加减。如肾阳虚重者，可加紫石英、鹿角霜、巴戟天以温肾助阳；如肝郁重者，可加柴胡、玫瑰花、郁金以疏肝理气；如痰湿重者，可加苍术、香附子以理气化痰
标实	肝郁气滞证	情志抑郁，善太息，或急躁易怒，胸胁、乳房胀痛，舌淡红，苔薄白，脉弦	疏肝解郁	柴胡疏肝散加减。如脾虚重者，可加党参、白术、茯苓、砂仁以健脾祛湿；如血瘀重者，可加丹参、当归、桃仁、红花以活血化瘀；如郁火重者，可加牡丹皮、栀子以清热解郁；如痰湿重者，可加苍术、香附子以理气化痰
	湿热证	形体肥胖，失眠多梦，面部痤疮，舌红，苔黄腻，脉滑数	清热燥湿	二妙散加减。肾阴虚重者，可加女贞子、墨旱莲滋阴补肾；郁火重者，可加牡丹皮、栀子以清热解郁
	痰湿证	形体肥胖，身体困重，关节酸楚，脘腹痞闷，舌淡红，苔滑腻，脉濡缓	燥湿化痰	苍附导痰汤加减。如肾阳虚重者，可加紫石英、鹿角霜、巴戟天以温肾助阳；如脾虚重者，可加党参、砂仁以健脾祛湿；如肝郁重者，可加柴胡、玫瑰花、郁金以疏肝理气

续表

类别	证型	症状	治法	方药
标实	血瘀证	少腹刺痛，月经有血块而块出痛减，舌暗红有瘀点、瘀斑，舌底静脉迂曲，脉涩	活血化瘀	血府逐瘀汤加减。如肝郁重者，可加玫瑰花、郁金以疏肝理气；如郁火重者，可加牡丹皮、栀子以清热解郁；如痰湿重者，可加苍术、香附子以理气化痰

(2) 针对该患者的中医治疗

1) 治法：理气化痰，补肾疏肝。

2) 代表方："苍附导痰丸"合"二至丸"加味。

方药分析：麸炒苍术15 g，醋香附15 g，陈皮10 g，胆南星10 g，麸炒枳壳15 g，法半夏10 g，川芎10 g，茯苓15 g，六神曲30 g，酒女贞子15 g，墨旱莲15 g，葛根15 g，枸杞子10 g，醋北柴胡15 g，炙甘草6 g。

苍术燥湿化痰，香附行气止痛，二药相伍，理气化痰，合为君药；胆南星、法半夏燥湿化痰，陈皮、枳壳行气化湿，四药合用，助君之力而为臣药；茯苓健脾祛湿，神曲健胃消食，女贞子、墨旱莲、枸杞子补益肾阴，川芎行气活血，葛根通经活络，柴胡疏肝理气，诸药健脾胃、补肾阴、疏肝气、祛瘀血，合为佐助药；炙甘草健脾益气、调和诸药，为使药。诸药合用，共奏理气化痰、补肾疏肝之功。

临床运用：肾虚重者，可加紫石英、鹿角霜、巴戟天以温肾助阳；脾虚重者，可加党参、砂仁以健脾祛湿；肝郁重者，可加玫瑰花、郁金以疏肝理气；湿热重者，可加黄柏、薏苡仁以清热祛湿；血瘀重者，可加丹参、当归、桃仁、红花以活血化瘀；郁火重者，可加牡丹皮、栀子以清热解郁。

二、多囊卵巢综合征的中西医结合护理

（一）从哪些方面对该患者进行中西医结合的护理评估？

1. 西医护理评估

(1) 健康史：询问患者有无糖尿病、肥胖、高血压、高脂血症等危险因素；有无熬夜、劳累、情绪激动、饱食等诱发因素；了解患者的年龄、饮食习惯、生活方式、工作性质及性格等。

(2) 身体状况：评估患者症状和体征。主要评估月经的月经周期、月经期、月经量、月经颜色、有无经期不适及痤疮等伴随症状。

(3) 心理-社会状况：评估患者是否有抑郁、紧张、焦虑或恐惧。

(4) 辅助检查：评估患者妇科B超、性激素水平等辅助检查结果。

(5) 治疗方案：了解患者目前的治疗方案。

2. 中医护理评估

(1) 密切观察并记录生命体征、神志、舌苔、脉象变化。

(2) 注意月经的月经周期、月经期、月经量、月经颜色、有无经期不适及伴随症状，以利于辨别证型及病情轻重。

(3) 评估标本虚实。本病多属于虚实夹杂，辨证应首辨虚实。患者为青年女性，素体脾虚，嗜食肥甘厚味，损伤脾胃，多有脾胃亏虚；肾主生殖，患者月经稀发，多有肾精亏虚；又肝主疏泄，调畅气机，调畅经血，患者月经稀发，故多有肝郁气滞；患者形体肥胖，肥人多痰湿，故多有痰湿

内蕴；患者颜面、胸、背等处生丘疹如刺，故多有痰湿蕴久化热；患者月经稀发，多有瘀阻胞宫。综上所述，患者多有肾虚、脾虚、肝郁、湿热、痰浊、血瘀，所以，护理时应注重脾、肾、肝三脏，痰浊、湿热、血瘀三病因的观测与评估。

（4）评估病情轻重。主要根据月经情况、激素水平等进行辨证。本病多进展缓慢，一般无急性并发症，但如不改善生活作息，不予以积极调治，恐导致不孕、肥胖、消渴等病证。

（二）该患者目前存在哪些护理问题？

1. 自尊紊乱　与激素紊乱，长期月经周期不规律，脸部痤疮，长毛，肥胖有关。
2. 焦虑　与担心疾病对健康、生育的影响有关。
3. 睡眠形态紊乱　与情绪焦虑有关。
4. 知识缺乏：缺乏纠正危险因素、控制诱发因素及预防不孕发作的知识。

（三）护理措施

1. 如何针对月经周期不规律提供中西医结合的护理措施？

（1）一般护理：指导患者监测并记录月经周期、经量，坚持规律的有氧运动，加强体育锻炼。

（2）饮食护理：饮食宜清淡、易消化、富含营养，气虚者宜食黄芪、山药、薏苡仁等益气养血之品，血热者宜食黑木耳、莲子、莲藕等清热、滋阴之品，血寒者宜食艾叶生姜煮鸡蛋温经活血行滞之品，肝气郁滞者宜食陈皮、柑橘等疏肝理气之品。

（3）用药护理

雌孕激素联合周期疗法：雌激素可通过促进肝产生性激素结合球蛋白，减少游离睾酮。孕激素通过负反馈抑制垂体LH异常高分泌，减少卵巢产生雄激素，并可直接作用于子宫内膜，抑制子宫内膜过度增生和调节月经周期。常周期性使用短效复方口服避孕药，可作为育龄期无生育要求的PCOS患者的首选，3～6个周期后可停药观察，症状复发后可再用药（如无生育要求，育龄期推荐持续使用）。

孕激素后半周期疗法：周期的后10～14天加用孕激素，推荐使用天然孕激素或地屈孕酮，可调节月经周期，保护子宫内膜，抑制LH过高分泌，又可缓解低雌激素症状。

螺内酯：适用于短效复方口服避孕药治疗效果不佳、有短效复方口服避孕药禁忌或不能耐受短效复方口服避孕药的高雄激素患者。每日剂量50～200 mg，推荐剂量为100 mg/d，至少使用6个月才见效。

（4）心理护理：多囊卵巢综合征患者多数存在不良情绪如抑郁、焦虑等，缺乏自信心，这是因为多囊卵巢综合征会对患者的生理造成一系列影响，同时治疗效果的不明显进一步加剧了其负面情绪的发展，临床诊疗过程中，相关的医务人员应在尊重隐私和良好沟通的基础上，评估其心理状态并积极引导，调整、消除患者的心理障碍，并在必要时结合实际情况，通过咨询指导或互助小组等形式给予患者合理的心理支持及干预。

（5）中医特色护理

艾灸：选择血海、三阴交、足三里、气海、关元等穴位。

耳穴贴压：取子宫、卵巢、内分泌、肾等穴，用耳籽行耳穴贴压。

2. 如何改善脸部痤疮、长毛问题？

（1）一般护理：①指导患者选择清水或合适的洁面产品，注意脸部清洁卫生，忌滥用对皮肤有刺激作用的化妆品及护肤品；②禁止用手挤压、搔抓脸部痤疮。

（2）用药护理

糖皮质类固醇：适用于多囊卵巢综合征，雄激素过多为肾上腺来源或肾上腺和卵巢混合来源者。常用地塞米松 0.25 mg 每晚口服，能有效抑制脱氢表雄酮硫酸盐的浓度，剂量应少于 0.5 mg 每天。

短效复方口服避孕药：是青春期和育龄期 PCOS 患者高雄激素血症及多毛、痤疮的首选治疗。治疗痤疮，一般用药 3～6 个月可见效；如为治疗性毛过多，服药至少需要 6 个月才显效，这是由于体毛的生长有固有的周期，停药后可能复发。若有中重度痤疮或性毛过多，要求治疗的患者也可到皮肤科就诊，配合相关的药物局部治疗或物理治疗。

螺内酯：是醛固酮受体的竞争性抑制剂，可抑制卵巢和肾上腺合成雄激素，增强雄激素分解。每日剂量为 50～200 mg，推荐剂量为每日 100 mg，至少使用 6 个月才见效。但在大剂量使用时，需观察血钾，注意高钾血症，建议定期复查。育龄期患者在服药期间建议采取避孕措施。

（3）饮食护理：忌食辛辣刺激性食物，多食新鲜蔬菜、水果，保持排便通畅。适当限制可能诱发或加重痤疮的高升糖指数食物及牛奶的摄入。

（4）心理护理：理解患者的不适和焦虑心理，通过语言沟通，征得患者信任，循循善诱，知晓令其忧虑的问题，客观评估者对多囊卵巢综合征相关知识掌握情况，视评价结果进行针对性健康宣教，向患者耐心、详细介绍相关诊护方案，同时鼓励患者相互沟通。并结合中医五行音乐以缓解紧张焦虑情绪，依据中医辨证分型选取恰当音乐，准确从角（肝）、徵（心）、宫（脾）、商（肺）、羽（肾）5 种调式音乐中选择最适合患者的音乐。耳机聆听，音量适宜，患者每日上午、下午各聆听 0.5 h。

（5）中医特色护理

耳穴压豆：取肺、内分泌、交感、面颊、额区。皮脂溢出加脾，便秘加大肠，月经不调加子宫、肝。耳穴单侧压豆，每次取穴 4～5 个，2～3 日交替 1 次，5 次为 1 疗程。

3．如何缓解患者肥胖的问题？

（1）饮食控制：包括坚持低热量饮食、调整主要的营养成分、替代饮食等。监测热量的摄入和健康食物的选择是饮食控制的主要组成部分。长期限制热量摄入，选用低糖、高纤维饮食，以不饱和脂肪酸代替饱和脂肪酸。改变不良的饮食习惯、减少精神应激、戒烟、少酒、少咖啡。医师、社会、家庭应给予患者鼓励和支持，使其能够长期坚持而不使体质量反弹。

（2）用药护理：对有胰岛素抵抗或肥胖的患者，常用胰岛素增敏剂，通过降低血胰岛素水平来纠正高激素状态。

（3）运动护理：运动可有效减轻体质量和预防体质量增加。适量规律的耗能体格锻炼（30 min/d，每周至少 5 次）及减少久坐的行为，是减重最有效的方法。应予个体化方案，根据个人意愿和考虑到个人体力的限度而制订。

（4）行为干预：包括对肥胖认知和行为两方面的调整，是在临床医师、心理医师、护士、营养学家等团队的指导和监督下，使患者逐步改变易于引起疾病的生活习惯（如不运动、摄入酒精和吸烟等）和心理状态（如压力、沮丧和抑郁等）。行为干预能使传统的饮食控制或运动的措施更有效。

（5）中医特色护理

耳穴贴压：采用耳籽，选用内分泌、脑、肺、胃、口、贲门等穴位进行耳穴贴压。

推拿按摩：行循经点穴推拿减肥，循肺、胃、脾、肾经走行经络进行推拿，点中府、云门、提胃、升胃、腹结、府舍、中脘、气海、关元等穴，然后换俯卧位，推拿膀胱经，点脾俞、胃俞、肾俞等穴。

4．如何预防和缓解失眠的问题？

（1）起居护理

1）保证良好的睡眠环境：居室光线柔和、安静、无异味，温湿度以患者感受舒适为宜，床单位清洁、舒适。

2）规律作息时间：保证患者睡前诱导入睡时间以排除杂念，可采取松弛疗法，包括渐进性肌肉放松、指导性想象和腹式呼吸训练。进行松弛训练后应坚持每天练习 2～3 次，初期应在专业人员指导下进行，也可聆听轻音乐、催眠曲等，注意观察患者睡眠时间、睡眠深度和睡眠质量，督促患者按时就寝，养成规律的作息时间。

3）睡前不做容易引起兴奋的脑力劳动或观看容易引起兴奋的书籍和影视节目。

（2）饮食护理：睡前数小时（一般下午 4 点以后）避免使用兴奋性物质（咖啡、浓茶、酒或吸烟等）；饮食宜清淡、易消化，少食肥甘厚味，晚餐不宜过饱，睡前少饮水。

（3）刺激控制疗法

1）只有在有睡意时才上床，卧床 20 min 不能入睡，应离开卧室，可通过从事一些简单活动产生睡意，再返回卧室睡觉。

2）不要在床上做与睡眠无关的活动，如进食、看电视、听收音机及思考复杂问题等。

3）不管前晚睡眠时间有多长，保持规律的起床时间，日间避免小睡。

4）睡眠限制疗法：通过缩短卧床清醒时间，增加入睡的驱动能力以提高睡眠效率。减少卧床时间以使其和实际睡眠时间相符，并且只有在 1 周的睡眠效率超过 85% 的情况下才可增加 15～20 min 的卧床时间。

（4）情志护理：疾病引起的忧思可造成脏腑功能失调，加重失眠。指导患者放松情绪，避免思虑过度。做好情志疏导及心理安慰。解除其烦恼，使患者心绪平静后安然入寐。鼓励患者平时进行自我情志调节，做到喜怒有节、控制情绪，顺应事物自身发展的规律，做到"每临大事，必有静气"，即以豁达、乐观、平和的态度为人处世，正确对待失眠，树立信心。

（5）运动护理：可适当进行规律的体育锻炼，但睡前应避免剧烈运动。

（6）中医特色护理

耳穴压豆：取心、交感、神门、皮质下等耳穴，用耳籽行耳穴贴压。

穴位按摩：取印堂、神庭、风池、肩井、背俞、心俞、肾俞、关元等穴按揉以补益气血，滋养肝肾，疏肝解郁，也可按摩背部夹脊穴。

足浴：可用中药煎汤泡足，以促进睡眠。

5. 如何针对患者病情开展健康宣教？

（1）疾病知识指导：向患者及家属讲解多囊卵巢综合征可能的病因及诱因，使其理解并注意生活方式的改变。①保持居室安静、通风、温湿度适宜。起居有节，避风寒，保持充足的睡眠，增强机体抗病能力。②合理膳食：宜控制每天食量，避免暴饮暴食，应戒烟戒酒，戒油腻和辛辣。③适量运动：采取以有氧运动为主要的锻炼方式，如步行、跑步、游泳、各类球类运动等，锻炼时间宜选在早晚餐后 1 h。④心理平衡：由于激素紊乱、体形改变、不孕恐惧心理等多方面因素的联合作用，患者的生命质量降低，心理负担增加。

应重视情志护理，针对患者焦虑的情绪状态，采用移情法、宣泄法、解释法了解患者的真实内心感受及心理状态，可调整患者心理适应能力，稳定患者情绪，树立乐观积极的情绪，进而稳定脏腑功能。

（2）月经监测指导：教会患者监测并记录月经周期、经量，监测基础体温及排卵周期。

（3）用药指导：指导患者出院后遵医嘱正确按时服药，不要擅自增减药量，告知患者药物的作用及不良反应，观察药物不良反应。如在大剂量使用螺内酯时，需注意高钾血症，建议定期复查血钾，育龄期患者在服药期间建议采取避孕措施。

（4）积极防治有关疾病：例如糖尿病、子宫内膜病变、代谢综合征、心血管疾病，做到疾病治疗与并发症预防相结合。

三、病情变化及护理

案例 9-1B

翟××,现已26岁,在职,已婚。因"婚后2年不孕,月经闭止1年"于2024年4月23日10:50再次入院。

简要病史:月经13岁初潮,开始5年尚能按月来潮,之后1~4个月一行,近1年不用黄体酮则月经不行。婚后2年,丈夫精液检查正常,夫妇性生活和谐而未孕。身高165 cm,体重115 kg,腰围110 cm,BMI 42.2 kg/m²,LMP:2023年4月17日,用黄体酮撤退,血FSH 2.1 U/L,LH 6.9 U/L,E_2 47.2 pmol/L,T 3.3 nmol/L,PRL 27.6 μg/L,P 0.6 nmol/L。B超提示:双侧卵巢多囊样变。遂住院系统调治。

西医诊断:多囊卵巢综合征。

中医诊断:不孕症、闭经;脾气亏虚,痰湿内阻证。

方用加味补中益气汤(党参15 g,黄芪15 g,柴胡9 g,甘草6 g,白术30 g,升麻9 g,陈皮12 g,茯苓20 g,半夏15 g,当归20 g),每日1剂,水煎服。

(一)案例解析

1. 患者病情有什么变化?

(1)西医诊断:多囊卵巢综合征。

(2)中医诊断:不孕症、闭经,脾气亏虚,痰湿内阻证。

2. 本阶段患者的治疗原则是什么?

改善生活方式,控制饮食,适当运动,以改善肥胖情况;降低体重,缩小腰围,以增加胰岛素敏感性;降低胰岛素、睾酮水平,从而恢复排卵及生育功能。中医以健脾益气为主,兼以化痰祛湿。西医可以考虑药物治疗和手术治疗:定期合理用药,抗雄激素,降低血雄激素水平,调节月经周期;手术有腹腔镜下卵巢打孔术、卵巢楔形切除术等。

(二)对患者开展护理评估的主要内容包括哪些?

1. 西医护理评估

(1)身体状况:评估患者症状和体征。主要评估月经的月经周期、月经期、月经量、月经颜色、有无经期不适、体温及痤疮等伴随症状。

(2)心理-社会状况:评估患者是否有抑郁、紧张、焦虑或恐惧。

(3)辅助检查:评估患者妇科B超、性激素水平等辅助检查结果。

(4)治疗方案:评估患者治疗方案的调整情况。

2. 中医护理评估 评估患者生命体征、神志、舌苔、脉象变化。评估患者月经的月经周期、月经期、月经量、月经颜色、有无经期不适及伴随症状,以利于辨别证型虚实及病情轻重。

(三)患者现阶段的护理问题有什么变化?

1. 自尊紊乱 与多囊卵巢综合征病程长、诊疗复杂、治疗效果不显著有关。

2. 潜在并发症:远期并发症为糖尿病、子宫内膜病变、代谢综合征、心血管疾病。

3. 焦虑　与担心终生不孕有关。

（四）护理措施

1. 如何预防糖尿病、子宫内膜病变、代谢综合征、心血管疾病等远期并发症？

（1）调整生活方式和控制体质量：患者应严格限制热量的摄入和坚持规律的有氧运动，每天 30 min 中等至剧烈强度的运动。

（2）早期干预胰岛素抵抗：使用二甲双胍改善胰岛素抵抗，需注意二甲双胍造成胃肠道功能紊乱的不良反应及肾功能损害、乳酸性酸中毒严重不良反应，且治疗作用发挥缓慢，有药物剂量依赖性，应于服药 2～3 周内逐渐加至足量、餐中服用药物，定期复查肾功能。

（3）调整血脂代谢紊乱：首先根据《中国成人血脂异常防治指南》判断患者罹患冠心病的危险程度，高危患者应行生活方式治疗，加用降脂药；中危患者应行生活方式治疗，必要时加用降脂药；低危患者以生活方式干预为主，根据血脂水平、临床表现来决定是否添加降脂药。

（4）正确、有效地调整月经周期，防治子宫内膜异位增生：使用孕激素及口服避孕药，及时规范化诊治子宫内膜异位增生。

2. 如何帮助促进生育？

（1）孕前咨询：PCOS 不孕患者促进生育治疗之前应先对夫妇双方进行检查，确认和尽量纠正可能引起生育失败的危险因素，如肥胖、未控制的糖耐量异常、糖尿病、高血压等。具体措施包括减轻体质量、戒烟酒，控制血糖、血压等，并指出减重是肥胖 PCOS 不孕患者促进生育的基础治疗。在代谢和健康问题改善后仍未排卵者，可予药物促排卵。

（2）用药护理

诱导排卵的传统一线用药：枸橼酸氯米酚、来曲唑均从自然月经或撤退性出血的第 2～5 天开始开始用药，共 5 d。枸橼酸氯米酚 50 mg/d，如无排卵则每周期增加 50 mg，直至 150 mg/d，如卵泡期长或黄体期短提示剂量可能过低，可适当增加剂量，如卵巢刺激过大可减量至 25 mg/d，单独枸橼酸氯米酚用药建议不超过 6 个周期；来曲唑 2.5 mg/d，如无排卵则每周期增加 2.5 mg，直至 5.0～7.5 mg/d。

诱导排卵的传统二线用药：促性腺激素，常用的促性腺激素包括人绝经期促性腺激素、高纯度 FSH 和基因重组 FSH，也可作为枸橼酸氯米酚或来曲唑的配合用药。适用于一线用药抵抗和（或）失败的无排卵不孕患者。只有具备盆腔超声及雌激素监测的技术条件，具有治疗卵巢过度刺激综合征和减胎技术的医院才能使用。

（3）手术护理：包括腹腔镜卵巢打孔术、卵巢楔形切除术，护理人员应做好术前准备、术中配合，术后注意观察是否有盆腔粘连、卵巢功能不全等。

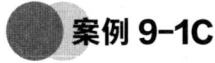

案例 9-1C

> 患者准备出院，服药后，月经来潮，量少，基础体温单相，生命体征平稳，无明显不适。护士如何开展健康教育？

（一）案例解析

此阶段患者病情好转，准备出院，护士应对其进行出院健康教育。

（二）出院健康教育

1. 改变不良的生活方式 指导患者建立健康的生活方式，尤其是饮食健康与规律的体育锻炼，控制体重，维持正常激素水平，从而保证生活质量及健康状态。

2. 肥胖和体重管理 患者都应定期监测体重、身高和腰围变化，监测频率可按要求在每次就诊时进行，也可至少每月进行6～12次。忌食辛辣刺激、肥甘厚腻的食物，多自我鼓励，优化体重管理，保持健康的生活方式和良好的情绪控制。

3. 饮食干预 遵循健康饮食原则，推荐多种均衡的饮食方法，清淡、少油，多吃蔬菜、水果，以减少膳食能量的摄入，使 PCOS 超重和肥胖患者的体重减轻。在减能的过程中应考虑个体能量需求，可调整饮食偏好，避免过度限制和营养不均衡的饮食。

4. 指导患者进行康复锻炼 长期坚持有氧运动，如散步、慢跑、太极拳等，增加活动量。

综合述评

多囊卵巢综合征（PCOS）是一种常见的妇科内分泌疾病，在临床上以雄激素过高的临床或生化表现、持续无排卵、卵巢多囊改变为特征，严重影响患者身心健康。近年来，随着社会压力的日益增大，PCOS 发病率呈不断提高趋势。该病可导致不孕、糖代谢紊乱等不良后果，临床上应以护理程序为框架，客观、全面评估患者病情，准确提出护理诊断，积极防治，采用积极的现代护理学干预，配合艾灸、穴位贴敷、穴位按摩、耳穴压豆等特色中医护理技术，实施中西医结合的系统化整体护理，以防病情加重，恢复生育功能，增加受孕概率，促进患者康复。

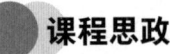

多囊卵巢综合征护理：专业与人文共绽思政之光

在某医院的妇产科，一位25岁女性因月经稀发、痤疮、多毛及卵巢多囊样改变确诊多囊卵巢综合征后频繁复诊。护士小刘察觉其紧张，交流得知患者正在备孕，且因在网络中查询到的信息而恐不孕。小刘凭借专业知识，深入阐释多囊卵巢综合征的病因涵盖遗传、激素失衡等，症状拓展到肥胖、黑棘皮症等，治疗方案从生活方式调整到药物使用均作详细说明，强调不孕并非绝对，并分享了成功治愈的案例为其鼓气。同时，小刘积极关注患者的心理状况，耐心倾听其因处于患病与备孕交织的情况中而产生的焦虑，以温和的言语进行安慰，告知不良情绪会影响内分泌、加重病情，鼓励其保持乐观。全程陪伴、尽显关怀。

此案例突显了护士的专业素养是护理工作的核心支撑，提示护生应严谨治学，树立关爱生命的职业道德，培育同理共情能力，重视人际与团队协作，树立正确的医患观，塑造积极担当的职业精神。

（梁百慧　凌　智　卜兰兰）

第二节　多囊卵巢综合征中西医护理技能综合训练

案例 9-2A

病史摘要：林××，女性，30 岁，银行职工。因"月经紊乱 2 年，停经 6 个月"入院。

现病史：患者自诉既往月经规律，14 岁月经初潮，行经 5～6 天，周期 28～30 天，量中等，色暗红，无痛经。2 年前"人工流产术"后出现月经紊乱，行经 2～3 天，周期 50 天至 3 个月，上次月经为 3 个月前，经量较前减少，色暗红，小腹轻微坠胀。

个人史：无吸烟，饮酒史，作息不规律，熬夜频繁。

既往史：否认肝炎、结核等传染病史或接触史。无高血压、糖尿病等。无重大外伤史和手术史。无输血史。否认药物过敏史。

家族史：否认家族遗传病史。

体格检查：T 36.3 ℃，P 80 次/分，R 20 次/分，BP 100/60 mmHg。发育正常、体态肥胖，全身皮肤黏膜无黄染，无出血点及色素沉着，体毛多，双侧胸廓对称无畸形，双肺呼吸音清，未闻及干湿性啰音，腹平软，小腹轻微坠胀。

专科检查：外阴正常；阴道通畅、内见少量褐色分泌物（量、色、质、气味）；宫颈大小正常，光滑，未见明显赘生物，未见明显活动性出血，无抬举痛及摇摆痛；子宫前位，质中，无压痛，活动度可；双附件未扪及明显异常。

中医望、闻、切诊：舌质淡红，苔薄白，边有瘀点，舌下脉络迂曲扩张，脉弦涩。

辅助检查：盆腔 B 超示双侧卵巢增大，有"项链征"；腹腔镜示卵巢增大，包膜增厚，表面光滑，呈灰白色，无明显排卵孔；内分泌测定示 LH/FSH＞2～3，睾酮升高。尿 hCG：阴性。

西医诊断：多囊卵巢综合征；原发不孕。

中医诊断：闭经，气滞血瘀证。

一、训练目标

1. 熟悉患者入院流程，给予有效、全面的评估。
2. 能熟练进行艾灸操作，根据病情选择有效的穴位、定位准确并进行合理的健康宣教。
3. 团队配合紧密，有较强的整体护理观念。

二、训练流程

(一) 情景1

案例 9-2B

> 患者经门诊收入院,已完善生化检查,责任护士完善入院评估,医嘱予以二级护理、艾灸等治疗。
> **医嘱**:艾条灸(关元、中极、子宫)。

1. 思考与讨论
(1) 请对该患者进行入院评估,并列出主要的护理诊断。
(2) 多囊卵巢综合征如何预防和治疗?

2. 实践任务:
(1) A 护士完成入院评估。
(2) B 护士执行艾条灸操作。

3. 临床思维分析
(1) 评估患者月经情况,选取合适穴位进行灸法。
(2) 评估病情后耐心解释沟通,缓解患者焦虑情绪。

4. 操作要点
(1) **任务1操作要点:入院评估**(操作标准见附录40)
1) 询问患者月经是否规律,月经周期及月经量和皮肤状况。
2) 评估患者性激素、抗米勒管激素等实验室检查结果。
3) 评估患者妇科 B 超结果。
4) 患者焦虑,需耐心沟通,讲解注意事项,注意沟通方式。

(2) **任务2操作要点:艾条灸**(操作标准见附录27)
1) 操作时注意保暖和保护患者隐私。
2) 艾条燃烧时要注意观察,防止艾灰脱落烧灼皮肤及烧坏衣被。熄灭后的艾条装入小口瓶,防止复燃。
3) 施灸部位皮肤微红温热属正常现象,如灸后出现小水疱,无需处理,可自行吸收;如水疱较大,可用无菌注射针头抽出泡内液体消毒,无菌纱布覆盖,保持干燥,防止感染。
4) 耐心讲解治疗的目的和作用以及注意事项,治疗过程中如有不适,应及时告知医护人员。

5. 整体护理要点(表9-3)

表9-3 整体护理要点

要点	具体内容
起居护理	1. 保持病室整洁舒适、安静、空气新鲜,湿度适宜,调节室温 18~22 ℃ 2. 指导患者保持外阴清洁 3. 注意劳逸结合,少熬夜,增加运动以降低体重和缩小腰围,可增加胰岛素敏感性,降低胰岛素、睾酮水平,从而恢复排卵及生育功能

续表

要点	具体内容
病情观察	1. 严密观察患者皮肤、二便、舌苔、脉象 2. 月经期色、质、量及伴随症状 3. 注意观察施灸部位皮肤情况，询问患者感受
饮食护理	宜食清淡、易消化、行气活血之品，如：山楂、黑木耳、黄芪当归乌鸡汤等
情志护理	1. 多和患者聊天，分享成功案例，让患者有战胜疾病的信心 2. 详细讲解疾病的相关知识及治疗措施，缓解患者紧张、焦虑的心情
用药护理	中药宜温服，服药期间忌食萝卜、绿豆、喝浓茶

（二）情景 2

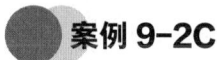 **案例 9-2C**

接检验科结果回报：性激素测定示 LH（黄体生成素）/FSH（卵泡刺激素）＞ 2 ～ 3；雄激素（睾酮）：升高。

医嘱：1. 口服炔雌醇环丙孕酮片（达英 -35）
　　　2. 肌内注射黄体酮注射液 20 mg

1. 思考与讨论　如何服用炔雌醇环丙孕酮片？
2. 实践任务
（1）请 A 护士执行口服给药操作。
（2）请 B 护士执行肌内注射操作。
3. 临床思维分析
（1）口服药物需告知患者服药时间、注意事项、药物不良反应等，并要求患者能复述掌握。
（2）做好健康宣教，指导起居护理、情志护理、饮食护理等，增强患者战胜疾病的信心。
4. 操作要点
（1）**任务 1 操作要点：口服给药**（操作标准见附录 39）
1）月经来潮的第 1 天开始服用，连续 21 天后停药 7 天，第 8 天开始服下一盒。
2）服药后观察是否有恶心、呕吐、头痛、乳房痛、经间少量出血等不良反应。
3）口服药温水送服，水温以 40 ～ 60 ℃为宜，不宜用茶水、果汁等饮料送服。
（2）**任务 2 操作要点：肌内注射**（操作标准见附录 10）
1）严格执行三查八对和无菌操作原则。
2）操作前详细询问患者的用药史、药物过敏史及家族过敏史。
3）切勿将针梗全部刺入，以防针梗从衔接处折断。
4）该药物属于油剂，局部注射易产生硬结、不易吸收，注射后可做热敷，促进药物充分吸收。注射时选用 6 ～ 7 号针头，注射时间适当延长。
5）患者需长期注射，注射部位应交替更换，以利药物吸收，以减少或避免硬结的发生。

5. 整体护理要点（表9-4）

表9-4 整体护理要点

要点	具体内容
病情观察	1. 严密观察患者二便、舌苔、脉象 2. 观察月经期量、色、质及伴随症状 3. 使用该药物10日之内月经未来潮时，应做相应的检查
饮食护理	1. 宜食清淡、易消化、补血活血之品，如：新鲜蔬菜、水果、黑木耳、鱼、鸡等 2. 经期禁食生冷、油炸、辛辣刺激之品
起居护理	1. 保持病室整洁舒适、安静、空气新鲜，调节室温18～22℃，注意休息，忌过于劳累 2. 出血期避免涉水、淋雨 3. 指导患者保持外阴清洁 4. 注意劳逸结合，控制饮食和加强运动来减轻体重
情志护理	1. 关心体贴患者、及时与患者及家属沟通，使其密切配合治疗 2. 详细讲解疾病的相关知识，了解病因、治疗措施，从而减轻患者紧张焦虑情绪，使其有战胜疾病的信心
用药护理	密切观察药物疗效和不良反应

【案例设计思路】

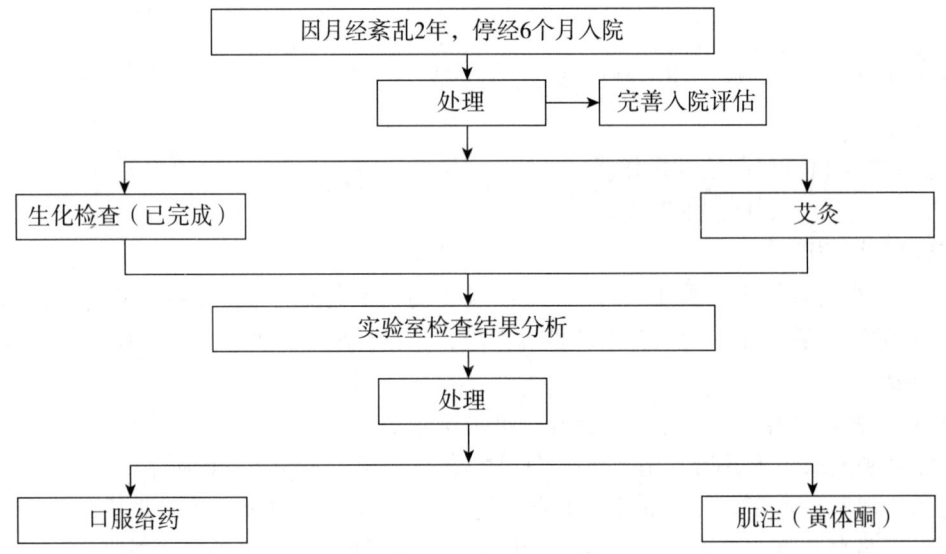

1. 如何为多囊卵巢综合征的患者制订中西医结合的护理计划？
2. 多囊卵巢综合征患者中西医结合护理的优势体现在哪些方面？

（雷晓红　彭丽丽）

第十章　小儿肺炎中西医护理临床思维与技能综合训练

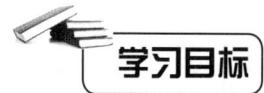

1. 知识目标
   （1）复述小儿肺炎的临床表现、护理评估的内容。
   （2）阐述小儿肺炎的发病机制及病因病机。
   （3）比较小儿肺炎的中西医诊断思路及治疗要点。
2. 能力目标
   （1）能针对小儿肺炎患者的具体情况提出相应的护理问题。
   （2）能针对小儿肺炎常见的护理问题，制订相应的中西医结合的护理措施。
   （3）能根据患者病情实施常用的中西医护理技术操作。
   （4）具备一定的中西医结合的护理临床思维能力。
3. 素质目标

树立热爱医学、敬畏生命、博极医源、精勤不倦、救死扶伤的高尚医德；树立中医文化自信；培养严谨求实、不断探索、勇于创新的科学精神。树立热爱儿科护理事业、关心儿童健康成长的职业信念。

第一节　小儿肺炎中西医护理临床思维训练

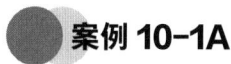

案例 10-1A

病史摘要：王××，男性，2岁。因发热、咳嗽、气促3天于2022年5月6日9：00于门诊就诊。

现病史：家长自述患儿于3天前开始出现发热，最高体温39.7℃（耳温），无畏寒、寒战及抽搐，伴有轻微咳嗽，为阵发性轻咳，2～3声/次，无呕吐、腹泻，在家口服退热剂后，体温下降缓慢。今晨体温达40℃（耳温），遂至我院发热门诊就诊。现症见：精神反应差，面唇红赤，咽肿，微汗，咳声阵作，喉中痰响。

个人史：起病前2天有与同小区"发热、咳嗽"患儿一起玩耍史。家中有一4岁男童，既往体健，现无感冒症状，就读幼儿园中班。

既往史：1年前在我院呼吸内科确诊"支气管哮喘"，后一直给予"丙酸氟替卡松（辅舒酮)"吸入以及口服"孟鲁司特钠咀嚼片"维持治疗。

家族史：母亲有哮喘史。

体格检查：入门诊后查 T 39.4 ℃，HR 134 次/分，R 35 次/分。急性病容，哭闹不安，唇红，咽部充血，无疱疹，双侧扁桃体Ⅰ度肿大。咳嗽阵作，少痰，鼻塞，涕少，全身未见皮疹，四肢凉。舌质红，苔黄，指纹浮紫，显于风关。以"肺炎"收入我院隔离病房。起病以来，患儿精神、食纳欠佳，粪便干结，两日未解，尿黄。

中医望、闻、切诊：舌体正常，舌质红，舌苔黄，指纹浮紫。

实验室检查：白细胞 14.1×10^9/L；中性粒细胞 86%；C 反应蛋白 55 mg/L。

胸部 X 线检查：右肺中下野可见沿支气管分布的斑片状阴影。

肺炎是指各种病原体或其他因素（异物吸入或过敏反应等）所引起的肺部炎症。主要临床表现为发热、咳嗽、气促、呼吸困难和肺部固定中、细湿啰音。重症患儿可累及循环、消化及神经系统而出现相应的临床症状。肺炎是婴幼儿时期常见病，一年四季均可发病，北方以冬春寒冷季节和气候温度骤变时多见，南方以夏季多见。小儿肺炎是威胁儿童健康的严重疾病，占儿科住院患儿发病率及病死率首位，是我国儿童保健重点防治的疾病之一。

一、案例解析

（一）患儿的中西医诊断是什么？其诊断依据有哪些？

1. 西医诊断 支气管肺炎。

支气管肺炎诊断依据如下。

（1）症状：发热，体温多在 38～39 ℃，也可高达 40 ℃，多为不规则热，也可为弛张热、稽留热。新生儿或重度营养不良患儿有体温不升或低于正常。初期为刺激性干咳，极期反而会有所减轻，恢复期有痰。气促多在发热、咳嗽后出现。患儿尚可出现精神不振、食欲缺乏、烦躁不安、腹泻、呕吐等全身症状。

（2）体征：呼吸频率增快，可达 40～80 次/分，重者可有鼻翼扇动、点头呼吸、三凹征；唇周及指（趾）端发绀；肺部体征早期常不明显，仅有呼吸音减弱或变粗，以后两肺可闻及较固定的中、细湿啰音，以背部两侧下方及脊柱两旁多见，深吸气末更明显。

（3）外周血检查：病毒性肺炎白细胞大多正常或降低；细菌性肺炎白细胞总数增高，中性粒细胞数增多，并有核左移，胞浆中可见中毒颗粒，细菌感染时 C 反应蛋白升高。

（4）胸部 X 线检查：早期肺纹理增粗，以后出现大小不等的点状或小片絮状影，以双肺下野、中内带多见，有的融合成片状阴影。由于支气管内分泌物和肺炎的渗出物阻塞，可产生小叶肺气肿或肺不张；有时可出现一侧或双侧胸膜炎或胸腔积液的现象。伴发脓胸、脓气胸或肺大疱者则有相应的 X 线改变。

2. 中医诊断 病名：肺炎喘嗽；证型：风热闭肺证。

证型分析：风热闭肺。

主症：发热伴咳嗽、咳痰，咽肿，微汗，尿黄，粪便干结；舌质红，舌苔黄，指纹浮紫。

证候分析：风热袭肺，多由口鼻而入，肺受火灼，郁闭不宣，气逆不顺，故见咳嗽；热灼肺津，炼液为痰，痰黏难出，故少痰；痰阻气道，则见喉中痰鸣；肺热蒸腾则发热汗出；肺与大肠相表里，肺热郁闭，大肠传导失司，故大便秘结；面唇红赤、咽肿、尿黄、舌红苔黄、指纹浮紫皆为风热犯肺之象。

（二）支气管肺炎的病因与发病机制是什么？

1. 基本病因及机制 临床上小儿支气管肺炎发病原因主要是由于病菌侵入呼吸道，并经血入肺，最终引起患儿出现气管黏膜水肿、管腔变窄等症状，影响到肺通气，引起低氧血症以及高碳酸血症发生，后期如不及时控制疾病的发展，会引起机体代谢紊乱、器官功能衰竭。此外，还有小儿自身解剖生理因素。小儿自身脏器发育不够完全，气管、支气管管腔狭窄，黏液分泌减少，并且纤毛运动、肺部弹性组织发育不完全，肺部血管分布丰富，因此极易出现充血状况，极易造成痰液阻塞的状况发生。

2. 中医病因病机 支气管肺炎根据不同临床表现，可归属于中医"咳嗽""肺炎喘嗽""喘证"等范畴，但最主要归属于"肺炎喘嗽"。本病的发生受到外因和内因两大类影响。外因主要是感受风邪，小儿寒温失调，风邪外袭而为病，风邪多夹热或夹寒为患，其中以风热为多见。小儿肺脏娇嫩，如先天禀赋不足，或后天喂养失宜，久病不愈，病后失调，则致正气虚弱，卫外不固，腠理不密，而易为外邪所中。

（1）风寒外束，肺失宣降：肺为五脏之华盖，开窍于鼻，司呼吸，主宣发和肃降，外合皮毛。风寒之邪从口鼻直犯于肺或从肌表侵犯肺卫，阻于皮毛、腠理之间，使肺气郁结不宣，闭阻于肺络。清肃之令失常，则肺气上逆而咳喘，常见于发病初期。

（2）温邪犯肺，化火伤津：小儿为稚阴稚阳之体，风邪外袭，传变迅速。如初感风寒之邪，入里化热；如本有痰热内蕴，复感风寒，则形成外寒内热之证；或温热疫毒，内伤于肺，化火伤津，辩证出现发热、咳喘、气急、鼻扇。

（3）痰饮郁结，阻塞气道：小儿平素体虚湿盛，感受外邪，肺气不宣，聚液为痰；或脾虚不运，痰涎内生。痰阻肺络，肺气更加闭塞，郁久化热，痰热互结，辩证出现高热、烦渴、喉鸣痰涌、呼吸困难等。如毒热痰火炽盛，内陷心肝，蒙蔽心包，则神昏谵语；引动肝风则抽搐、惊厥。

（4）正气不足，邪气内陷：肺主气而朝百脉，心主血而运营阴，肝主疏泄而藏血，气为血帅，气行则血行，气滞则血滞。外邪犯肺，肺气痹阻，则心血运行不畅，气滞血瘀，故见呼吸困难、面色苍白、口唇和指甲青紫、肝脏肿大、脉数疾之变证。如正不胜邪，心血瘀阻加重，心失所养，心气不足，造成心阳不振，甚至心阳暴脱之变。如不及时救治，会产生全身阳气暴脱，出现咳喘不安、颜面苍白、四肢不温、大汗淋漓等。此外，肺气痹塞还可引起脾胃升降功能失常，可伴腹胀、纳呆、呕吐、腹泻等症状。

综上所述，肺炎喘嗽的发病，从病因来说，外因责之于感受外邪，或由他病传变而来。内因责之于小儿气血未盛，形气未充，肺脏娇嫩，卫外不固，抗病能力低下，或痰湿内伏，火热内蕴所致。病位在肺，但病变可累及心、肝、脾，基本病机为肺气闭郁。中医病因病机详见图10-1。

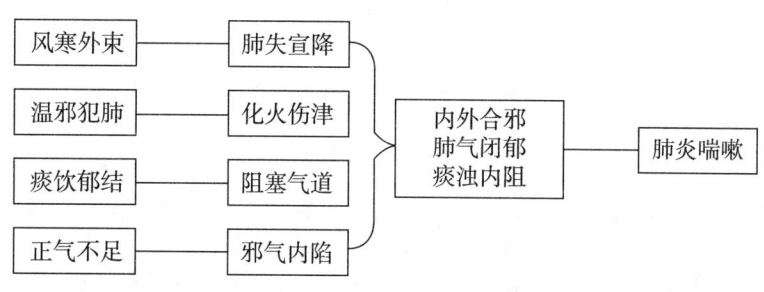

图10-1 支气管肺炎的中医病因病机

(三)针对该患儿的中西医治疗原则有什么区别?

1. 西医治疗 采用综合治疗措施,原则为控制感染、改善肺通气、对症和支持治疗、预防并及时处理并发症。

(1) 抗感染治疗

抗生素治疗:是肺炎治疗的最主要环节。根据临床反应、细菌培养和药物敏感试验,给予特异性的抗生素治疗。用药原则为长期、足量、联合、足疗程,重症者静脉联合用药。抗生素治疗后48~72小时应对病情进行评价。

抗病毒治疗:病毒感染者选用利巴韦林,肌内注射或静脉应用,每日10~15 mg,也可滴鼻或雾化吸入。亦可选用α-干扰素肌内注射或雾化吸入。

(2) 糖皮质激素:对有明显中毒症状、严重喘憋或呼吸衰竭,伴有脑水肿及感染性休克者,使用有效抗生素的同时,可短期应用肾上腺皮质激素。

(3) 对症和支持治疗:包括祛痰、降温、吸氧,维持水、电解质平衡,改善营养及加强机体免疫功能等治疗。

(4) 预防并及时处理并发症:肺炎球菌肺炎、葡萄球菌肺炎、革兰氏阴性杆菌肺炎等出现严重脓毒血症可并发感染性休克,应及时给予抗休克治疗;并发脓胸、脓气胸者及时行胸腔穿刺引流术。

2. 中医治疗

(1) 辨证论治:**可分 8 种证型**,其中常证包括风寒闭肺、风热闭肺、痰热闭肺、痰浊闭肺、阴虚肺热及肺脾气虚 6 种类型,变证包括心阳虚衰与内陷厥阴两种类型。详见表 10-1。

表 10-1 肺炎喘嗽常见证型及治疗

分类	证型	症状	治法	方药
常证	风寒闭肺	恶寒发热,无汗不渴,咳嗽气急,痰稀色白,舌淡红,苔薄白,脉浮紧	辛温开肺,化痰止咳	三拗汤合葱豉汤加减。本证易于化热,可加金银花、连翘清热解毒;痰多白黏,苔白腻者,加苏子、陈皮、半夏、莱菔子化痰止咳平喘;寒邪外束,肺有伏热,加桂枝、石膏表里双解
	风热闭肺	发热恶风,微有汗出,口渴欲饮,咳嗽,痰稠色黄,呼吸急促,咽红,舌尖红,苔薄黄,脉浮数	辛凉宣肺,清热化痰	银翘散合麻杏石甘汤加减。壮热烦渴,倍用石膏,加知母,清热宣肺;喘息痰鸣者加葶苈子、浙贝母泻肺化痰;咽喉红肿疼痛,加射干、蝉蜕利咽消肿;津伤口渴加天花粉生津清热
	痰热闭肺	壮热烦躁,喉间痰鸣,痰稠色黄,气促喘憋,鼻翼扇动,或口唇青紫,舌红,苔黄腻,脉滑数	清热宣肺,涤痰定喘	五虎汤合葶苈大枣泻肺汤加减。痰重者加猴枣散豁痰;热甚腑实加生大黄、玄明粉通腑泄热;痰多加天竺黄、制胆南星化痰;唇紫加丹参、当归、赤芍活血化瘀
	痰浊闭肺	咳嗽气喘,喉间痰鸣,咳吐痰涎,胸闷气促,食欲缺乏,舌淡苔白腻,脉滑	温肺平喘,涤痰开闭	二陈汤合三子养亲汤加减。咳甚加百部、紫菀、款冬止咳化痰;便溏加茯苓、白术健脾
	阴虚肺热	低热不退,面色潮红,干咳无痰,舌质红而干,苔光剥,脉数	养阴清肺,润肺止咳	沙参麦冬汤加减。低热缠绵加青蒿、知母清虚热;咳甚加泻白散泻肺;干咳不止加五味子、诃子敛肺止咳;盗汗加地骨皮、煅龙骨敛汗固涩
	肺脾气虚	病程迁延,低热起伏,气短多汗,咳嗽无力,纳差,便溏,面色苍白,神疲乏力,四肢欠温,舌质偏淡,苔白,脉细无力	健脾益气,肃肺化痰	人参五味子汤加减。动则汗出加黄芪、煅龙骨、煅牡蛎固表敛汗;咳甚加紫菀、款冬花止咳化痰;纳谷不香加神曲、谷芽、麦芽;大便不实加淮山药、炒扁豆健脾益气

续表

分类	证型	症状	治法	方药
变证	心阳虚衰	突然面色苍白，发绀，呼吸困难加剧，汗出不温，四肢厥冷，神萎淡漠或烦躁不宁，右胁下肝脏增大、质坚，舌淡紫，苔薄白，脉微弱虚数	温补心阳，救逆固脱	参附龙牡救逆汤加减。面色口唇发绀，肝脏肿大者，加当归、红花、丹参活血化瘀。兼痰热实证，须扶正祛邪，标本同治
	内陷厥阴	壮热神昏，烦躁谵语，四肢抽搐，口噤项强，两目上视，咳嗽气促，痰声辘辘，舌质红绛，指纹青紫，达命关，或透关射甲，脉弦数	平肝熄风，清心开窍	羚角钩藤汤合牛黄清心丸加减。常昏迷痰多者加郁金、胆南星、天竺黄化痰开窍；高热神昏者，加安宫牛黄丸清心开窍

(2) 针对该患者的中医治疗

1) 治法：辛凉宣肺、清热化痰。

2) 方药：银翘散合麻杏石甘汤化裁。麻黄、杏仁、生石膏、生甘草、金银花、连翘、薄荷、桔梗、牛蒡子。

方药分析：麻黄、杏仁、生石膏、生甘草清热宣肺，金银花、连翘清热解毒，薄荷辛凉解表，桔梗、牛蒡子清热利咽。

临床运用：壮热烦渴，倍用石膏，加知母，清热宣肺；喘息痰鸣者加葶苈子、浙贝母泻肺化痰；咽喉红肿疼痛，加射干、蝉蜕利咽消肿；津伤口渴加天花粉生津清热。

二、支气管肺炎的中西医结合护理

（一）从哪些方面对该患儿进行中西医结合的护理评估？

1. 西医护理评估

（1）健康史：询问与本病发生的相关因素，如有无着凉、淋雨、上呼吸道感染接触史；有无慢性阻塞性肺疾病、糖尿病等慢性基础性疾病；有无家族遗传史、是否长期使用激素、免疫抑制剂等。

（2）身体状况：检查患儿有无气促、呼吸困难、鼻翼扇动、三凹征及急性病容等症状和体征，有无发热、咳嗽、咳痰、胸闷、心动过速、肺部啰音；皮肤有无面颊绯红、口唇发绀、皮肤黏膜出血、浅表淋巴结及扁桃体肿大等情况。

（3）心理-社会状况：评估患儿是否有紧张、焦虑、恐惧或抑郁。

（4）辅助检查。①血常规：有无白细胞计数升高、中性粒细胞增高及核左移、淋巴细胞升高。②胸部X线检查：有无肺纹理增粗、炎性浸润影等。③痰培养：有无细菌生长，药物敏感试验结果如何。

（5）治疗方案：了解患儿目前的治疗方案。

2. 中医专科评估

（1）密切观察患儿生命体征，咳嗽、气喘、鼻翼扇动、神色、尿量、发绀等症状的轻重程度，了解病情转归。

(2) 评估病情轻重：轻症以咳嗽为主，发热不高，喘憋不明显。重症喘憋痰鸣，鼻翼扇动，胸高气促，两胁煽动，下陷作坑。

(3) 评估常证与变证。常证以肺系征象为主，未累及其他脏腑，典型表现为发热、痰壅、气喘、鼻翼扇动。变证除肺系征象外，已累及心、肝，见心阳虚衰或邪陷厥阴变证，表现为呼吸困难，甚至节律不整，呼吸浅促，面唇爪甲青紫，肝进行性肿大及神昏抽搐等。

（二）该患儿目前存在哪些护理问题？

1. 体温过高　与肺部感染有关。
2. 气体交换障碍　与肺部炎症导致通气、换气功能障碍有关。
3. 营养失调：低于机体需要量　与患儿咽部肿痛、摄入不足、消耗增加有关。
4. 活动无耐力　与摄入不足、消耗增加及机体缺氧有关。
5. 潜在并发症：心力衰竭、中毒性肠麻痹、中毒性脑病、脓胸、脓气胸等。

（三）护理措施

1. 如何针对目前支气管肺炎提供中西医结合的护理措施？

(1) 降温护理

病情观察：监测并记录生命体征，高热患儿每4小时测量一次体温，待体温恢复正常3天后改为每日测量3次体温。

休息与环境：高热患儿应卧床休息，以减少氧耗量；病室应尽可能保持安静、温湿度适宜，室温以18~22℃、湿度以55%~60%为宜。各种护理操作应集中进行，对于烦躁不安的患儿遵医嘱给予镇静药。

饮食：提供足够热量、蛋白质和维生素的流质或半流质食物，以补充高热引起的营养物质消耗；同时进食应少量多次，避免油腻、产气的食物，以免造成腹胀；鼓励患儿多饮水，以保证足够的入量并有利于稀释痰液。

高热护理：可采用温水擦浴、冰袋、冰帽等物理降温措施，以逐渐降温为宜，防止虚脱。患儿大汗时，及时协助擦拭和更换衣服，避免受凉。必要时遵医嘱使用退热药或静脉补液，补液时小儿的补液速度宜慢，20~40滴/分。

口腔护理：患儿因咳嗽、张口呼吸、发热等导致口干舌燥，要注意保持口腔卫生，鼓励患儿进食后多漱口。

(2) 保持呼吸道通畅

有效咳嗽排痰：鼓励患儿做深而慢的呼吸运动，或给予雾化吸入湿化气道，病情允许可进行胸部叩击，促进肺泡和呼吸道分泌物排出，帮助痰液排出。

氧气疗法：给予患儿吸氧，婴幼儿可用面罩、鼻塞给氧，氧流量2~4 L/min，氧浓度50%~60%，氧气应该湿化，以免损伤气道黏膜。

用药护理：遵医嘱使用抗生素，注意观察用药疗效和不良反应的发生，静脉输液时控制输液的量和速度，以免加重心脏负担，使用糖皮质激素时，观察可能出现的不良反应。

(3) 中医护理

穴位贴敷：选用桑叶、菊花、苦杏仁、桔梗、石膏、鱼腥草、法半夏、大黄等研末，醋或黄酒调匀后敷贴于肺俞、定喘、大椎等穴。

穴位按摩：取大椎、风池、合谷等穴位或点刺出血。

2. 如何对患儿进行病情观察？

要密切监测生命体征及病情的进展，如出现以下并发症表现，及时联系医生并做好抢救准备及配合。

(1) 心力衰竭：如患儿出现烦躁不安、面色苍白、呼吸突然增快，超过60次/分，心率超过160~180次/分，肝在短时间内急剧增大，有心音低钝、奔马律、颈静脉怒张等心力衰竭表现时，应立即报告医生，减慢输液速度，吸氧，做好抢救准备。

(2) 中毒性脑病：密切观察患儿神志、瞳孔、囟门、呼吸等表现，出现烦躁不安或嗜睡、惊厥、昏迷、呼吸不规则等中毒性脑病表现应及时通知医生，进行抢救。

(3) 中毒性肠麻痹和消化道出血：观察有无腹胀、肠鸣音减退等情况，呕吐物及粪便的颜色等。

(4) 脓胸、脓气胸：注意有无呼吸困难加重、一侧呼吸运动受限、听诊呼吸音减弱或消失、叩诊呈浊音等，警惕脓胸、脓气胸的发生。

3. 如何指导患儿进行用药？

(1) 抗生素治疗：细菌感染或病毒感染继发细菌感染者，选用敏感抗生素。①合胞病毒肺炎：可以选用神经氨酸酶抑制剂治疗，如磷酸奥司他韦。②肺炎链球菌：首选青霉素，耐药者首选头孢曲松、头孢噻、万古霉素，青霉素过敏者选用大环内酯类抗生素，如红霉素等。③金黄色葡萄球菌：首选苯唑西林钠或氯唑西林，耐药者选用万古霉素或联用利福平。④流感嗜血杆菌：首选阿莫西林/克拉维酸。⑤大肠埃希菌和肺炎克雷伯菌：不产超广谱β内酰胺酶菌首选头孢他啶、头孢哌酮；产超广谱β内酰胺酶菌首选亚胺培南、美罗培南。⑥铜绿假单胞菌：首选替卡西林/克拉维酸。⑦卡他莫拉菌：首选阿莫西林/克拉维酸。⑧肺炎支原体和衣原体：首选大环内酯类抗生素，如红霉素及罗红霉素。

(2) 用药时间：一般持续至体温正常后5~7天，症状、体征消失后3天。支原体肺炎至少用药2~3周，以免复发。葡萄球菌肺炎易复发和产生并发症，疗程宜长，在体温正常后2~3周可停药，总疗程6周。

(3) 中医用药：按时、按量服用中药汤剂，并注意用药后的反应。中药汤剂宜凉服，若患儿不配合服药，或服药后胃肠道反应明显，可分多次少量频服。

4. 如何对患儿开展健康教育？

(1) 指导家长加强患儿的营养，养成良好的饮食卫生习惯。

(2) 养成锻炼身体的好习惯，经常户外活动，增强体质，改善呼吸功能。

(3) 易患呼吸道感染的患儿，在寒冷季节或气候骤变外出时，应注意保暖，避免着凉；少到人群密集的公共场合，尽可能避免接触呼吸道感染者，外出时要戴口罩，避免交叉感染。

(4) 定期查体，按时预防接种。

(5) 指导患儿养成良好的个人卫生习惯，外出玩耍、饭前、便后要勤洗手，如咳嗽、喷嚏时，用面巾纸遮挡口鼻，带有痰液的废纸扔到废物袋中，不要随意丢弃。

(6) 指导家长一般呼吸道感染及发热的处理方法，使患儿在疾病早期能得到及时处理，若病情加重，应及早到医院就诊。

三、病情变化及护理

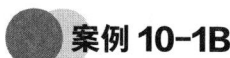
案例 10-1B

3日后，患儿体温恢复正常，因咳嗽、喘息1天，气促半天入院，既往有10余次喘息史，母亲有"支气管哮喘"，入院查体：呼吸40次/分，可见"三凹征"，无发绀，双肺可闻及中量呼气相为主的哮鸣音，心率120次/分，节律齐，无杂音，余查体无异常。肺功能：FEV_1 62%预计值，雾化吸入沙丁胺醇15分钟后测FEV_1 98%预计值，SaO_2 91%。入院诊断：儿童支气管哮喘急性中度发作。

（一）案例解析

1. 患儿病情有什么变化？

（1）西医诊断：支气管哮喘。

（2）中医诊断：肺炎喘嗽，风热闭肺症。

2. 本阶段患儿的治疗原则是什么？

（1）治疗原则：长期坚持、规范和个体化治疗，急性发作期治疗重点是抗炎、平喘，尽快缓解气道痉挛，纠正低氧血症，恢复肺功能，防止并发症；缓解期的治疗重点是抗炎、降低气道反应性、避免诱发因素，预防复发。

（2）中医治疗：辛凉宣肺，清热化痰。代表方：银翘散合麻杏石甘汤加减。

（二）对患儿开展护理评估的主要内容包括哪些？

1. 西医护理评估

（1）健康史：评估患儿发病次数和频度，每次发病时间及持续时间、程度；评估发病前有无变应原接触史或感染史，家族中有无哮喘史，了解患儿既往哮喘发作史及用药史。

（2）身体状况：评估患儿的意识状况，呼吸频率、节律、深度，患儿的咳嗽情况，痰液的性状，皮肤有无发绀、多汗，观察有无辅助呼吸肌参与呼吸和三凹征出现。听诊肺部有无哮鸣音、呼吸音延长。

（3）心理-社会状况：评估患儿是否有紧张、焦虑、恐惧。

（4）辅助检查：肺功能、过敏原，血清特异性IgE血气分析等。

（5）治疗方案：评估患儿治疗方案的调整情况。

2. 中医护理评估 评估患儿生命体征、神志、舌苔、指纹变化。评估咳嗽的持续时间，痰液量、颜色的变化及是否出现鼻翼扇动、发绀等症状，以利于辨别证型及病情轻重。

（三）患儿现阶段的护理问题有什么变化？

1. 气体交换障碍 与支气管痉挛、气道炎症、气道阻力增加有关。
2. 清理呼吸道无效 与支气管黏膜水肿、分泌物增加、痰液黏稠、无效咳嗽有关。
3. 知识缺乏 患儿家长缺乏哮喘的防护知识及相关用药知识。
4. 焦虑 与哮喘反复发作有关。

（四）护理措施

1. 如何解除支气管痉挛、控制气道炎症？

（1）用药

β受体激动药：分为短效$β_2$受体激动药和长效$β_2$受体激动药；短效$β_2$受体激动药为控制哮喘进行性发作的首选药物，作用时间4~6小时，有吸入、口服和静脉给药三种途径，首选吸入给药，常用药物有沙丁胺醇和特布他林，每次吸入100~200μg沙丁胺醇，或250~500μg特布他林，指导患儿按医嘱用药，不宜长期、规律、单一、大量使用，以免出现耐药性；用药过程中观察有无心悸、骨骼肌震颤、低血钾等不良反应。

糖皮质激素：控制气道炎症最为有效，给药途径包括吸入、口服和静脉给药。吸入给药：是目前哮喘长期治疗的首选用药方式。常用吸入药物有倍氯米松、布地奈德，通常需规律吸入 1～2 周以上方能起效。少数患者可出现口腔念珠菌感染，指导患儿吸入药后及时用清水含漱口咽部，口服用药宜在饭后服用，以减少对胃肠道黏膜的刺激；当用吸入剂替代口服剂时，通常需同时使用 2 周后再逐步减少口服量，指导患儿家属不得自行减量或停药。

茶碱类药物：分为口服和静脉给药。口服茶碱：一般剂量为每天 6～10 mg/kg。静脉给药：主要用于重症和危重症哮喘。静脉注射时浓度不宜过高，速度不宜过快，注射时间宜在 10 分钟以上，由于氨茶碱的有效浓度与中毒浓度很接近，故用药时宜做血药浓度监测（血液最佳浓度为 10～15 μg/ml)，缓释茶碱不能嚼服，必须整片吞服。

（2）促进排痰：鼓励患儿做深而慢的呼吸运动，给予雾化吸入，湿化痰液，胸部叩击，有利于分泌物排出，必要时吸痰。

（3）补充水分：哮喘急性发作时，患儿呼吸增快，出汗，常伴脱水、痰液黏稠，易阻塞小支气管。应鼓励患儿多饮水，每日饮水 2500～3000 ml，重者建立静脉通路补液，纠正水、电解质及酸碱平衡失调，小儿补液速度应减慢。

2. 如何有效吸氧？

遵医嘱给予面罩吸氧，氧浓度以 40% 为宜，氧流量 4～5 L/min。氧气应温暖、湿润，以避免刺激气道引起气道痉挛。也可采用双鼻导管吸氧。监测动脉血气分析，使动脉血氧分压 PaO_2 维持在 70～90 mmHg（9.3～12.0 kPa）。

3. 此阶段患者的中医护理措施有哪些？

（1）穴位贴敷：选用桑叶、菊花、苦杏仁、桔梗、石膏、鱼腥草、法半夏、大黄等研磨，醋或黄酒调匀后敷贴于肺俞、定喘、大椎等穴。

（2）小儿推拿：选用揉掌小横纹、推三关、揉小天心等方法。

（3）耳穴压豆：选择交感、神门、气管、肺、肾上腺等穴位。

（4）中药保留灌肠：取瓜蒌、桑白皮、黄芩、石膏、麻黄、杏仁、甘草等中药研磨成细粉，根据患儿体重、年龄取适量药粉，加水 20～50 ml 调配成灌肠液进行保留灌肠。

案例 10-1C

患儿入院后第 8 天，病情平稳后准备出院。遵医嘱使用定量雾化吸入器进行雾化吸入，护士如何指导患儿进行雾化吸入？

（一）案例解析

此阶段患儿病情平稳，准备出院，出院后仍需进行雾化吸入，但患儿仅 2 岁，护士应对患儿家属进行指导。

（二）雾化吸入操作指导

1. 定量雾化吸入器（MDI）的使用指导 MDI 的使用需要患者协调呼吸动作，正确使用是保证吸入治疗成功的关键。

（1）介绍雾化吸入器具：根据患儿家长的文化层次、学习能力，提供雾化吸入器的学习资料。

(2) 演示 MDI 的使用方法：打开盖子，摇匀药液，深呼气至不能再呼时张口，将 MDI 喷嘴置于口中，双唇包住咬口，以慢而深的方式经口吸气，同时以手指按压喷药，至吸气末屏气 10 秒，使较小的雾粒沉降在气道远端，然后缓慢呼气，休息 3 分钟后可再重复使用 1 次。

(3) 反复练习使用：护士演示后，指导患儿家属反复练习，直至完全掌握。

(4) 特殊 MDI 的使用：对不易掌握 MDI 吸入方法的儿童或重症患者，可在 MDI 上加储药罐（spacer），可以简化操作，增加吸入至下呼吸道和肺部的药物量，减少雾滴在口咽部沉积引起刺激，增加雾化吸入疗效。

2. 雾化吸入操作的注意事项

(1) 体位：最好选择坐位，不能独坐的指导家长将患儿抱呈坐位，借助重力作用使雾滴深入细支气管、肺泡，以达到最佳效果。

(2) 时机：最好选择饭前或饭后半小时后吸入，防止气雾刺激，引起呕吐。

(3) 雾化前避免涂抹面霜、雾化后洗脸可减少药物被面部皮肤吸收。

(4) 呼吸道分泌物多时，先咳嗽、咳痰，再行雾化。

(5) 年龄稍大患儿指导深呼吸，年龄小不配合的患儿注意在平静呼吸、睡眠中雾化，避免剧烈哭闹。

(6) 避免在氧源附近吸烟或燃明火。

(7) 雾化吸入时间不宜超过 20 分钟。

综合述评

小儿支气管肺炎是一种临床上较常见的疾病，发病率高，一年四季均可发病，小儿支气管肺炎严重时会引发心力衰竭、呼吸衰竭，造成严重的后果，所以，需采取及时、有效的治疗方法。中西医结合治疗不仅能充分发挥西医在抗炎、消炎等方面的功效，还能发挥中医在改善机体抵抗力及排毒等方面的功效。

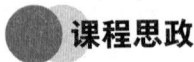

小儿推拿——"手"护健康

小儿推拿是建立在祖国医学整体治疗观念的基础上，以阴阳五行、脏腑经络等学说为理论指导，运用各种手法刺激穴位，使经络通畅、气血流通，以达到调整脏腑功能、治病保健目的的一种方法。

关于小儿推拿，早在 2000 多年前即有这方面的论述。1973 年，中国湖南长沙马王堆出土的西汉帛书《五十二病方》中即有这方面的描述；晋代葛洪的《肘后备急方》治卒腹痛方法中介绍了捏脊法；唐代《备急千金要方》中有膏摩防治小儿疾病的方法；宋代《苏沈良方》记载了用掐法治疗脐风撮口等证。明清时期，推拿疗法在儿科中得到了广泛的应用，并发展成为小儿推拿专科，逐渐形成了具有特色的专门体系，这一时期出版了《保婴神术按摩经》等近 30 多种小儿推拿专著。

小儿推拿学是中医儿科学和推拿学结合的产物，体现了自然、健康的育儿方式，符合现代医学的发展方向，不打针、不吃药解决儿童常见、易发疾病，避免滥用抗生素及过度医疗，满足家长对儿童健康的要求，是中医文化的瑰宝。

（晋溶辰　贡定严）

第二节 小儿肺炎中西医护理技能综合训练

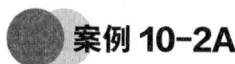

案例 10-2A

病史摘要：02床，张××，住院号：96689231，男性，2岁1个月，因"咳嗽5天"于2022年12月26日9：15入院。

现病史：患儿于5天前受凉后出现咳嗽，呈阵发性连声咳，夜间咳甚，喉中有痰、难以咳出，无发热，无喘息气促，无呕吐，家属予"肺力咳合剂，蒲地蓝消炎口服液"口服2天，咳嗽较前加重，今为进一步治疗来我院就诊，门诊以"支气管肺炎"收入。现症见：无发热，阵发性连声咳，喉中有痰，有鼻塞、流涕、气促，无发绀，无呕吐，无抽搐，食纳欠佳，夜寐欠安，平素每日排便一次，黄色软便，近日排便2日1次，质干，排尿正常。

个人史：足月顺产，出生体重3.3 kg，出生时无窒息、产伤史，出生后母乳喂养，适时添加辅食，2个月抬头，4个月翻身，6个月会坐，8个月会爬，1岁会走、会叫爸爸和妈妈，生长发育与同龄儿相符，久居本地，无疫区、疫情、疫水接触史，无工业毒物、粉尘、放射性物质接触史。

既往史：既往体质尚可。否认肝炎、结核病等传染病病史，否认手术、外伤史，否认输血史，按当地防疫部门要求预防接种。否认异物吸入史。否认食物、药物过敏史。

家族史：父母体健。否认家族性遗传病史，否认家族性肿瘤病史。

体格检查：T 37 ℃，P 116次/分，R 30次/分，体重12.5 kg。发育正常，营养良好，急性面容，全身浅表淋巴结未触及肿大。外鼻无畸形，鼻腔气畅，鼻翼无扇动。口唇无发绀，口腔黏膜未见异常。咽部黏膜充血，扁桃体Ⅰ度肿大，未见疱疹及脓性分泌物。胸廓未见异常，呼吸运动未见异常，肋间隙未见异常，三凹征（−），双肺呼吸音粗，双侧肺可闻及湿啰音，未闻及哮鸣音。心前区无隆起，心尖搏动未见异常，HR 116次/分，律齐，各瓣膜听诊区未闻及病理性杂音。

中医望、闻、切诊：望之少神，面色少华，形体适中；精神欠佳、发育正常、营养良好；气促、时有咳嗽；舌红，苔薄黄，指纹浮紫。

辅助检查：（2022-8-19 本院）血常规示 WBC 5.64×10^9/L，N 37.8%，L 51.6%，RBC 4.78×10^{12}/L，Hb 125.00 g/L，PLT 235.00×10^9/L；CPR 2.92 mg/L。肺炎支原体IgM、肺炎衣原体IgM：均阴性。胸片：左肺门区可见团片状模糊影，双肺纹理稍增多，内夹少许斑点状模糊影，右肺门阴影正常，心影大小形态可，双膈面光整，肋膈角锐利。

西医诊断：支气管肺炎。

中医诊断：肺炎喘嗽，风热闭肺症。

一、训练目标

1. 熟悉患者入院流程，给予有效、全面的评估。
2. 能熟练进行静脉采血和咽拭子等操作。
3. 团队配合紧密，有较强的整体护理观念。

二、训练流程

(一) 情景1

案例 10-2B

患者经门诊收治入院,医嘱予以一级护理、清淡饮食、完善常规检查:三大常规,肝肾功能、心肌酶、凝血七项排除感染引起的脏器功能损伤及免疫损害,电解质排除电解质紊乱,红细胞沉降率、降钙素原了解感染程度。咽拭子培养(细菌+真菌)明确病原体。

医嘱:1. 静脉采血查血常规、血生化、凝血功能、心肌酶
　　　　2. 咽拭子采集

1. 思考与讨论
(1) 支气管肺炎的病因有哪些?
(2) 请对该患者进行护理评估,并列出主要的护理诊断。
(3) 如何对该患者进行中医辨证?

2. 实践任务
(1) A护士完成入院评估。
(2) B护士执行静脉采血操作。
(3) C护士执行咽拭子采集操作。

3. 临床思维分析
(1) 患儿年龄较小,操作时应耐心,动作轻柔,缓解患儿紧张情绪,争取配合。
(2) 采血时可请家属配合适当约束,以防穿刺引起患儿躁动导致操作失败,操作后给予患儿安慰,安抚情绪。

4. 操作要点
(1) **任务1操作要点**:入院评估(心、肺)(操作标准见附录16)
1) 注意咳嗽的病程、声音,痰液的质、量、色。
2) 有无发热、呕吐、腹泻等伴随症状。
3) 有无口唇发绀、三凹征。
4) 注意舌、脉的变化。

(2) **任务2操作要点**:静脉采血(操作标准见附录2)
1) 严格执行查对制度和无菌技术操作原则。
2) 评估患者血管情况,选择最佳的静脉采血部位。
3) 如果采用股静脉穿刺采血,穿刺时要绝对避开股神经,穿刺后应按压5~10分钟。
4) 采血时注意采取正确的体位,以及对患者的肢体进行有效的按压。

(3) **任务3操作要点**:咽拭子采集(操作标准见附录31)
1) 充分暴露咽喉部,必要时可用压舌板压住舌部。
2) 嘱患者张口发"啊"音,用无菌长棉签迅速擦拭两侧腭弓、咽及扁桃体上分泌物。

5. 整体护理要点(表10-2)

第十章 小儿肺炎中西医护理临床思维与技能综合训练

表10-2 整体护理要点

要点	具体内容
病情观察	1. 观察体温、呼吸、心率的变化 2. 观察咳嗽的声音，痰的颜色、质地、量的多少以及面色的变化 3. 观察有无嗜睡、意识障碍、惊厥等中枢神经系统症状，有无气胸、脓胸、DIC症状，有无腹泻等消化道症状 4. 有无鼻翼扇动、发绀、三凹征等呼吸困难的症状出现 5. 观察舌质、舌苔、脉象的变化 6. 观察是否有重症肺炎的迹象：①当患者出现烦躁不安、面色苍白、呼吸加快（>60次/分），且心率>180次/分、心音低钝、奔马律、肝短时间内急剧增大，是心力衰竭的表现；粉红色泡沫样痰为肺水肿的表现，可给患者吸入经20%～30%乙醇溶液湿化的氧气，但每次吸入不宜超过20分钟。②密切观察意识、瞳孔及肌张力等变化，若有烦躁或嗜睡、惊厥、昏迷、呼吸不规则、肌张力增高等颅内高压表现时，应立即报告医师，并共同抢救。③观察有无腹胀、肠鸣音是否减弱消失、呕吐的性质、是否有便血等，以便及时发现中毒性肠麻痹及胃肠道出血
保持呼吸道通畅	1. 采取半卧位或高枕卧位，并经常更换体位，指导患者进行有效的咳嗽，定时拍背辅助排痰，方法是五指并拢，稍向内合掌，呈空心状，由下向上、由外向内地轻拍背部，边拍边鼓励患儿咳嗽，借助重力和振动作用促使呼吸道分泌物排出 2. 及时清除口鼻分泌物，痰液黏稠者使用雾化吸入 3. 指导和鼓励患者进行有效的咳嗽 4. 必要时遵医嘱给予祛痰剂、平喘剂
用药护理	遵医嘱使用抗生素，以消除肺部炎症，观察疗效和不良反应
基础护理	1. 病室定时通风换气（应避免对流），保持室内空气新鲜。室温控制在22～24℃，湿度以50%～60%为宜。嘱患儿卧床休息，减少活动 2. 被褥要轻暖，穿衣不要过多，以免引起不安和出汗；内衣应宽松，以免影响呼吸 3. 勤换尿布，保持皮肤清洁，使患者感觉舒适，以利于休息 4. 各种处置应集中进行，尽量使患儿安静，以减少机体的耗氧量
营养护理	1. 鼓励患者进食高热量、高蛋白、高维生素易消化饮食，以供给足够的营养，利于疾病的恢复 2. 应少量多餐，避免吃油炸食品及易产气的食物，以免造成腹胀，妨碍呼吸 3. 进食确有困难者，可按医嘱静脉补充营养 4. 鼓励患者多饮水使呼吸道黏膜湿润，以利于痰液的咳出
睡眠护理	1. 满足患者身体舒适的需要。采取措施从根本上消除影响患者身体舒适和睡眠的因素 2. 创造良好的睡眠环境 3. 做好晚间护理
健康指导	1. 指导家长处理呼吸道感染的方法 2. 指导家长加强患者的营养，多进行户外活动，增强抵抗力

（二）情景2

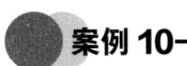

案例 10-2C

患者出现发热，有咳嗽、咳痰。无呕吐、腹泻等不适。

体格检查：T 38.5 ℃、P 114次/分、R 28次/分、SPO$_2$ 91%，神志清楚，精神差，咽部黏膜充血，扁桃体Ⅱ度肿大，未见疱疹及脓性分泌物。双肺呼吸音粗，可闻及湿啰音。予以抗感染、降温等对症支持治疗。

> **医嘱**：1. 注射用头孢噻肟钠 2 g+5% 葡萄糖注射液 100 ml 静脉输液。皮试（－）
> 2. 物理降温
> 3. 行小儿推拿疗法

1. 思考与讨论 患儿发热可以采取哪些护理措施？

2. 实践任务

（1）请 A 护士执行静脉输液操作。

（2）请 B 护士完成物理降温。

（3）请 C 护士完成小儿推拿疗法。

3. 临床思维分析

（1）患儿体温较高，为患儿进行物理降温时需选择合适方法，禁忌乙醇擦浴，采取降温措施后也需及时复测体温，评估降温效果。

（2）各项操作需动作轻柔，若患儿出现哭闹、肌张力增高等及时安抚。

4. 操作要点

（1）任务 1 操作要点：静脉输液（操作标准见附录 28）

1）严格执行无菌技术操作及查对制度。

2）输液前排尽输液管及针头内的空气，药液滴尽前更换输液瓶（袋）或拔针。

3）穿刺过程注意观察患者的哭声、面色及病情变化。

4）严格掌握输液速度。

5）输液过程中加强巡视，观察有无药物不良反应发生，有异常及时处理。

（2）任务 2 操作要点：物理降温（操作标准见附录 32）

1）评估患者的病情、体温、局部皮肤情况、活动能力、合作程度。

2）注意将冰袋装入布套，避免冰袋与患者的皮肤直接接触。

3）置冰袋于前额、头顶部和体表大血管流经处（颈部两侧、腋窝、腹股沟等）。

4）观察冰袋冷敷部位局部情况、皮肤色泽，防止冻伤。

5）冰袋使用后 30 分钟需测体温。

（3）任务 3 操作要点：小儿推拿（操作标准见附录 33）

1）评估患儿主要症状、发病部位、体质、推拿部位皮肤情况。缓解紧张情绪，进食，排空二便。

2）清肺经 300 次，开天门、推坎宫、揉太阳各 30 次。风寒者加推三关 200 次，掐揉二扇门 30 次，掐风池 5 次；风热者加推脊 100 次。

3）推拿过程中注意手法、力度、方向，推拿时间一般不超过 20 分钟。

5. 整体护理要点（表 10-3）

表 10-3 整体护理要点

要点	具体内容
保持呼吸道通畅	1. 采取半卧位或高枕卧位，并经常更换体位，指导患儿进行有效咳嗽，定时拍背辅助排痰，方法是五指并拢、稍向内合掌，呈空心状，由下向上、由外向内地轻拍背部，边拍边鼓励患儿咳嗽，借助重力和振动作用促使呼吸道分泌物排出 2. 及时清除患儿口鼻分泌物，痰液黏稠者使用雾化吸入 3. 指导和鼓励患儿进行有效咳嗽 4. 必要时遵医嘱给予祛痰剂、平喘剂

第十章 小儿肺炎中西医护理临床思维与技能综合训练

续表

要点	具体内容
病情观察	1. 观察体温、呼吸、心率等生命体征的变化 2. 观察发热轻重，以及发热是否伴畏寒 3. 观察有无咽部充血、扁桃体红肿等症状 4. 观察咳嗽、痰液性状
用药护理	1. 观察头孢噻肟钠可能引起的皮疹、静脉炎、腹泻、恶心等不良反应 2. 观察药物疗效，准确观察病情变化及正确留取标本进行检查
物理降温	1. 冷敷不应长时间在同一部位，最长不得超过30分钟，以防冻伤 2. 注意观察周围循环情况，出现脉搏细数、面色苍白、四肢厥冷时，禁用冷敷 3. 擦浴时禁忌擦拭胸前区、腹部、后颈部、足心部；对全身发疹或有出血倾向的患儿禁忌擦浴降温 4. 出现高热寒战时（T＞38℃），应遵医嘱及早抽取血培养送检，并给予保暖 5. 出现躁动不安、谵妄，应防止跌倒、坠床，必要时加床档或者约束带固定
基础护理	1. 卧床休息，减少耗氧量，保持良好的病室温湿度 2. 提供足够热量、蛋白质和维生素的流质或者半流质饮食，以补充营养物质消耗。鼓励患者多饮水 3. 加强口腔护理及皮肤护理
健康指导	1. 指导家长处理呼吸道感染的方法 2. 指导家长加强患者的营养，多进行户外活动，增强抵抗力
护理记录	及时完成护理记录单的记录

【案例设计思路】

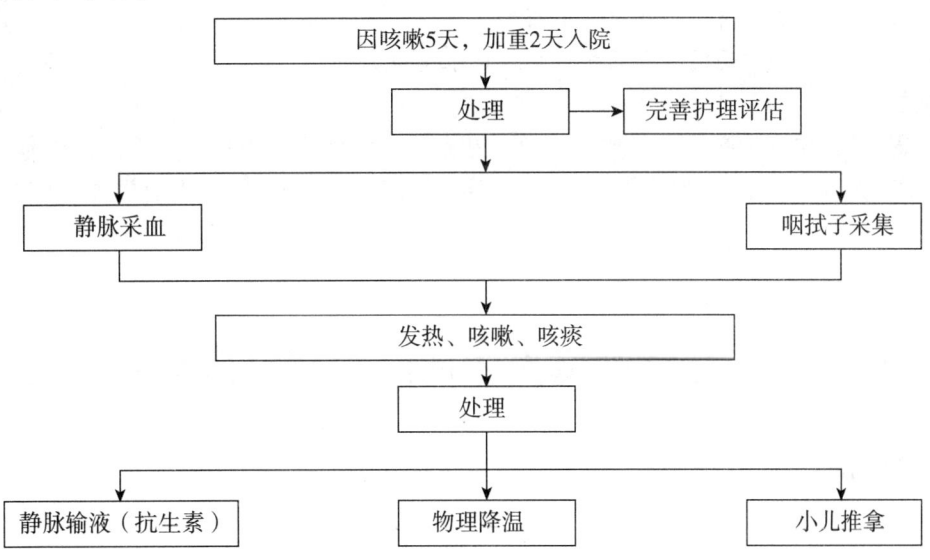

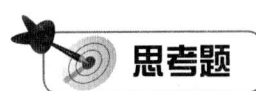

1. 如何对支气管肺炎患儿的疗效进行评价？
2. 对支气管肺炎患儿制订一个中西医结合的护理计划。
3. 小儿推拿还可以用于哪些疾病治疗？

（雷晓红　彭丽丽）

第十一章　急性阑尾炎中西医护理临床思维与技能综合训练

1. 知识目标
   （1）复述急性阑尾炎的临床表现、护理评估的内容。
   （2）阐述急性阑尾炎的发病机制及病因病机。
   （3）比较急性阑尾炎的中西医诊断思路及治疗要点。
2. 能力目标
   （1）能针对急性阑尾炎患者的具体情况提出相应的护理问题。
   （2）能针对急性阑尾炎常见的护理问题，制订相应的中西医结合的护理措施。
   （3）能根据患者病情实施常用的中西医护理技术操作。
   （4）具备一定的中西医结合的护理临床思维能力。
3. 素质目标

   树立热爱医学、敬畏生命、博极医源、精勤不倦、救死扶伤的高尚医德；树立中医文化自信；培养严谨求实、不断探索、勇于创新的科学精神；提高情感认知能力，与患者共情，理解和尊重患者。

第一节　急性阑尾炎中西医护理临床思维训练

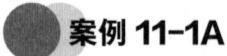

案例 11-1A

病史摘要：董××，男性，28岁，职工。因"腹痛2小时"于2022年6月5日15：30以"急性阑尾炎"由急诊收入院。

现病史：患者自述1天前早餐后出现上腹部疼痛，呈阵发性，并伴有恶心、呕吐，呕吐物为胃内容物。2小时前腹痛加重，由中上腹及脐周疼痛转移到右下腹，呈持续性隐痛，伴有恶心、呕吐、发热及数次腹泻，为稀便，无脓血。腹泻、呕吐后腹痛无缓解。

个人史：平时经常在外就餐，喜食生冷、油腻，饮食不规律。

既往史：平素身体尚可，无心脏、肾、血液、内分泌及神经系统疾病，无外伤、手术、中毒、输血史，否认药物、食物及其他过敏史。

家族史：父母年过六旬，均患有原发性高血压，兄弟姐妹体健，家族中无特殊病史可循。

体格检查：T 38.2 ℃，P 92 次/分，R 20 次/分，BP 135/75 mmHg。形体正常，腹平、软，右下腹麦氏点有压痛、反跳痛。

专科检查：右下腹出现固定压痛，位于麦氏点；出现腹肌紧张、压痛、反跳痛。

中医望、闻、切诊：舌质红、苔黄腻、脉滑数。

辅助检查：Hb 162 g/L，WBC 18.8×10^9/L，中性粒细胞比值86%，腹部X线可见盲肠及回肠末端扩张和气液平面。

急性阑尾炎（acute appendicitis，AA）是外科常见急腹症之一，可在各个年龄段、不同人群中发病，多发生于青壮年，以 20～30 岁多见，男性发病率高于女性。其临床特点是转移性右下腹疼痛，右下腹局限性压痛或拒按，伴发热等全身症状。

一、案例解析

（一）患者中西医诊断是什么？其诊断依据有哪些？

1. 西医诊断 急性阑尾炎。

诊断依据：右下腹压痛为急性阑尾炎的重要体征，压痛点可随阑尾位置变化而改变，但始终固定在麦氏点；实验室检查显示白细胞计数和中性粒细胞比值增加；腹部X线可见盲肠及回肠末端扩张和气液平面。

2. 中医诊断 病名：肠痈；证型：湿热壅滞证。

证型分析：湿热壅滞。

主症：腹痛加剧，右下腹皮挛急、拒按，或可扪及局限性包块。伴发热、恶心、呕吐等症，脉多滑数，苔多腻而黄。

证候分析：积热不散，或寒化为热，热胜肉腐，而化为脓，则疼痛更剧，腹皮急而渐肿，身热增高持续不退，脉转洪数，舌苔腻而黄。故证型辨别为湿热壅滞证。

（二）何为急性阑尾炎？其病因与发病机制是什么？

急性阑尾炎：因多种因素综合造成，如管腔阻塞、细菌入侵等，而导致阑尾的急性炎性反应。

1. 阑尾管腔梗阻 是最常见的病因。导致阑尾管腔梗阻的原因包括：①滤泡明显增生。是阑尾管腔阻塞最常见的类型（约60%人群易患），多见于年轻人。②肠石阻塞。约35%人群易患。③其他，异物、食物残渣、炎性狭窄、寄生虫或虫卵阻塞、肿瘤等，较少见。

2. 细菌入侵 阑尾管腔阻塞后，细菌通过分泌内毒素和外毒素从而损伤黏膜上皮，形成溃疡。细菌经溃疡面进入阑尾肌层，导致阑尾壁间质压力升高，影响动脉血流，造成阑尾管壁的血液循环障碍，引起阑尾缺血、梗死，甚至坏疽。致病菌多为肠道内的各种革兰氏阴性杆菌和厌氧菌。

（三）中医学认为该病的病因病机是什么？

饮食不节，寒温不适，或情志所伤，损伤肠胃，引起肠道传化失司，糟粕停滞，气滞血瘀、瘀久化热，热胜肉腐而成痈肿（图11-1）。

1. 饮食不节 暴饮暴食，嗜食生冷、油腻，损伤脾胃，肠道气机不利，糟粕积滞，化生湿热，湿热壅滞肠道而成肠痈。

2. 饱食后急剧奔走或跌倒损伤 导致肠腑血络损伤，气血瘀滞，肠腑化热，瘀热互结、血败肉腐而成痈。

3. 情志损伤 郁怒伤肝，肝失疏泄，忧思伤脾，气机不畅，肠内闭塞，食积痰凝，郁结化热而成痈。

4. 寒温不适 风寒燥邪外邪经肺侵入肠中，大肠气滞，经络受阻，郁久化热成肠痈。

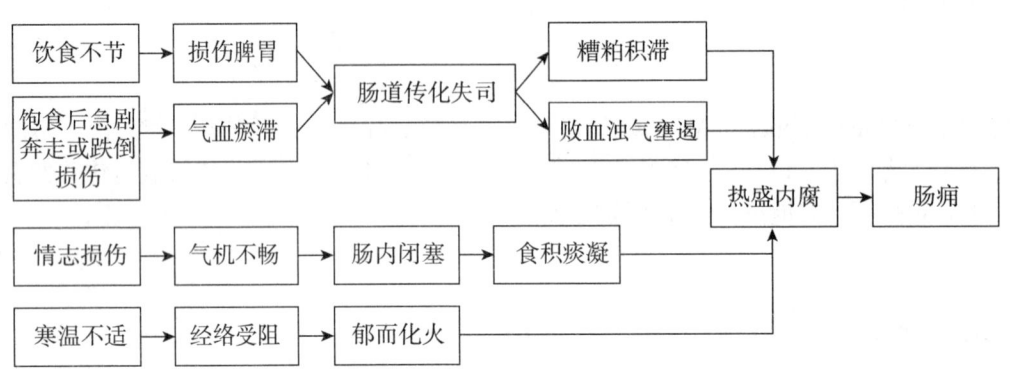

图 11-1 肠痈病因病机示意图

（四）该患者的中西医治疗原则有什么区别？

1. 西医治疗原则 一旦确诊，绝大多数急性阑尾炎患者应早期手术治疗。

（1）非手术治疗：适用于单纯性阑尾炎的早期阶段、诊断尚未确定、患者不接受手术治疗、急性阑尾炎诊断尚未确定或有其他严重器质性疾病等手术禁忌证者。治疗措施主要为使用有效的抗生素和补液治疗等。

（2）手术治疗：根据急性阑尾炎的不同临床类型，选择不同手术方法。

急性单纯性阑尾炎：行阑尾切除术，切口一期缝合。有条件时也可采用腹腔镜阑尾切除术。

急性化脓性或坏疽性阑尾炎：行阑尾切除术，若腹腔已有脓液，应仔细清除，用湿纱布蘸净脓液后关闭腹膜，注意切口保护，进行缝合。

穿孔性阑尾炎：手术切除阑尾，术中注意保护切口，有感染时及时引流。也可采用经腹腔镜阑尾切除术。

阑尾周围脓肿：脓肿尚未破溃穿孔时按急性化脓性阑尾炎处理；若已形成阑尾周围脓肿且病情稳定者，应用抗生素治疗，以促进脓肿吸收消退，也可在超声引导下置管引流或穿刺抽脓；如脓肿扩大且无局限趋势，可行超声检查确定切口部位后行切开引流手术，手术以引流为主，如阑尾显露方便，应切除阑尾，否则待3个月后再做阑尾切除术。术后加强治疗，合理使用抗生素。

2. 中医治疗原则

（1）辨证论治：肠痈可分气滞血瘀、瘀滞化热、热毒炽盛3种证型。详见表11-1。

表 11-1 肠痈常见证型及治疗

证型	症状	治法	方药
气滞血瘀	不发热或发热，腹胀、恶心、呕吐，或腹痛绕脐，尚未固定，腹壁柔软，或痛点固定在右下腹，拒按，有轻度反跳痛，舌苔白腻，脉弦紧	行气活血 通腑泄热	大黄汤
瘀滞化热	右下腹痛加剧，有明显跳痛及肌紧张，发热口干，便秘溲赤，舌质红，舌苔黄或黄腻，脉弦滑数	通腑泄热 利湿解毒	复方大柴胡汤加减

续表

证型	症状	治法	方药
热毒炽盛	腹痛剧烈，可遍及全腹，有弥漫性压痛、反跳痛及肌紧张，或有界限不清之包块，高热，舌质红绛而干，舌苔黄厚干燥或黄厚腻，脉弦滑数，或洪大而数	通腑排脓，养阴清热	大黄牡丹汤合透脓散加减

(2) 针对该患者的中医治疗：该患者属于瘀滞化热型，具体治疗方法如下。
1) 治法：通腑泄热，利湿解毒。
2) 方药：复方大柴胡汤加减。
方药分析：常用柴胡、黄芩、枳壳、川楝子、大黄、玄胡、白芍、蒲公英、木香、丹参、甘草。热甚者加黄芩、黄连、生石膏。本方柴胡、黄芩治往来寒热，和解少阳；大黄、枳壳治里热郁结、胸腹胀满、大便不通等阳明腑症；芍药和里；木香、川楝子、玄胡为行气活血止痛药；配蒲公英以清热解毒。故此方药有理气止痛、通里攻下、清热解毒的作用。
临床运用：本方具有和解表里、清泻热结之功效。

二、急性阑尾炎的中西医结合护理

（一）从哪些方面对该患者进行中西医结合的护理评估？

1. 健康史 了解患者年龄、性别、饮食习惯，有无不洁饮食史，有无经常进食高脂肪、高糖、低纤维食物等危险因素；了解患者有无急性阑尾炎发作、胃十二指肠溃疡穿孔等疾病史或手术治疗史。

2. 身体状况 评估有无乏力、发热、恶心、呕吐等症状；有无腹泻、里急后重等。评估麦氏点有无固定压痛，有无腹膜刺激征；腰大肌试验、结肠充气试验、闭孔内肌试验的结果；直肠指诊有无直肠前壁触痛或触及肿块等。

3. 心理-社会状况 评估患者及其家属对急性腹痛和阑尾炎的认知、心理承受能力，是否有紧张、恐惧、焦虑。

4. 辅助检查 评估血白细胞计数和中性粒细胞比值、影像学检查等辅助检查结果。

（二）该患者目前存在哪些护理问题？

1. 急性疼痛　与阑尾炎症刺激壁腹膜或手术创伤有关。
2. 体温过高　与阑尾炎症有关。
3. 焦虑　与起病急、担心手术有关。
4. 潜在并发症：腹腔脓肿、门静脉炎、出血、切口感染、阑尾残株炎及粘连性肠梗阻等。

（三）护理措施

1. 如何针对急性疼痛提供中西医结合的护理措施？
(1) 卧床休息或半坐卧位。手术后一般宜从禁食或流质饮食到半流质饮食，再到普食。忌食生冷、不易消化食物。
(2) 体位：初期须卧床休息，动作应当徐缓。酿脓期及脓成期宜绝对卧床休息，并取半卧位。
(3) 饮食：忌食生冷与不消化食物，一般由半流质软食至普食，视病情决定。

(4) 记录体温、脉搏、排便次数及粪便情况。

(5) 中医适宜技术

热疗：病后遗有腹中攻击作痛，可用生香附 6 g，食盐 6 g，酒醋炒热布包，频频温熨患处。

针刺：选取双侧足三里或阑尾穴为主穴。如高热痛甚者，加用曲池、内庭；有肿块者，加用右侧天枢穴；恶心、呕吐者，加用内关、中脘；腹胀不舒者，加用大肠俞、次髎。手法：均采取泻法，每日 2 次，每次留针 1 小时，每 15 分钟可加强刺激 1 次。

中药灌肠：使用大黄牡丹汤、复方柴胡汤等煎剂 150～200 ml，直肠内缓慢滴入。滴入管插入肛门内 15 cm 以上，药液 30 分钟左右滴完，使药液直达下段肠腔，加速吸收，以达到通腑泄热排毒的目的。

艾灸：穴位为阿是穴、上巨虚、天枢。以中等大小的艾炷点燃施灸，每穴 5～7 壮；或用清艾条施以温和灸，每穴 5～10 分钟。每日 1 次，15 次为一个疗程。

气功：宜做放松功，每日 3 次，每次半小时以上。

2. 如何针对低热提供中西医结合的护理措施？

环境温度：提供合适的环境温度，维持室温在 22～24 ℃。

保暖措施：给予毛毯、棉被、电热毯、热水袋，添加衣服，防止体热散失。

加强监测：观察生命体征，持续监测体温的变化，至少每小时测量一次，直至体温恢复至正常且稳定。同时注意呼吸、脉搏、血压的变化。

中医适宜技术：刮痧能扩张毛细血管，增加汗腺分泌，促进血液循环，适当刮痧能起到疏通经络、活血化瘀的作用。刮痧部位为大肠经背部，颈部两侧及合谷、曲池。

3. 如何针对情绪焦虑提供中西医结合的护理措施？

环境：将患者安置在安静舒适、宽敞明亮的房间，可放置绿植和鲜花。

人际关系：与患者建立良好的护患关系，定期观察患者的躯体情况、生命体征，并记录。

情绪护理：患者如果出现焦虑情绪，及时进行疏导，允许患者有适量的不良情绪宣泄，指导放松方法，安抚、稳定患者的情绪。

加强监督：对于伴有严重躯体疾病的老年患者，要加强护理和监护，防止出现跌倒、骨折等意外。

采取中医适宜技术。①针灸：治疗轻、中度焦虑症。重在调神，取内关、人中、三阴交为主穴醒脑开窍，安神定志，再根据具体的舌、脉、症辨证予以针刺配伍其他穴位，如肝气郁结加太冲、合谷、内关，气血亏虚加气海、关元、脾俞、胃俞、足三里等。②按摩：脑为元神之府，印堂为经外奇穴，印堂穴与督脉相通，督脉直通于脑，故按摩印堂穴有调和阴阳、畅达气机之效。内关穴是心包经络穴，又是八脉交会之一，按摩该穴有宁心、安神、宽胸、理气作用。按摩风池与合谷穴可消除疲劳。按摩心俞能宽胸解郁，理气止痛，缓解患者焦虑情绪。③耳穴压豆法：用探棒在患者耳郭上选主穴神门、皮质下、交感，配穴肝、胆、肾。用 75% 乙醇溶液常规消毒局部皮肤后待干，耳籽耳穴压豆，每天按压 3～4 次，每次按压 2～3 分钟。术后 3 天继续按压，以感觉局部酸胀痛、发热等为宜，双耳交替进行。

三、病情变化及护理

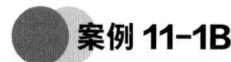

案例 11-1B

患者行阑尾切除术，术后 3 日。患者体温升高，切口局部胀痛或跳痛、红肿、压痛，形成脓肿，局部出现波动感。

（一）案例解析

1. 患者病情有什么变化？
（1）西医诊断：术后感染。
（2）中医诊断：肠痈，热盛肉腐。

2. 本阶段患者的治疗原则是什么？
先行试穿抽出伤口脓液，或在波动处拆除缝线敞开引流，排出脓液，再予以抗生素治疗。

（二）对患者开展护理评估的主要内容包括哪些？

1. 身体状况 评估患者症状和体征。主要评估体温、局部切口情况（是否出现红肿、发热、胀痛、波动感等）。

2. 心理 - 社会状况 评估患者是否有紧张、焦虑、恐惧或抑郁。

3. 治疗方案 评估患者治疗方案的调整情况。

（三）患者现阶段的护理问题有什么变化？

1. 疼痛　与切口感染、化脓有关。
2. 体温过高　与切口感染有关。

（四）护理措施

1. 密切观察 患者体温、局部皮肤色泽，脓腐的量、色泽等；高热时给予物理降温或药物降温。遵医嘱予以抗生素治疗，定期换药，保持敷料清洁、干燥。

2. 生活起居 保持皮肤清洁干爽。切勿用手搔抓挤压等。有全身症状者宜卧床休息。

3. 饮食护理 实证者，多食绿豆汤、菊花茶等清凉解毒之品；虚证者，多食营养丰富的牛奶、鸡蛋等；脾胃虚弱者，宜食红枣粥、薏苡仁粥等。

4. 用药护理 中药汤剂宜温热服用，清热解毒剂宜凉服。外敷膏药时，要紧贴患处，药膏范围大于痈肿，直径 3～5cm；脓出不畅，若袋脓者，可根据情况配合使用垫棉法或扩创法。

5. 情志护理 经常与之交谈，耐心开导，讲解病因及治疗过程，使其了解病情，积极配合治疗。

6. 适宜技术
（1）中药外敷：患处疼痛较重者，将紫花地丁、苍耳草、半枝莲等洗净，捣烂外敷。
（2）针刺法：针刺大椎、合谷、曲池以清泄热毒。
（3）耳穴埋豆：取内分泌、肾上腺、交感、肝、脾、耳背肝、耳背脾等，以消肿止痛。

7. 外治护理 外敷金黄膏。有袋脓者先用垫棉法加压包扎，如无效则扩创引流。

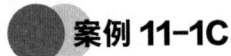

案例 11-1C

患者术后第 10 天。经治疗，患者生命体征平稳，手术部位恢复良好，达到出院指征，现准备出院，但缺乏出院后保健知识。护士如何开展健康教育？

（一）案例解析

此阶段，患者即将出院，但缺乏出院后相关保健知识，护士应对其进行出院后健康教育。

（二）出院健康教育内容

1. 预防指导 指导健康人群改变不良的生活习惯，如改变高脂肪、高糖、低膳食纤维的饮食，注意饮食卫生。积极治疗或控制消化性溃疡、慢性结肠炎等。

2. 知识指导 向患者介绍阑尾炎护理、治疗知识。告知手术准备及术后康复方面的相关知识及配合要点。

3. 运动及中医指导 病情逐渐好转后参加一些体育锻炼，如太极拳、经络操；艾条灸足三里穴以匡扶正气、增强体质。

3. 复诊指导 出院后如出现腹痛、腹胀等不适及时就诊。阑尾周围脓肿未切除阑尾者，告知患者 3 个月后再行阑尾切除术。

综合述评

急性阑尾炎可在各个年龄段、不同人群中发病，多发生于青壮年，以 20～30 岁多见，男性发病率高于女性，发病率居外科急腹症的首位。多种因素可导致阑尾急性炎症，如阑尾管腔阻塞、细菌入侵等。急性阑尾炎的典型表现为转移性右下腹痛，疼痛发作多始于上腹部，逐渐移向脐周，位置不固定，6～8 小时后疼痛转移并局限于右下腹。此过程时间长短取决于病变发展的程度和阑尾的位置，70%～80% 的患者表现出典型的转移性腹痛，部分患者也可在发病初即表现为右下腹痛。早期可出现轻度厌食、恶心或呕吐，呕吐多为反射性，程度较轻。晚期并发弥漫性腹膜炎时，可致麻痹性肠梗阻而出现持续性呕吐、腹胀和排气、排便减少。部分患者可发生腹泻。炎症重时出现全身中毒症状，可表现为心率增快、体温升高。阑尾穿孔形成腹膜炎者，可出现寒战、体温达 39～40℃、反应迟钝或烦躁不安。若发生门静脉炎则可出现寒战、高热及轻度黄疸。根据患者病情轻重、疾病进展、体质状态等因素，有机融合中西医结合特色护理，可以大幅提高治疗效果，减轻患者痛苦，缩短疗程。

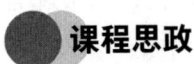

从阑尾手术治疗技术的发展看科学家的求索精神

在过去，由于医疗技术的限制，阑尾炎曾导致不少患者死亡。我国汉代名医华佗是世界医学史上最早使用全身麻醉（"麻沸散"）进行阑尾手术治疗的医生。西方医学史上有几位著名的医生对阑尾炎治疗技术的发展做出了重要贡献。

1521年，意大利医生卡尔皮最早描述了阑尾这个器官。尽管欧洲文艺复兴时期的达·芬奇最早在1492年创作的解剖图中就绘出了阑尾，但该作品直至18世纪才为人所知。1735年，英国医生克劳狄斯（Claudius Amyand）在为一位11岁的小男孩做疝气手术时，发现疝内容物是已经穿孔的阑尾，他为男孩切除了阑尾并修补了疝气。克劳狄斯将这种罕见的疝，用自己的名字命名为Amyand疝，并因此被载入外科医学史。

1886年，美国医生雷金纳德·希伯·菲茨首次将这种典型的右下腹痛锁定于阑尾，提出了阑尾炎这一术语，认为早期切除阑尾是治疗阑尾炎的合理手段。这一理论在医学界逐渐获得认可，成为解释这种典型右下腹痛的主流观点。1894年，美国外科医生Charles Heber McBurney提出了阑尾切除手术的标准麦氏切口，至今仍在使用。当时，由于麻醉学和抗生素的限制，阑尾手术风险极大。然而，对于患者而言，阑尾切除术仍迎来了极大的希望。

这段漫长的历史见证了医学对阑尾炎及其治疗技术认识的不断深入，也反映出医学的发展是一个不断探索的过程。

（彭丽丽　梁百慧）

第二节　急性阑尾炎中西医护理技能综合训练

案例 11-2A

病史摘要：16床，毛××，住院号：96286728，女性，55岁。退休工人。因腹痛转移性右下腹疼痛1天由急诊以"急性阑尾炎"收住入院。

现病史：今日早上无明显诱因出现右下腹疼痛，伴呕吐胃内容物1次。自服藿香正气水、保济丸，仍未缓解，遂至我院急诊，完善腹部CT及相关检查后，考虑"急性阑尾炎"。目前患者仍有持续性右下腹绞痛，口干、口苦，无发热畏寒，无明显恶心、呕吐，无胸闷心悸。予以镇痛、补液、护胃等处理。今日排便3次，无便血及黑便，排尿正常，纳寐欠佳。

个人史：无疫区疫水接触史，否认传染病接触史、毒物接触史、输血史。适龄结婚，育有2子1女，子女体健。月经史 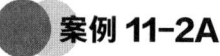 14 $\frac{5-7}{25-30}$ 53，绝经后无阴道出血。无吸烟史和饮酒史。

既往史：否认高血压、心脏病史，否认糖尿病、脑血栓疾病、精神疾病史，右膝外伤史，否认手术史。预防接种史不详。

家族史：否认家族成员中有其他疾病史。

体格检查：T 36.6 ℃，P 80次/分，R 22次/分，BP 142/88 mmHg。发育正常，营养良好，急性面容，表情忧郁，自动体位，神志清楚，精神状态一般，语音清晰，查体合作，对答切题。胸廓未见异常，胸骨无压痛，乳房正常对称。呼吸运动未见异常，肋间隙未见异常，语颤未见异常。叩诊轻音，呼吸规整，双肺呼吸音清晰，双侧肺未闻及干湿啰音，无胸膜摩擦音。心前区无隆起，心尖搏动未见异常，心浊音界未见异常。HR 80次/分，律齐，心音低钝，各瓣膜听诊区未闻及病理性杂音。未闻及心包摩擦音。舌淡，苔稍黄腻，脉弦细。

专科检查：腹部平坦，腹部未见明显静脉曲张、胃肠型和蠕动波。腹部柔软，麦氏点压痛及反跳痛阳性，未见肌紧张，Murphy征阴性。肝区无叩击痛，肾区无叩击痛，移动性浊音阴性。腹部未闻及明显气过水声和高调肠鸣音。肠鸣音未见异常，4次/分。

辅助检查：急诊彩超示右下腹条状低回声区，考虑阑尾炎。

西医诊断：急性阑尾炎。

中医诊断：腹痛，湿热蕴结证。

一、训练目标

1. 熟悉患者手术流程，给予有效、全面的处理。
2. 能熟练进行健康评估和留置针静脉输液操作，并进行合理的健康宣教。
3. 团队配合紧密，有较强的整体护理观念。

二、训练流程

（一）情景1

案例 11-2B

患者经急诊收治入院，医嘱予以一级护理、禁食、抗感染、补液治疗。

医嘱：0.9% 生理盐水 250 ml 静脉滴注

1. 思考与讨论

（1）请对该患者进行腹部体格检查，可能会存在哪些异常体征？为什么？

（2）在腹部检查前需询问哪些问题？

2. 实践任务

（1）请 A 护士完成腹部触诊。

（2）请 B 护士执行留置针静脉输液。

3. 临床思维分析

（1）评估患者病情，不盲目使用镇痛药，以免掩盖病情。

（2）采取合适体位，缓解腹痛情况，并给予心理护理，安慰患者情绪。

（3）密切观察生命体征及腹部疼痛情况，如有病情变化立即报告医生。

4. 操作要点

（1）**任务 1 操作要点**：腹部触诊（操作标准见附录 34）

1）选择体位：嘱患者排尿后选择屈膝仰卧位，腹部肌肉放松。

2）护士站于患者右侧，揣热双手，由浅入深，由左下、左上、右上、右下、脐中依次检查腹部各区，疼痛部位重点观察。

3）用 2~3 个手指按压病变所在的部位。逐渐按压，细致触摸腹部深在病变部位，以明确压痛的局限部位。检查反跳痛时，可在深压的基础上稍停片刻后迅速将手松开，并询问患者是否感觉疼痛加重或观察面部是否出现痛苦表情（检查腹部病变是否累及壁腹膜）。腹膜炎三联征指腹肌紧张、压痛与反跳痛。

(2) **任务 2 操作要点：留置针静脉输液**（操作标准见附录 35）

1) 询问患者的过敏史、用药史和家族史。
2) 严格执行无菌技术操作和查对制度，预防感染及差错事故。
3) 患者血管条件差，需选择充盈、弹性好、较粗直的血管进行输液，以防输液不畅或药物外渗。
4) 正确进行冲管及封管操作。

5. **整体护理要点**（表 11-2）

表 11-2 整体护理要点

要点	具体内容
病情观察	1. 严密观察患者的生命体征、腹痛及腹部体征的情况。如体温升高、脉搏、呼吸增快，提示炎症较重或炎症已有扩散 2. 观察腹痛程度、范围、持续时间、疼痛性质、腹膜刺激征表现，询问有无诱因 3. 观察胃肠道症状，是否存在厌食、恶心、呕吐或腹泻 4. 做好静脉采血、配血等术前准备
缓解疼痛	1. 协助患者取舒适体位，如半卧位 2. 由于已经明确疾病诊断，疼痛剧烈时可遵医嘱予镇痛或镇静、解痉药
用药护理	遵医嘱使用抗生素，观察是否有过敏反应、出血、皮疹等不良反应
基础护理	1. 舒适护理：病室环境温度 22~24 ℃，相对湿度以 50%~60% 为宜。做好口腔和皮肤护理，促进患者舒适，预防口腔感染、压疮的发生 2. 心理：了解患者及家属的心理反应，适时讲解有关知识，减轻患者对手术的恐惧
护理记录	及时完成护理记录单的记录

（二）情景 2

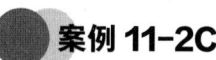

案例 11-2C

患者在全麻插管下行腹腔镜下阑尾炎切除术 + 肠粘连松解术。手术顺利，术中失血约 10 ml，未输血。术毕患者安全安返病房，盆腔低位直肠膀胱陷凹内放置低位腹腔引流管一根。

医嘱：1. 手术伤口换药
2. 更换引流袋
3. 灸法（足三里，三阴交，涌泉双侧）

1. **思考与讨论** 术后注意事项有哪些？
2. **实践任务**

(1) A 护士执行伤口换药。
(2) B 护士完成更换引流袋。
(3) C 护士执行灸法操作。

3．临床思维分析

（1）加强伤口敷料和引流观察，保持引流通畅。

（2）做好术后护理，指导患者早下床活动，预防肠粘连。

（3）做好疼痛评估，按照三阶梯疗法给予疼痛护理。

4．操作要点

（1）**任务1操作要点：伤口换药**（操作标准见附录36）

1）检查无菌用品的名称、有效期，包装有无破损、潮湿，指示胶带是否变色。

2）暴露患者换药部位，去除外层敷料，用无菌镊取下内层敷料。

3）观察伤口情况，用消毒棉球由伤口边缘向外消毒伤口周围皮肤。

4）根据伤口情况涂药，用无菌敷料覆盖伤口，胶布固定。

（2）**任务2操作要点：更换引流袋**（操作标准见附录37）

1）协助患者取舒适体位。

2）评估患者情况、引流液的性质和量，检查引流管周围皮肤有无红肿及分泌物。

3）挤压引流管观察是否通畅，在引流管尾端上3 cm处用血管钳夹闭。

4）戴手套，分离引流管和引流袋，消毒引流管末端。连接引流管尾端和新引流袋，松开血管钳，挤压引流管。

5）妥善固定。

（3）**任务3操作要点：灸法**（操作标准见附录38）

1）患者取合适体位，松开衣着，暴露施灸部位。

2）定穴，询问患者有无酸胀感，做好标记。

3）直接灸5～7壮，间接灸3～7壮。

4）施灸过程中及时询问患者感受，防止烫伤。

5．整体护理要点（表11-3）

表11-3　整体护理要点

要点	具体内容
术后基础护理	1. 全麻术后清醒6小时后，生命体征平稳者可取半卧位 2. 鼓励患者术后早期在床上翻身、活动肢体，待麻醉反应消失后即下床活动，以促进肠蠕动恢复 3. 肠蠕动恢复前禁食，予以肠外营养。肛门排气后，逐步恢复饮食
病情观察	1. 观察患者生命体征 2. 观察切口敷料的情况，保持敷料干燥、整洁，如有渗出、污染时及时更换 3. 观察引流液的颜色、性状、量，保持引流管固定可靠、通畅，勿打折、受压、扭曲及脱出 4. 观察腹部体征及有无排气、排便
用药护理	1. 遵医嘱使用抗生素，观察是否有过敏反应、出血、皮疹等不良反应 2. 若使用镇痛药，严格控制剂量，严格按三阶梯疗法给药
缓解疼痛	评估患者疼痛情况，采取相应护理措施，必要时医生酌情给予镇痛药
引流管护理	妥善固定，保持通畅，注意无菌，注意观察引流液的颜色、性状及量，如有异常，及时处理
护理记录	及时完成护理记录单的记录

【案例设计思路】

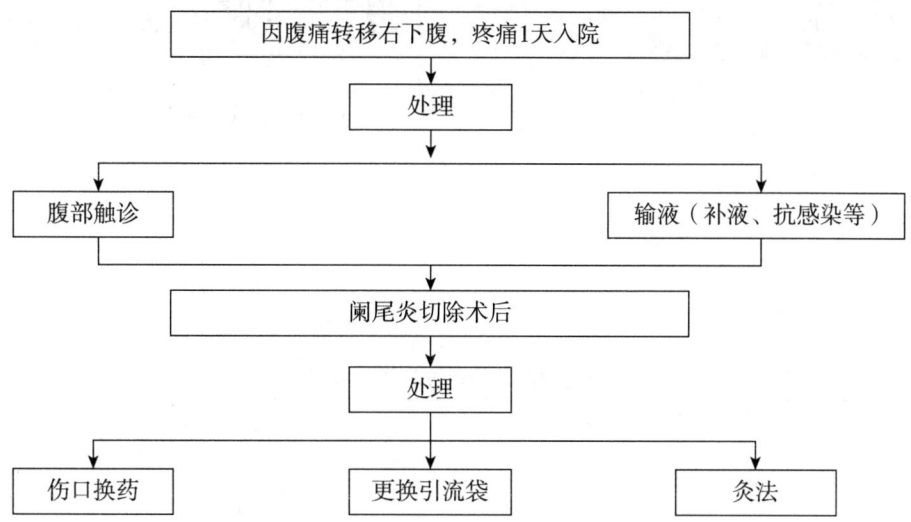

1．如何为急性阑尾炎患者制订中西医结合的护理计划？
2．急性阑尾炎中西医结合护理的优势体现在哪些方面？
3．若对该患者采用灸法，还可以选用哪些穴位？
4．团队自评：在综合实训当中的表现如何？有什么方面需要改进？

(冯晓琳　霍　依)

附　录

常见中西医护理技能操作标准

肝衰竭	生命体征测量	附录 1
	静脉采血	附录 2
	穴位按摩	附录 3
	静脉注射	附录 4
	给氧	附录 5
脑出血	神经系统检查	附录 6
	中心负压吸痰	附录 7
	男性患者留置导尿术	附录 8
	口腔护理	附录 9
	肌内注射	附录 10
	大量不保留灌肠	附录 11
	中医定向透药	附录 12
	鼻饲	附录 13
	静脉输血	附录 14
	雾化吸入	附录 15
带状疱疹	肌内注射	附录 10
	中药外敷	附录 17
	穴位注射	附录 18
	火针治疗	附录 19
糖尿病	心电监护	附录 20
	血糖测量	附录 21
	留置胃管	附录 22
	输液泵的使用	附录 23
慢性阻塞性肺疾病	入院评估	附录 40
	给氧	附录 5
	雾化吸入	附录 15
	穴位贴敷	附录 24
	皮内注射	附录 25

续表

乳腺癌	生命体征测量	附录1
	女性患者留置导尿术	附录26
	心电监护	附录20
	皮内注射	附录25
多囊卵巢综合征	入院评估	附录40
	艾条灸	附录27
	口服给药	附录39
	肌内注射	附录10
心绞痛	给氧	附录5
	静脉采血	附录2
	心电监护	附录20
	静脉输液	附录28
	肌内注射	附录10
	电除颤	附录29
	心肺复苏	附录30
	静脉注射	附录4
小儿肺炎	入院评估（心、肺）	附录16
	静脉采血	附录2
	咽拭子采集	附录31
	静脉输液	附录28
	物理降温	附录32
	小儿推拿	附录33
急性阑尾炎	腹部触诊	附录34
	静脉留置针输液	附录35
	伤口换药	附录36
	更换引流袋	附录37
	艾炷灸	附录38

附录1

生命体征测量操作标准

项目		内容	标分
医嘱		双人核对医嘱，签名	2
评估	患者	1. 护士至床旁，核对床号、床头卡，询问患者姓名	1
		2. 评估患者意识、年龄、病情，告知操作目的	1
		3. 评估患者合作程度	1
		4. 了解患者是否存在影响测量结果的因素（口述）	1
	环境	评估病室环境安静、整洁、光线充足	2
	护士	①衣；②帽；③鞋；④口罩；⑤洗手	2
	用物	1. 备齐用物，放置合理 用物准备：①血压计；②体温计；③体温计消毒盒；④装有乙醇溶液的体温计浸泡盒；⑤听诊器；⑥纱布；⑦护理记录单	4
		2. 检查体温计、血压计等无破损，清点体温计数目	2
		3. 携带用物至床旁，核对床号、床头卡，询问患者姓名并向患者解释	2
预期目标		操作熟练、测量准确	2
实施		1. 安置体位：协助患者采取舒适卧位	2
		2. 解开纽扣，擦拭汗液	4
		3. 将体温计放置于腋下，嘱患者屈臂过胸夹紧，10分钟后取出（口述口温、肛温测量部位、方法和时间）	6
		4. 用示指、中指、环指按于桡动脉上，计数30秒	4
		5. 说明异常脉搏、危重患者需测量1分钟	4
		6. 说明脉搏细弱难测量时用听诊器在心尖部测量心率	4
		7. 说明脉搏短绌者应由两名护士同时测量心率、脉搏	4
		8. 似诊脉状，观察胸廓起伏，计数30秒，口述异常呼吸测量时间；危重患者测量方法	4
		9. 将血压计零点与被测量肢体置于同一水平，打开血压计	4
		10. 驱尽袖带内空气，系上袖带，下缘距肘窝2～3cm	4
		11. 置听诊器于肱动脉搏动最明显处，一手固定，一手控制血压计，测量数值	4
		12. 驱尽袖带内空气，解开袖带，关闭血压计	4
		13. 告诉患者测量数值	3
		14. 说明结果，如有异常应复测并通知医生	3
		15. 整理床单位，协助患者取舒适卧位	3
		16. 洗手、记录（报告操作完毕）	4
		17. 处理用物，分类放置，健康教育	4
评价		1. 操作中与患者沟通良好	5
		2. 操作熟练，测量方法正确，数值客观、准确	10

附录 2

静脉采血操作标准

项目		内容	标分
医嘱		双人核对医嘱，签名	2
评估	患者	1．评估患者意识、年龄、病情，告知操作目的	1
		2．评估患者合作程度	1
		3．了解患者是否存在影响测量结果的因素（口述）	1
	环境	评估病室环境安静、整洁、光线充足	2
	护士	①衣；②帽；③鞋；④口罩；⑤洗手	2
	用物	备齐用物，放置合理 用物准备：①消毒液；②无菌棉签；③一次性采血针；④标本容器；⑤试管架；⑥止血带；⑦软枕；⑧胶布；⑨真空采血管；⑩检验单；⑪粘贴标签或血标本采集条形码	4
预期目标		操作熟练、无不良反应	2
实施		1．核对医嘱、实验室检查单、携用物至患者床旁，核对患者信息	4
		2．协助患者取舒适卧位，穿刺肢体外展	5
		3．在穿刺点上方 5～7.5 cm 范围扎止血带	6
		4．消毒穿刺部位皮肤，以穿刺点为中心，螺旋式擦拭，消毒范围直径≥5 cm，消毒 2 次，消毒液与皮肤接触至少 30 秒，自然待干	6
		5．检查一次性采血针或注射器及试管有无破损，检查有效期	6
		6．采血 （1）打开一次性采血针或注射器，左手在穿刺部位下方握住患者手臂，拇指于穿刺点下方 2.5～5.0 cm 处向下牵拉皮肤、固定静脉，避免触碰消毒区	6
		（2）嘱患者握拳，右手持采血针穿刺；针尖斜面向上（与皮肤呈 30°左右的角度）刺入静脉，见回血再进针少许，嘱患者松拳，用一条胶布固定采血针头（如穿刺失败，应更换采血针及采血部位，重复上述步骤）；采血管顺序正确	11
		（3）询问患者感受	3
		（4）有回血后固定一次性采血针或注射器，取准确血量	3
		7．采血完毕，松止血带拔针，嘱其按压穿刺点 5 分钟（止血功能异常者宜适当延长时间），直至按压穿刺部位至不出血为止	4
		8．再次核对患者的身份、实验室检查单	4
		9．整理床单位，协助患者取舒适卧位	4
		10．洗手、记录（报告操作完毕）	4
		11．处理用物，分类放置，健康教育	4
评价		1．操作中与患者沟通良好	5
		2．护士操作熟练，无菌观念强，患者无不良反应	10

附录 3

穴位按摩操作标准

项目		内容	标分
医嘱		双人核对医嘱，签名	2
评估	患者	1. 舌苔脉象、体质、全身情况	1
		2. 评估主要临床表现、既往史、穴位按摩部位的皮肤情况、对疼痛的耐受程度、心理状况等	2
		3. 是否排空二便等	1
	环境	1. 是否清洁、安静、舒适，光线充足	1
		2. 是否根据季节关好门窗、调节室温。做好遮挡及保暖工作	1
	护士	①衣；②帽；③鞋；④洗手；⑤戴口罩	2
	用物	治疗巾、按摩油	2
预期目标		1. 正确完成操作，患者满意	1
		2. 患者了解穴位按摩的目的，主动配合，无不良反应发生	1
实施		1. 核对患者信息，做好解释。交代操作过程中的注意事项	4
		2. 取合理体位，松解衣着，暴露穴位按摩部位，注意保暖	12
		3. 定位：遵医嘱确定部位及推拿方法（包括叙述定位方法）	12
		4. 手法 （1）根据患者的症状、发病部位、年龄及耐受性，选用适宜的手法和刺激强度	12
		（2）手法运用正确，操作时压力、频率、摆动幅度均匀，动作轻柔	12
		5. 观察：随时观察患者对手法治疗的反应，如有不适，及时调整手法或停止操作	9
		6. 整理：协助患者衣着，安置舒适卧位，整理床单元，垃圾分类处理	4
		7. 清理用物。根据医嘱详细记录实施穴位按摩后的客观情况，并签名	4
		8. 健康教育	2
评价		1. 操作熟练，程序正确，手法持久、有力、均匀、柔和、深透	3
		2. 严格执行三查七对制度，选穴得当、准确	2
		3. 关爱患者，患者无皮肤损伤、舒适、安全，解释清楚，沟通有效	10

附录 4

静脉注射操作标准

项目		内容	标分
医嘱		双人核对医嘱,签名	2
评估	患者	1．全身情况：目前病情,治疗、用药、意识状态	1
		2．局部情况：注射部位皮肤及静脉情况,有无疤痕、炎症	1
		3．心理状态：有无紧张、焦虑,对治疗的认识和态度	1
		4．嘱患者排空二便	1
	环境	清洁,符合无菌操作要求,光线充足	2
	护士	①衣;②帽;③鞋;④口罩;⑤洗手	2
	用物	1．治疗盘内盛：①无菌注射器和针头;②皮肤消毒剂;③无菌棉签;④弯盘;⑤药物;⑥无菌持物钳;⑦压脉带;⑧砂轮;⑨注射单和笔;⑩无菌巾包;⑪无菌纱布	4
		2．检查药物的质量,有无配伍禁忌	2
		3．检查注射用物的灭菌时间、质量	2
预期目标		1．患者基本了解药物作用,用药安全、无不良反应	1
		2．患者紧张、焦虑反应减轻或消失	1
实施		1．①铺无菌盘;②再次查对药物,检查质量;③消毒安瓿及砂轮;④安瓿锯痕;⑤拭去玻璃碎屑;⑥用无菌纱布包好折断安瓿;⑦取注射器及针头;⑧吸尽药液;⑨排气、安瓿套于针头上;⑩置无菌盘内;⑪配药者签名,请人核对签名	11
		2．①用物带至患者床旁;②核对床号、姓名;③解释目的;④查对安瓿	5
		3．①选择合适的静脉;②在穿刺部位上 6 cm 系压脉带;③消毒皮肤待干;④嘱患者握拳;⑤再次排气	7
		4．①左手拇指绷紧注射部位皮肤并固定静脉;②右手持注射器使针头斜面向上,与皮肤呈 20°	7
		③从静脉上方或侧方刺入皮下;④再沿静脉方向潜行刺入	7
		⑤见回血;⑥再顺静脉进针少许;⑦右手继续固定注射器和针头	7
		5．①放松左手;②松压脉带;③嘱患者松拳	5
		④推动注射器活塞;⑤缓慢注入药液;⑥注意观察病情,询问患者的反应	5
		6．①注射完毕,用干棉签按压静脉穿刺部位皮肤;②迅速拔出针头;③注射后查对安瓿	5
		7．整理床单位和用物,垃圾分类处理,做好记录	4
		8．健康宣教	2
评价		1．患者：局部无肿胀、用药准确、安全,无不良反应	5
		2．护士：操作熟练;一次注射成功;无菌观念强;坚持三查八对;熟悉注意事项	10

附录5

给氧操作标准

项目		内容	标分
医嘱		双人核对医嘱、输氧卡，签名	2
评估	患者	1．患者年龄、病情、意识、治疗等情况	1
		2．患者缺氧程度（面色、口唇、呼吸、脉搏），检查鼻腔情况	1
		3．心理情况：心理状态，合作程度	1
		4．健康知识：①患者对自身疾病导致缺氧所拥有的知识；②患者对氧气吸入疗法的认识程度	1
	环境	清洁宽敞，无易燃易爆品、氧气筒距明火5 m以上，距暖气片1 m以上	2
	护士	①衣；②帽；③鞋；④洗手；⑤戴口罩	2
	用物	1．氧气筒内是否有氧气	2
		2．氧气筒上是否挂有如下标志：①有氧；②防火；③防震；④防热；⑤防油	2
		3．用物：①氧气装置一套（流量表、湿化瓶、通气导管），流量表是否完好；②一次性鼻导管；③小药杯盛冷开水；④纱布；⑤扳手；⑥弯盘；⑦剪刀；⑧棉签；⑨输氧记录单	4
预期目标		患者缺氧症状改善，呼吸平稳，未出现氧疗不良反应	2
实施		1．装表：环境安静整洁、无明火和热源 ①查看氧气标志，打开氧气筒上总开关，放出少量氧气冲走气门上的灰尘后上表；②接氧气表并旋紧；③接湿化瓶，连接鼻导管；④关小开关	8
		⑤开总开关；⑥开小开关；⑦检查氧气流出是否通畅及全套装置是否适用；⑧关小开关待用	8
		2．输氧：①用物带至床前，对床号、姓名、看腕带；②向患者解释用氧目的；③用湿棉签检查、清洗鼻孔	6
		④开小开关；⑤调节氧流量（轻度缺氧1～2 L/min，中度2～4 L/min，重度4～6 L/min，小儿1～2 L/min）	6
		⑥湿化及检查鼻导管是否通畅；⑦如无呛咳即固定	5
		⑧记录用氧时间及流量；⑨交代注意事项：配合做好五防，不随意调节流量开关	5
		3．用氧过程中密切观察患者缺氧改善情况（呼吸、面色、神志）	5
		4．停氧：①核对解释，拔出鼻导管；②擦净鼻部	5
		③关总开关；④放余氧；⑤关小开关，处理鼻导管	6
		⑥记录停氧时间；⑦卸氧气表	5
		5．①整理床单位；②料理用物；③洗手	4
		6．健康教育	2
评价		1．患者：缺氧症状改善，呼吸平稳、用氧安全，未发生呼吸道损伤及氧疗不良反应	5
		2．护士：操作熟练、方法正确，观察病情仔细，调节氧流量正确，熟悉注意事项	10

附录6

神经系统检查操作标准

项目		内容	标分
评估	患者	1．评估：①意识状态；②体味及呼吸气味；③发育及体型；④营养状态；⑤面容表情；⑥语言、语调、语态和构音；⑦姿势与步态；⑧认知功能检查：记忆力、计算力、定向力检查	5
		2．评估患者合作程度	1
		3．了解患者是否存在影响测量结果的因素（口述）	1
	环境	评估病室环境安静、整洁、光线充足	2
	护士	①衣；②帽；③鞋；④口罩；⑤洗手	2
	用物	准备查体物品	3
预期目标		操作熟练、测量准确	2
实施		携带用物至床旁，站于患者右侧，核对床号、床头卡，询问患者姓名并向患者解释 1．一般检查 评估患者意识、年龄、病情，告知操作目的	6
		2．颅神经检查 (1) 嗅神经	1
		(2) 视神经：①视力；②视野；③眼底	3
		(3) 动眼神经、滑车神经、展神经 1) 外观	1
		2) 眼球运动：是否受限及程度和方向、复视、眼震	1
		3) 瞳孔及其反射	1
		(4) 三叉神经：混合神经 1) 面部感觉	1
		2) 咀嚼肌运动：肌容积、颞肌咬肌肌力、翼状肌肌力	1
		3) 反射：角膜反射、下颌反射	1
		(5) 面神经 1) 面肌运动：观察额纹、眼裂、鼻唇沟、口角，有无痉挛，然后做皱眉、瞬目、示齿、鼓腮、吹哨	4
		2) 味觉：舌前2/3味觉	1
		3) 反射：角膜反射（同三叉神经中）掌颌反射	1
		4) 副交感神经：膝状神经节病变，泪液减少	1
		(6) 位听神经 1) 蜗神经：听力，Rinne试验（比较骨导与气导的听敏度）。Weber试验，比较双侧骨导	1
		2) 前庭神经：观察自发症状，冷水试验和转椅试验	1
		(7) 舌咽神经、迷走神经 1) 运动：发"啊"音，软腭抬举、腭垂是否偏斜	1
		2) 感觉：触及咽喉壁黏膜，询问感觉	1
		3) 味觉：舌后1/3味觉	1
		4) 反射：咽反射	1
		(8) 副神经：向对侧转颈和同侧耸肩	1

续

项目	内容	标分
实施	（9）舌下神经：伸舌有无偏斜、舌肌萎缩、肌束颤动	1
	3．运动系统检查 （1）肌容积：比较双侧对称部位肌肉体积，周径相差大于1 cm为异常	1
	（2）肌张力检查：嘱患者肌肉放松，触摸感觉肌肉硬度，并被动屈伸肢体感知阻力	1
	（3）肌力检查：嘱患者做肢体屈伸动作，检查者从相反方向给予阻力，测试患者对抗阻力的克服力量，两侧比较	1
	（4）不自主运动：舞蹈样动作、手足徐动、震颤等，出现的部位、范围、程度	1
	（5）共济运动 ①指鼻试验；②跟膝胫试验；③轮替动作；④闭目难立征	4
	（6）膀胱叩诊：在耻骨联合上方进行，从上往下，由鼓音转浊音，判断膀胱充盈情况	1
	4．感觉系统检查 （1）浅感觉：痛觉；触觉；温度觉	3
	（2）深感觉：运动觉；位置觉；振动觉	3
	（3）复合（皮质）感觉：定位觉；两点辨别觉；图形觉；实体觉	4
	5．反射检查 （1）深反射检查：肱二头肌反射；肱三头肌反射；桡骨膜反射；膝反射；踝反射；阵挛：髌阵挛，踝阵挛，霍夫曼征	2
	（2）浅反射：角膜反射、咽反射、软腭反射——颅神经。腹壁反射；提睾反射；跖反射；肛门反射	2
	（3）病理反射：巴宾斯基征；Chaddock征；Gordon征	2
	（4）脑膜刺激征检查：颈强直；克尼格征；布鲁津斯基征	2
	6．自主神经检查 （1）眼心反射	1
	（2）卧立位试验：患者安静平卧数分钟，测血压和1分钟脉搏，然后直立，2分钟后复测血压和脉搏，血压下降范围为10 mmHg（超过20 mmHg），脉搏增加10～12次/分	4
	（3）皮肤划痕试验	1
	（4）竖毛反射	1
	7．整理床单位和用物，垃圾分类处理，做好记录，健康宣教	4
评价	1．操作中与患者沟通良好	5
	2．操作熟练，测量方法正确，数值客观、准确	10

附录7

中心负压吸痰操作标准

项目		内容	标分
医嘱		双人核对医嘱，签名	2
评估	患者	1. 患者全身情况：评估患者病情、意识状态、呼吸状况、呼吸道分泌物排出能力、生命体征、吸氧流量及缺氧情况	4
		2. 患者局部情况：借助手电筒评估患者口鼻黏膜的情况，取下活动性义齿。听诊肺部呼吸音，评估肺部分泌物的量、黏稠度、部位，鼓励并指导清醒患者配合深呼吸，进行有效咳嗽和咳痰	
		3. 心理情况：有无紧张、恐惧心理，对护理的要求及合作程度	1
		4. 健康知识：患者对自身疾病知识的了解及对吸痰法的认识程度	1
		5. 理解吸痰的目的和意义，愿意合作	2
	环境	评估病室环境安静、整洁、光线充足	2
	护士	①衣；②帽；③鞋；④口罩；⑤洗手	2
	用物	1. 用物：备齐用物，放置合理。①无菌止血钳；②生理盐水缸2个；③一次性治疗单；④一次性吸痰管数根；⑤压力表；⑥连接管；⑦吸引瓶；⑧消毒液瓶；⑨弯盘；⑩无菌纱布；⑪记录单；⑫笔；⑬手消液	4
		2. 携带用物至床旁，站于患者右侧，核对床号、床头卡，询问患者姓名并向患者解释	2
预期目标		操作熟练、无不良反应	2
实施		1. 携用物至床旁，核对患者，做好解释	4
		2.（1）消毒液瓶挂于床头，关闭压力表开关，打开中心管道旋钮，连接压力表	5
		（2）安装连接管和吸引瓶，打开压力表，调试吸引负压（成人0.04～0.053 MPa，小儿＜0.04 MPa）	6
		3.（1）协助患者头偏向一侧，铺好治疗单，放置弯盘，戴好手套	6
		（2）连接一次性吸痰管，持无菌止血钳试吸吸痰管，插管至相应深度（不带负压进，带负压出），吸痰管左、右、自下慢慢旋转上提，以吸尽痰液，注意观察呼吸情况，动作宜轻、快	6
		（3）每次吸痰不超过15秒，一次未吸应间隔3～5分钟再吸，痰液黏稠者，可雾化稀释后吸痰	6
		（4）痰液吸尽后，取下吸痰管，脱手套，放入医疗垃圾桶	6
		4. 冲洗连接管，插入消毒液瓶	4
		5. 再次协助患者拍背、听诊痰鸣音情况	5
		6. 检查口腔是否破损	3
		7. 擦口鼻分泌物，清洁面部	3
		8. 协助患者取安全舒适体位，整理床单位	3
		9. 处理用物，洗手，垃圾分类处理，记录（痰液量、色、性质）并签字，向患者进行疾病健康宣教	6
评价		1. 操作熟练，符合规范要求	5
		2. 负压调节方法正确，压力值符合要求	3
		3. 严格遵守操作规则，无菌观念强	5
		4. 操作中密切观察患者病情变化，与清醒患者沟通良好	2

附录 8

男性患者留置导尿术操作标准

项目		内容	标分
医嘱		双人核对医嘱，签名	2
评估	患者	1．全身情况：目前病情、诊断、意识状态、生命体征、治疗及导尿目的、饮水和排尿习惯等	1
		2．局部情况：膀胱充盈情况、会阴部皮肤及黏膜情况	1
		3．心理状态：是否有焦虑不安、自卑等心理，合作程度，对疾病的认识	1
		4．健康知识：饮水、卫生习惯，接受保健知识的能力	1
		5．患者：①缓解紧张情绪；②能下床活动者嘱其自行清洗外阴	4
	环境	环境是否清洁、舒适，是否能保护患者隐私	2
	护士	①衣；②帽；③鞋；④口罩；⑤洗手	2
	用物	1．治疗盘内备：①无菌导尿包（血管钳2把，小药杯内置棉球数个，液状石蜡棉球瓶，孔巾一条，弯盘2只，有盖标本试管、纱布3块）；②无菌持物钳；③无菌手套；④治疗碗内盛消毒液棉球数个；⑤血管钳；⑥指套；⑦消毒溶液1瓶；⑧弯盘2只（手套1只，止血钳1把）；⑨橡胶单；⑩治疗巾、浴巾；10 ml注射器1只，引流袋1个，导尿管1根；必要时备屏风	4
		2．检查导尿包的灭菌日期、灭菌效果；消毒液的有效浓度；无菌手套的号码、灭菌日期、效果等	2
预期目标		1．正确完成操作，患者满意	1
		2．患者理解导尿的目的，主动配合，无不良反应发生	1
实施		1．①备齐用物携至床旁；②查对床号、姓名，看腕带；③向患者解释目的；④如插管困难，应稍停片刻，或让患者做深呼吸；⑤再缓缓插入，切忌暴力；⑥接好引流袋；⑦穿过孔巾，放于床沿	4
		2．①操作者站患者右侧；②帮助脱去对侧裤腿，盖在近侧腿部；③对侧腿部用棉被遮盖；④患者取仰卧屈膝位；⑤两腿略向外展，露出外阴	4
		3．①垫橡胶单和治疗巾于臀下；②弯盘置于近外阴处；③治疗碗放于两腿间；④左手戴手套	3
		⑤右手持血管钳夹浸有消毒液的棉球消毒阴阜、阴茎、阴囊，左手用纱布裹住阴茎，将包皮向后推，自尿道口向外旋转擦拭龟头及冠状沟数次	5
		⑥一个棉球限用一次；⑦棉球及手套用后置弯盘内，移至护理车下层	3
		4．①取无菌导尿包置患者两腿之间并依序打开；②分别倒消毒溶液与生理盐水于小药杯内；放置导尿管、注射器、引流袋；③戴无菌手套；④铺孔巾；⑤使孔巾和导尿包包布连接形成一无菌区	9
		5．（1）按操作顺序排列无菌用物，检查导尿管通畅，抽好生理盐水	3
		（2）用液状石蜡棉球润滑导尿管前端后置弯盘内备用	3
		（3）将另一弯盘移近外阴处	3
		6．①右手持血管钳夹导尿管对准尿道口轻轻插入20～22 cm，见尿液流出再插入7～10 cm；②打入10 ml盐水，固定并回拉；③留取中段尿液，标本瓶盖严、放妥	6
		④如插管困难，应稍停片刻，或让患者做深呼吸；⑤再缓缓插入，切忌暴力；⑥接好引流袋；⑦穿过孔巾，放于床沿	8
		7．①撤下孔巾，擦净外阴；②脱去手套，放入弯盘内；③撤去橡胶单、治疗巾	6
		8．①协助患者穿裤；②整理床单位；③清理用物，分类处置；④作好记录；⑤将尿标本贴标签后送检；⑥洗手，健康教育	6
评价		1．患者：无痛苦；衣、被清洁、干燥	5
		2．护士：操作熟练、方法正确，无菌观念强，一次插管成功；能说出注意事项	10

附录 9

口腔护理操作标准

项目		内容	标分
医嘱		双人核对医嘱，签名	2
评估	患者	1. 核对患者，有活动性义齿者先取下	2
		2. 心理情况：对接受口腔护理的反应、有无顾虑和合作程度	2
		3. 健康知识：卫生习惯、保健常识，对疾病的认识	2
		4. 理解口腔护理的目的和意义，愿意合作	4
	环境	评估病室环境，安静、整洁、光线充足	2
	护士	①衣；②帽；③鞋；④口罩；⑤洗手	2
	用物	1. 用物：备齐用物，放置合理。①治疗盘内盛治疗碗；②漱口溶液；③棉球；④弯血管钳2把；⑤弯盘2个；⑥压舌板；⑦吸水管；⑧液状石蜡油；⑨棉签；⑩适合于患者的口腔用药；⑪毛巾；⑫开口器；⑬手电筒	4
		2. 携带用物至床旁，核对床号、床头卡，询问患者姓名并向患者解释	2
预期目标		操作熟练、测量准确	2
实施		1. 携用物至床旁，核对患者床号、姓名	2
		2. 患者全身情况：目前病情，自理能力，治疗、用药情况 患者局部情况：口唇颜色，口腔黏膜是否有炎症、溃疡、出血；有无龋齿、义齿、缺牙；牙龈的颜色，有无红肿、溢脓；口腔有无特殊气味等	4
		3. 洗手，戴口罩，清点棉球数量，选择口腔护理液	4
		4. 协助患者取合适体位，卧位，头偏向操作者一侧	7
		5.（1）擦净口唇，用压舌板依次轻轻撑开颊部	7
		（2）用弯血管钳夹棉球蘸漱口水擦净左侧牙齿颊面和唇面，沿牙齿纵向擦洗，以弧形擦洗左侧颊部，同法擦洗右侧	7
		（3）嘱患者张口（昏迷患者用开口器从臼齿放入），擦净牙齿左上舌面、咬合面，左下舌面、咬合面	7
		（4）同法擦右侧，擦净舌面、舌下及硬腭部	7
		6. 擦洗完毕，助患者用吸管吸漱口液漱口	4
		7. 根据患者口腔情况涂药，口唇干燥者可涂液状石蜡油	4
		8. 协助患者取安全舒适体位，整理床单位	4
		9. 处理用物，洗手，垃圾分类处理，记录（痰液量、色、性质）并签字，向患者进行疾病健康宣教	4
评价		1. 患者：口腔清洁、舒适，未湿衣被；健康知识增加	10
		2. 护士：操作熟练，方法正确，动作轻巧、细致，漱口溶液选择正确	5

附录 10

肌内注射法操作标准

项目		内容	标分
医嘱		双人核对医嘱，签名	2
评估	患者	1．全身情况：目前病情，治疗情况，用药目的	1
		2．局部情况：注射部位皮肤有无红肿、硬结、瘢痕	2
		3．心理状态：有无紧张、焦虑，对治疗的认识和态度	1
	环境	环境清洁，光线充足，符合无菌操作要求	2
	护士	①衣；②帽；③鞋；④口罩；⑤洗手	2
	用物	1．用物：治疗盘内盛 ①无菌注射器和针头；②无菌持物钳；③无菌棉签；④弯盘；⑤注射药物	2
		⑥皮肤消毒剂；⑦无菌纱布；⑧砂轮；⑨注射单；⑩无菌巾包；必要时备急救药物	2
		2．检查药物的质量、批号	2
		3．注射用物的灭菌时间，质量	2
预期目标		1．患者用药安全，无不良反应	1
		2．患者紧张情绪缓解	1
实施		1．①铺无菌盘；②查对药物，检查质量；③消毒安瓿及砂轮；④安瓿锯痕；⑤拭去玻璃碎屑	7
		⑥用无菌纱布包好折断安瓿；⑦取注射器及针头；⑧抽吸好药液；⑨排尽空气；⑩安瓿套于针头上；⑪置无菌盘内；⑫配药者签名，请人核对、签名	8
		2．①用物带至患者床旁；②对床号、姓名；③向患者说明目的，作好解释，取得合作	9
		3．①助患者取正确姿势；②选择注射部位定位	6
		4．①消毒皮肤；②待干；③排尽空气；④查对安瓿	8
		5．①左手错开并绷紧皮肤，右手持注射器如握笔状；②垂直迅速刺入；③进针 2.5～3 cm（消瘦者及患儿酌减）	9
		6．①左手抽回血；②右手固定针头；③左手缓慢注入药液，注射完毕用干棉签轻压针眼处；④迅速拔针；⑤注射后查对安瓿	10
		7．①安置患者于舒适的卧位；②整理床单位；③清洁用物	4
		8．观察反应，做好记录	2
		9．健康教育	2
评价		1．患者：体位合理，药物剂量准确、安全，无不良反应	5
		2．护士：无菌观念强；坚持三查八对；操作熟练；部位准确，熟悉定位方法。能按无痛注射法进行操作	10

附录 11

大量不保留灌肠操作标准

项目		内容	标分
医嘱		双人核对医嘱,签名	2
评估	患者	1. 患者年龄、病情、意识、治疗等情况	2
		2. 了解患者的身体状况、排便情况	1
		3. 心理情况:是否有焦虑不安、自卑等心理,合作程度,对疾病的认识	1
	环境	评估病室环境安静、整洁、光线充足	2
	护士	洗手、戴口罩、仪表端庄、服装整洁,不留长指甲,符合着装要求	2
	用物	用物:治疗盘、注洗器、肛管(20号以下)、止血钳、弯盘、手套、灌肠液(根据医嘱准备)、温开水 5~10 ml、小垫枕、卫生纸、润滑剂、棉签或棉球、橡胶单及治疗巾、医嘱执行单、速干手消毒液;生活垃圾桶、医用垃圾桶、便盆、便盆巾;必要时备屏风(少一件扣1分)	4
预期目标		1. 操作准确、流程熟练	1
		2. 与患者沟通良好,取得配合	1
实施		1. 在治疗室配制合适的灌肠液	6
		2. 携用物至床边、再次核对	6
		3. 松开床盖被,协助患者取左侧卧位、双膝屈曲,退裤至膝部、臀部移至床沿	8
		4. 垫治疗巾于臀下,置弯盘于臀边	6
		5. 戴手套,将灌肠筒挂于输液架上,液面高于肛门 40~60 cm,再次核对患者	10
		6. 润滑肛管前端 7~10 cm,连接灌肠筒,排净橡胶管及肛管内的空气	8
		7. 按照要求置入肛管,指导患者做深呼吸,置入合适长度后固定肛管,使灌肠溶液缓慢流入并观察患者反应	10
		8. 待溶液将要灌完时,夹紧肛管,拔出肛管放入弯盘内,撤下弯盘放于治疗车下层	6
		9. 灌肠完毕,嘱患者平卧,忍耐 10~20 分钟后再排便并观察粪便性状	5
		10. 整理用物,垃圾分类处理,洗手,记录,健康教育	4
评价		1. 坚持三查八对,操作熟练、能按无痛注射法进行操作、无菌观念强	10
		2. 患者对操作满意,无不良反应	5

附录 12

中医定向透药操作标准

项目		内容	标分
医嘱		双人核对医嘱，签名	2
评估	患者	1. 评估患者意识、年龄、病情，告知操作目的	2
		2. 评估患者合作程度	1
		3. 了解患者是否存在影响测量结果的因素（口述）	1
	环境	评估病室环境安静、整洁、光线充足	2
	护士	①衣；②帽；③鞋；④口罩；⑤洗手	2
	用物	1. 备齐用物，放置合理。用物准备：①中医定向透药治疗仪；②毛巾	2
		2. 携带用物至床旁，核对床号、床头卡，询问患者姓名并向患者解释	4
预期目标		操作熟练、测量准确	3
实施		1. 核对、解释：备齐物品，床旁核对患者姓名、床号、手腕带、离子导入部位，向患者解释操作的目的、步骤及配合要点	4
		2. 仪器的准备：电流强度等各调节开关调节至"0"，评估仪器性能、连接导线等是否处于正常运作状态	7
		3. 患者准备：患者取合理体位，松开衣着，暴露离子导入部位，清洁皮肤，必要时屏风遮挡患者	7
		4.（1）再次核对将药物浸湿的衬垫放在患处贴紧皮肤，带负离子药物衬垫放在负极板下（黑色导线）	7
		（2）带正离子药物衬垫放在正极板下（红色导线）	7
		5. 固定电极：打开电源开关，测量中药温度（38～42℃），外用防水布覆盖，用绷带或松紧带固定，必要时沙袋固定	6
		6. 调节电流强度：局部电流量不超过 40 mA，全身电流量不超过 60 mA，小部位如指关节电流量不超过 10 mA，面部电流量不超过 5 mA	6
		7. 观察：治疗中经常巡视患者，了解治疗中的感觉，及时调节电流量，防止电灼伤	6
		8. 告知：局部有烧灼针刺感不能耐受时，立即通知护士	6
		9. 治疗结束：将输出调节器逐渐调至"0"位，关闭电源开关，拆离沙包或绷带，取出衬垫，擦净局部皮肤	6
		10. 整理用物，洗手，记录，健康教育	4
评价		1. 患者体位安排合理，局部皮肤无烫伤、无电击伤，衣被未被药物污染，安全、舒适、症状改善	10
		2. 中药离子导入部位合适，方法正确，操作熟练；熟悉注意事项、常见不良反应及其处理	5

附录 13

鼻饲操作标准

项目		内容	标分
医嘱		双人核对医嘱，签名	2
评估	患者	1. 评估患者意识、年龄、病情，告知操作目的	1
		2. 全身情况：目前病情，有无咀嚼、吞咽困难；食欲和进食方式，意识状态、活动能力，营养状态、鼻饲的原因	2
		3. 局部情况：鼻孔是否通畅、皮肤有无破损、有无义齿、缺齿及有无食道疾病等情况	2
		4. 心理状态：有无焦虑、悲伤或忧郁反应，对鼻饲的认识与合作程度	1
		5. 健康知识：患者对饮食与营养及插管知识的了解程度	1
	环境	评估病室环境安静、整洁、光线充足	2
	护士	①衣；②帽；③鞋；④口罩；⑤洗手	2
	用物	备齐用物，放置合理。用物准备：①治疗盘内置鼻饲包（内盛弯盘1个，治疗碗1个，纱布2块，压舌板、止血钳各1个，液状石蜡棉球1个）；②弯盘；③50 ml注射器、20 ml注射器各1个；④胃管1根；⑤纱布2块；⑥围管标识；⑦压舌板；⑧棉签；⑨胶布；⑩治疗巾；⑪橡皮圈；⑫听诊器、手电；⑬别针；⑭手套；⑮温开水、鼻饲饮食	4
预期目标		操作熟练、测量准确	2
实施		1. 携用物至床旁，核对患者，做好解释	4
		2. 患者取坐位或半坐卧位，昏迷者取平卧位，头稍后仰，颌下铺治疗巾，用湿棉签检查和擦净鼻孔，剑突做标记	6
		3. 打开鼻饲包，检查胃管是否通畅，取出液状石蜡棉球，润滑胃管前端，量好长度，发际至剑突。口述成人45～55 cm，婴幼儿14～18 cm	10
		4. 插管：①嘱患者做深呼吸；②如插入不畅应检查胃管是否盘曲，如出现呛咳、呼吸困难、发绀等情况，可能误入气管，应立即拔出，重新插入	5 7
		5. (1) 自鼻孔轻轻插入约14 cm处时，清醒患者嘱其做吞咽动作，将胃管乘势送入所需长度	6
		(2) 昏迷患者可将胃管末端置换药碗内放在患者口角旁	5
		(3) 当插入14～16 cm时，应检查胃管是否盘曲在口中，左手托起患者头部，使下颌贴近胸骨柄以加大咽部通道弧度	6
		6. 检查胃管是否在胃内：①胃管开口端置于水中，无气体逸出；②用注射器注入10 ml空气，同时用听诊器在胃部听到气过水音；③用注射器抽吸出胃液	7
		7. 注食：注入少量温开水，注入流质食物或药液，再用温开水少量注入以清洁管腔，注食过程中，防止空气进入	5
		8. 固定胃管，整理用物，洗手，记录，健康宣教	5
评价		1. 操作熟练，符合规范要求	5
		2. 插管后安全，胃管无脱出，胃管清洁无污染，注食量、温度、间隔时间适宜	10

附录 14

静脉输血操作标准

项目		内容	标分
医嘱		双人核对医嘱,签名,核对血单、血型	2
评估	患者	1.评估患者意识、年龄、病情,告知操作目的	2
		2.评估患者合作程度。患者生命体征、输血指征、输血史。穿刺部位皮肤和血管情况。合作能力和心理状态	2
		3.了解患者是否存在影响测量结果的因素(口述)	2
	环境	评估病室环境安静、整洁、光线充足	2
	护士	①衣;②帽;③鞋;④口罩;⑤洗手	2
	用物	1.备齐用物,放置合理。用物准备:①无菌输血器1套;②纱布缸;③皮肤消毒剂;④无菌棉签;⑤无菌生理盐水;⑥弯盘;⑦胶布;⑧同型血液及交叉配血单;⑨无菌手套;⑩输液架;⑪小枕;⑫必要时备夹板和绷带	4
		2.携带用物至床旁,核对床号、床头卡,询问患者姓名并向患者解释	4
预期目标		操作熟练、无不良反应	2
实施		1.床边核对:双人核对患者信息、输血治疗卡,交叉配血报告单和血液质量	7
		2.常规消毒生理盐水瓶塞并插入输血器,关好输血器开关	7
		3.按照静脉输液法建立静脉通道并输入少量生理盐水	7
		4.双人核对:贴血袋条形码于输血单,双人签名于输血单	7
		5.戴手套;以手腕旋转动作轻轻摇匀血制品	7
		6.打开储血袋封口,常规消毒输出处塑料管,将输血器从生理盐水上拔下,插入储血袋塑料管接口,将插好输血器的血袋挂于输液架上	8
		7.调节输血速度:前15分钟宜慢(20滴/分),无不适后再根据综合情况调节滴数(40~60滴/分)	8
		8.再次核对无误后在输血治疗卡上签名	4
		9.密切观察:输血过程中密切观察患者情况	4
		10.整理用物,洗手,记录,健康宣教	4
评价		1.操作中与患者沟通良好	5
		2.护士操作熟练,无菌观念强,患者无不良反应	10

附录 15

雾化吸入操作标准

项目		内容	标分
医嘱		双人核对医嘱,签名	2
评估	患者	1. 询问了解患者的过敏史、用药史,患者口鼻腔黏膜、呼吸状况,指导患者深呼吸,评估配合能力	2
		2. 做好解释,告知患者治疗目的、药物名称、配合方法等以取得合作	2
	环境	环境清洁、光线充足,符合无菌操作要求	2
	护士	①衣;②帽;③鞋;④口罩;⑤洗手	2
	用物	1. 用物:准备相关用物。①中心供氧装置,雾化吸入装置、雾化吸入药物(根据医嘱配制)、弯盘、治疗巾、纱布、消毒洗手液;②检查中心供氧装置,检查周围环境,有无烟火	4
		2. 环境安静、整洁、安全,光线充足,保护患者隐私	2
预期目标		1. 患者用药安全,无不良反应	1
		2. 患者理解雾化目的,主动配合	1
实施		1. 根据医嘱配制药物,第二人核对无误,将药物置入雾化器	4
		2. 检查雾化器性能	7
		3. 备齐用物携至床旁,核对解释	7
		4. 协助患者取合适体位(以坐位和半卧位为宜)	7
		5.(1)安装流量表,打开氧气,接上氧源	8
		(2)调节氧流量(6~8 L/min)	8
		(3)调节适量的雾量,将面罩置于口鼻部,调节松紧适宜	8
		(4)再次核对并告知患者配合的要点	8
		6. 鼓励患者做有效呼吸,观察患者吸入药物后的反应和效果	2
		7. 治疗毕,取下面罩,关氧气开关	2
		8. 协助患者漱口,擦干患者面部,起居有常,劳逸结合,保持乐观心情	2
		9. 整理用物,洗手,记录,健康宣教	4
评价		1. 使用后物品处置符合消毒技术规范要求	3
		2. 患者:患者无痛苦,感觉舒适	2
		3. 护士:护士操作熟练,无菌观念强	10

附录 16

入院评估（心、肺）操作标准

项目		内容	标分
评估	患者	确认患者姓名、年龄、性别、配合程度	4
	环境	清洁宽敞，明亮安静；温湿度适宜，必要时屏风遮挡	2
	护士	①衣；②帽；③鞋；④洗手；⑤戴口罩	2
	用物	护理记录单、黑色签字笔、听诊器、记号笔、软尺	2
预期目标		能顺利完成体格检查，患者配合度高	2
实施		1. 确认患者姓名、年龄、性别、配合程度	2
		2. 体格检查 （1）肺部体格检查 1）肺部视诊：正常胸、桶状胸、扁平胸、鸡胸、肋间隙增宽、肋间隙窄、乳房是否对称、脊柱形态；正常呼吸频率、异常呼吸	3
		2）肺部触诊 前胸廓扩张度的检查：考生两手置于被检查者胸廓下面的前侧部，左右手拇指分别沿两侧肋缘指向剑突，拇指尖在前正中线两侧对称部位，两手掌和伸展的手指置于前侧胸壁。嘱被检查者做深呼吸运动，观察并比较两手的动度是否一致，以此对比被检查者呼吸时两侧胸廓扩张度	5
		后胸廓扩张度的检查：考生将两手平置于被检查者背部，约于第 10 肋水平，拇指与中线平行，并将两侧皮肤向中线轻推，嘱被检查者做深呼吸运动，比较两手的动度是否一致	3
		语音震颤检查：①考生将左右手掌的尺侧缘或掌面轻放于被检查者两侧胸壁的对称部位，告知被检查者用同等强度重复轻发"yi"长音。②自上而下，从内到外，两手交叉检查，比较两侧对称部位语音震颤的异同，注意有无增强或减弱	3
		胸膜摩擦感检查：受检者取仰卧位，令受检者反复做深慢呼吸运动，检查者用手掌轻贴前胸下前侧部或腋中线第 5、第 6 肋间胸壁	3
		3）肺部叩诊 间接叩诊：患者平卧考生站其右侧，考生左手中指第 1 节和第 2 节作为叩诊扳指，紧贴于欲叩诊的部位上，右手指自然弯曲，中指指端以垂直的方向叩诊于扳指上，叩击手法正确，力量适当	3
		叩诊自锁骨上窝开始，然后沿锁骨中线、腋前线，自第 1 肋间隙从上至下逐一肋间隙进行叩诊；其次检查侧胸壁：请被检查者举起上臂置于头部，自腋窝开始沿腋中线向下叩诊至肋缘；最后叩诊背部：请被检查者坐起告知其向前稍低头、双手交叉抱肘。由上至下进行叩诊，比较两侧叩诊音的变化。叩诊时注意左右、上下、内外进行对比	3
		直接叩诊：考生用中指掌侧或将手指并拢以其指尖对胸壁进行叩诊；先检查前胸，其次检查侧胸壁，最后叩诊背部；自上而下，并作左右、上下、内外对比	3
		肺下界移动度叩诊：被检查者取坐位双手抱肩，在平静呼吸时，检查者在被检查者右肩胛线上叩出肺下界的位置。然后告知被检查者做深呼吸后在屏住呼吸的同时，沿右肩胛线继续向下叩诊，当由清音变为浊音时，即为肩胛线上肺下界的最低点，做标记。当检查者恢复平静呼吸后，同样先于肩胛线上叩出平静呼吸时的肺下界，嘱被检查者做深呼吸后再屏住呼吸，再由下向上叩诊，直至浊音变为清音时，即为肩胛线上肺下界的最高点，做标记。由此测量出最高点与最低点之间的距离（厘米）即为肺下界移动的范围	3
		4）肺部听诊 双耳戴上听诊器耳件，右手拇指与中指控制听诊器体件，紧密而适度地置于听诊部位	2

续

项目	内容	标分
实施	听诊顺序：由肺尖开始，自上而下，分别检查前胸部、侧胸部，背部，应注意上下、左右对称部位进行对比	2
	支气管肺泡呼吸音正常部位：胸骨两侧第1、第2肋间，肩胛区第3、第4胸椎水平以及肺尖前、后部的肺野部位	2
	（2）心脏体格检查 1）心脏视诊 被检查者仰卧位（或坐位），正确暴露胸部，上至颈以下、下至中上腹，两侧至腋中线	2
	考生站在被检查者右侧，其视线与胸部同水平开始视诊，仔细观察心前区有无隆起及异常搏动，然后正俯视整个前胸，观察心尖搏动位置与范围	2
	能够正确指出被检查者心尖搏动在第几肋间，在锁骨中线内侧还是外侧（正常人心尖搏动在第5肋间，锁骨中线内侧0.5～1.0 cm）。能够正确描述被检查者心尖搏动范围及是否正常，具体搏动范围用手指划给考官看（正常人心尖搏动范围直径为2.0～2.5 cm）	2
	2）心脏触诊 考生与被检查者位置正确：被检查者仰卧，考生站在被检查者右侧	2
	考生用右手全手掌开始检查，置于被检查者心前区，然后用手掌尺侧（小鱼际）或示指、中指及环指指腹并拢同时触诊，也可用单一手指指腹触诊	2
	心尖搏动最强点：在第几肋间，在锁骨中线内或外（正常人心尖搏动于第5肋间左锁骨中线内侧面0.5～1 cm）（指点不正确不能得分）	2
	心脏震颤触诊：考生用手掌或手掌尺侧小鱼际平贴于心前区各个部位，以触知有无微细的震动感	2
	心包摩擦感触诊：在心前区或胸骨左缘第3～4肋间触诊。能说出使触诊满意的条件：被检查者胸前倾位、收缩期、呼气末	2
	3）心脏叩诊 考生以左手中指的第1、第2指节作为叩诊扳指，平置于心前区拟叩击的部位，扳指与肋间平行，右手指自然弯曲，以中指指端叩击左手中指（扳指）第2指骨的前端，叩击方向与叩诊部位的体表垂直分，叩击时应以腕关节与指关节的活动为主，叩击动作要灵活、短促，富有弹性。叩击后右手中指立即抬起，在同一部位叩诊可连续2～3下	3
	左侧：在心尖搏动外2～3 cm处开始叩诊，由外向内至浊音出现，逐个肋间向上，直至第2肋间	2
	心右界叩诊：先叩出肝上界，然后于其上一肋间由外向内至浊音止，逐一肋间向上叩诊，直至第2肋间	2
	4）心脏听诊 心尖区即二尖瓣区；肺动脉瓣区，即胸骨左缘第2肋间；主动脉瓣区，即胸骨右缘第2肋间；主动脉瓣第二听诊区，即胸骨左缘第3肋间；三尖瓣区，即胸骨左缘第4、第5肋间	3
	自心尖区开始→肺动脉瓣区→主动脉瓣区→主动脉瓣第二听诊区→三尖瓣区。每听诊区至少听30秒以上，听诊时间太短应适当扣分	3
	听诊内容：心率、心律、正常心音、心音改变（正常、异常）、心脏杂音（正常、异常）、心包摩擦音等	3
	整理床单位和用物，垃圾分类处理，做好记录，健康宣教	4
评价	1. 人文关怀意识强，服务态度好，对患者关心体贴；沟通能力强	5
	2. 操作熟练、方法正确；检查结果正确，记录完整	10

附录17

中药外敷操作标准

项目		内容	标分
医嘱		双人核对医嘱，签名	2
评估	患者	1．神志、体质、全身情况	1
		2．局部皮肤情况、有无禁忌证	1
		3．心理状态和对疾病的认识	1
		4．是否排空二便等	1
	环境	1．是否清洁、安静、舒适，光线充足	1
		2．是否根据季节关好门窗、调节室温，做好遮挡及保暖工作	1
	护士	①衣；②帽；③鞋；④口罩；⑤洗手	2
	用物	治疗盘、外敷药物、涂药板、无菌纱布或医用棉垫、医用胶布、生理盐水棉球、治疗巾或一次性垫巾	4
实施		1．核对、解释：备齐用物至床旁，核对患者姓名、床号、手腕带、药物名称、外敷部位，向患者解释操作的目的、步骤及配合要点	10
		2．患者准备：协助患者取合理体位，充分暴露外敷部位，垫治疗巾或一次性垫巾	12
		3．药物准备：遵医嘱将备好的药物用涂药板均匀地涂抹在大小合适的纱布上	12
		4．定位：遵医嘱选取部位或穴位	8
		5．外敷中药：将涂好药物的纱布外敷于局部皮肤或相应的穴位，用医用胶带固定	15
		6．整理床单位，清理用物。①再次核对，协助患者整理衣物并取安全舒适卧位，整理床单位；②清理用物，分类处置，归回原处，备用	8
		7．洗手，再次核对，按要求记录及签名记录	4
		8．健康教育	2
评价		1．患者：体位安排合理，敷料面积大小合适，薄厚均匀、安全、舒适，症状改善	5
		2．护士：部位或穴位正确，方法正确，操作熟练；熟悉注意事项和常见不良反应的处理	10

附录 18

穴位注射操作标准

项目		内容	标分
医嘱		双人核对医嘱，签名	2
评估	患者	1．了解患者年龄、文化程度、既往史、临床表现、发病部位、过敏史、诊断等	1
		2．舌苔脉象、体质、全身情况	1
		3．注射局部皮肤情况，有无禁忌证	1
		4．心理状态和对疾病的认识	1
		5．是否排空二便等	1
	环境	1．是否清洁、安静、舒适，光线充足	1
		2．是否根据季节关好门窗、调节室温，做好遮挡及保暖工作	1
	护士	①衣；②帽；③鞋；④洗手；⑤戴口罩	2
	用物	用物准备：治疗盘、安尔碘、无菌棉签、无菌弯盘1套、快速手消毒液、污物缸、锐器盒、注射器和针头，按医嘱备药物并核对，抽吸药液置于无菌盘内，必要时备屏风	4
预期目标		1．正确完成操作，患者满意	1
		2．患者理解穴位注射的目的，主动配合，无不良反应发生	1
实施		1．核对、解释：备齐用物至床旁，核对患者姓名、床号、手腕带、注射部位、药物等，告知患者操作目的、主要步骤、配合要点、注意事项	8
		2．患者准备：协助患者取合理体位，松开衣着，暴露注射部位	7
		3．穴位注射 （1）用安尔碘棉签消毒注射穴位，由内向外，直径大于5 cm	7
		（2）再次核对药物，排尽空气	7
		（3）一手拇指及示（中）指绷紧穴位皮肤，另一手持注射器，针尖对准穴位，迅速刺入皮下后缓慢进入肌肉层（约进入注射针头的2/3），并同时询问患者是否有得气感	8
		（4）若得气，回抽无血，将药液注入；若没得气上下轻提插并再次询问患者是否得气，得气方能注入药液	7
		（5）若患者有触电感，应立即退针，改换角度再进针	7
		4．拔针：出针后用无菌干棉签按压片刻，针头放入锐器盒，再次核对	5
		5．整理床单位，清理用物。①再次核对，协助患者整理衣物并取安全舒适卧位，整理床单位；②清理用物，分类处置，归回原处，备用	6
		6．洗手，再次核对，按要求记录及签名记录	4
		7．健康教育	2
评价		1．患者：体位安排合理，敷料面积大小合适，薄厚均匀，安全、舒适，症状改善	5
		2．护士：部位或穴位正确，方法正确，操作熟练；熟悉注意事项和常见不良反应的处理	10

附录19

火针治疗操作标准

项目		内容	标分
医嘱		双人核对医嘱，签名	2
评估	患者	1. 了解患者年龄、文化程度、既往史、临床表现、发病部位、过敏史、诊断等	1
		2. 舌苔脉象、体质、全身情况，注射局部皮肤情况，有无禁忌证	1
		3. 心理状态和对疾病的认识	1
		4. 是否排空二便等	1
	环境	1. 是否清洁、安静、舒适，避免污染，光线充足	1
		2. 是否根据季节关好门窗、调节室温。做好遮挡及保暖工作	1
	护士	①衣；②帽；③鞋；④口罩；⑤洗手	2
	用物	1. 用物准备。选择和病情合适的火针，针身应光滑、无锈蚀，针尖应锐利、无倒钩	4
		2. 患者：根据病情选择适当的施术部位，选择患者舒适、医者适于操作的部位	4
实施		1. 核对、解释：备齐用物至床旁，核对患者姓名、床号、手腕带等，告知患者操作目的、主要步骤、配合要点、注意事项	4
		2. 患者准备：协助患者取合理体位，松开衣着，暴露施针部位	8
		3. 消毒：用聚维酮碘在施术部位消毒；点燃酒精灯，从针根沿针体到针尖连续移动烧红，对针体消毒	8
		4. 加热进针：用酒精灯烧红针尖和针体，根据针刺深度，决定针体烧红程度。针体烧红后，应迅速、准确刺入针刺部位	8
		5. 刺法。①点刺法：在腧穴上施以单针点刺的方法。②围刺法：在体表病灶上施以多针密集刺激的方法，每针间隔不超过1 cm。③散刺法：在体表病灶上施以多针疏散刺激的方法，每针间隔2 cm左右。④围针法：围绕体表病灶周围施以多针的方法，针刺点在病灶与正常组织的交界处。⑤刺络法：用火针刺入火针体表血液瘀滞的血络，放出适量血液的方法	20
		6. 出针：针体达到治疗深度后，即可出针	7
		7. 整理床单位，清理用物。①再次核对，协助患者整理衣物并取安全舒适卧位，整理床单位；②清理用物，分类处置，归回原处，备用	6
		8. 洗手，再次核对，按要求记录及签名记录	4
		9. 健康教育	2
评价		1. 患者：体位安排合理，操作安全、舒适，症状改善	5
		2. 护士：部位或穴位正确，方法正确，操作熟练；熟悉注意事项和常见不良反应的处理	10

附录 20

心电监护操作标准

项目		内容	标分
医嘱		双人核对医嘱，签名	2
评估	患者	1．评估患者意识、年龄、病情，告知操作目的	1
		2．评估患者合作程度	1
		3．了解患者是否存在影响测量结果的因素（口述）	1
	环境	评估病室环境安静、整洁、光线充足，无电磁波干扰，保护患者隐私	2
	护士	①衣；②帽；③鞋；④口罩；⑤洗手	2
	用物	1．患者：理解心电监测的目的和意义，愿意合作	4
		2．用物：①心电监护仪；②电极片；③乙醇溶液；④棉球；⑤纱布	3
		3．携带用物至床旁，核对床号、床头卡，询问患者姓名并向患者解释	4
预期目标		操作熟练、测量准确	2
实施		1．备齐用物携至床旁，核对解释	3
		2．安置体位：协助患者采取舒适卧位	4
		3．连接电源，开机	4
		4．检查指甲情况，连接血氧饱和度探头	4
		5．检查手臂情况，放置血压袖带位置正确，松紧适宜	4
		6．启动血压测量	4
		7．清洁局部皮肤，连接导联线与电极片	4
		8．正确放置电极片	4
		9．妥善固定电极和导线	4
		10．观察心电图波形	4
		11．选择导联，调整波幅，设置参数	4
		12．确认参数设置	4
		13．告诉患者测量数值	4
		14．说明结果，如有异常应复测并通知医生	4
		15．整理床单位，协助患者取舒适卧位	4
		16．洗手、记录	2
		17．健康教育	2
评价		1．操作中与患者沟通良好	5
		2．操作熟练，测量方法正确，数值客观、准确	10

附录 21

血糖测量操作标准

项目		内容	标分
医嘱		双人核对医嘱，签名	2
评估	患者	1．全身情况：目前病情，意识状态、活动能力	2
		2．局部情况：患者手指皮肤的颜色、温度，有无伤口、疤痕、污染、感染、水肿等情况	3
		3．心理状态：对血糖监测的认识与合作程度，患者的用餐时间	2
		4．健康知识：患者对疾病的了解程度	2
	环境	环境是否清洁、整齐	2
	护士	①衣；②帽；③鞋；④口罩；⑤洗手	2
	用物	1．患者：理解血糖测量的目的和意义，愿意合作	2
		2．用物：①治疗盘；②弯盘；③75%乙醇溶液；④棉签；⑤血糖仪；⑥匹配的血糖试纸；⑦穿刺针；⑧血糖记录单；⑨手消毒液	4
预期目标		1．患者理解血糖测量的必要性	1
		2．患者糖尿病的知识有所增加	1
实施		1．①备齐用物带至床旁；②对床号、姓名；③解释目的	6
		2．①75%乙醇溶液消毒采血部位（螺旋式消毒，超过一个关节）；②待干	4
		3．①确认血糖仪和血糖试纸编号一致；②从试纸筒内取出血糖试纸，并立即盖盖；③插入试纸；④显示屏显示滴血信号	20
		4．①指尖侧面采血；②穿刺后，采用自然流出法取血或轻轻推压手指前端1/3处，让血慢慢溢出；③干棉签轻拭去第一滴血，将第二滴血滴入或吸入测试区；④干棉签按压采血部位至出血停止	20
		5．读取血糖值，取下测试纸	6
		6．整理用物；洗手记录	4
		7．健康教育	2
评价		1．患者：了解一定的健康知识	5
		2．护士：动作轻柔、准确；流程正确，采血一次成功	10

附录22

留置胃管操作标准

项目		内容	标分
医嘱		双人核对医嘱，签名，根据医嘱做好饮食标记	2
评估	患者	1. 全身情况：目前病情，有无咀嚼、吞咽困难；食欲和进食方式，意识状态、活动能力	2
		2. 局部情况：鼻孔是否通畅、皮肤有无破损，有无义齿、缺齿及有无食管疾病等情况	2
		3. 心理状态：有无焦虑、悲伤或忧郁反应，对留置胃管的认识与合作程度	2
		4. 健康知识：患者对插管知识的了解程度	1
	环境	环境是否清洁、整齐	2
	护士	①衣；②帽；③鞋；④口罩；⑤洗手	2
	用物	1. 患者：理解鼻饲的目的和意义，愿意合作	2
		2. 用物：①治疗盘内置鼻饲包（内盛弯盘1个，治疗碗1个，纱布2块，压舌板止血钳各1，液状石蜡棉球1个）；②弯盘；③50 ml注射器、20 ml注射器各1个；④胃管1根；⑤纱布2块；⑥围管标识；⑦压舌板；⑧棉签；⑨胶布；⑩治疗巾；⑪橡皮圈；⑫听诊器、手电；⑬别针；⑭手套	4
预期目标		1. 患者理解插鼻饲管的必要性，主动配合	1
		2. 患者无不良反应	1
实施		1. ①备齐用物带至床旁；②对床号、姓名；③解释目的，并嘱患者插管过程中如有不适，举手示意	6
		2. ①患者取坐位或半坐卧位，昏迷者取平卧位；②头稍后仰；③颌下铺治疗巾；④用湿棉签检查和擦净鼻孔，剑突做标记	4
		3. ①打开鼻饲包，放好注射器和胃管，安置治疗碗；②检查是否通畅，取出液状石蜡棉球，润滑胃管前端；③量好长度，发际至剑突，口述成人45~55 cm，婴幼儿14~18 cm	3
		4. ①右手用钳子夹住胃管前端，插管时如患者恶心应停止片刻；②嘱患者做深呼吸；③如插入不畅应检查胃管是否盘曲；④如出现呛咳、呼吸困难、发绀等情况，可能误入气管，应立即拔出重插；⑤自鼻孔轻轻插入约14 cm处时，清醒患者嘱其做吞咽动作；⑥将胃管乘势送入所需长度；⑦昏迷患者可将胃管末端置换药碗内放在患者口角旁；⑧当插入14~16 cm时应检查胃管是否盘曲在口中；⑨左手托起患者头部；⑩使下颌贴近胸骨柄以加大咽部通道弧度；⑪便于管端沿后滑行插入	12
		5. ①胃管开口端置于水中，无气体逸出；②用注射器注入10 ml空气，同时用听诊器在胃部听到气过水音；③用注射器抽吸出胃液；④然后夹紧胃管开口端；⑤用胶布固定胃管；⑥枕头复位、头偏向一侧（昏迷患者）	6
		6. ①手指勿触管口，应用纱布包裹；②纱布包好管口后，用橡皮圈缠紧；③用别针将其固定在衣肩上，写好围管标识	6
		7. ①整理床单位；②清理用物；③记录注食量	3
		8. ①核对解释；②揭去固定的别针及脸颊胶布；③解开皮筋和鼻翼胶布，一手将胃管折叠捏紧；④另一手持纱布近鼻孔处裹着胃管；⑤边拔边用纱布擦胃管；⑥拔到咽喉处时快速拔出，以免液体滴入气管；⑦拔出后将胃管盘于弯盘中；⑧清洁患者口鼻面部，擦净胶布痕迹；⑨助患者漱口，检查口腔，取舒适卧位	18
		9. 整理用物；洗手记录	4
		10. 健康教育	2
评价		1. 患者：插管后安全，胃管无脱出。基本营养需求得到满足，了解一定的健康知识	5
		2. 护士：插管方法正确；操作熟练；保持胃管清洁无污染；熟悉注意事项	10

附录 23

注射泵的使用操作标准

项目		内容	标分
医嘱		双人核对医嘱，签名	2
评估	患者	1. 全身情况：目前病情，治疗情况，用药目的	2
		2. 局部情况：输液部位及管路是否通畅	2
		3. 心理状态：有无紧张、焦虑，对注射泵使用的认识和态度	2
	环境	环境清洁，光线充足，温湿度适宜	2
	护士	①衣；②帽；③鞋；④口罩；⑤洗手	2
	用物	1. 用物：①治疗车；②注射泵；③注射器、延长管；④药物；⑤弯盘；⑥皮肤消毒剂；⑦胶布；⑧治疗盘；⑨注射单；⑩棉签；必要时备插线板	4
		2. 检查注射泵性能	4
		3. 检查药物的质量、批号	4
		4. 注射用物的灭菌时间、质量	4
预期目标		1. 患者了解注射泵使用的目的	1
		2. 患者用药安全，无不良反应。患者紧张情绪缓解	1
实施		1. ①用物带至患者床旁；②对床号、姓名；③向患者说明目的，做好解释，取得合作	6
		2. ①固定注射泵于输液架上；②接电源；③开机	6
		3. 给液体排气，检查气泡	6
		4. ①打开注射泵门，装入注射器，关闭注射泵门；②设定输液容量、速度等参数；③再次检查是否有气泡	9
		5. ①消毒留置针接头；②接上延长管；③妥善固定；④按启动键；⑤观察通畅情况，必要时重新调节速度；⑥若出现报警，针对原因处理后，再按启动键；⑦观察生命体征及反应	21
		6. 置患者与舒适体位，洗手、记录	4
		7. 健康教育	2
		8. 用物按院感分类处理	1
评价		1. 患者：体位合理，药物剂量准确、安全，无不良反应	5
		2. 护士：无菌观念强；坚持三查八对；操作熟练。能正确进行输液泵操作，能快速处理报警信号	10

附录 24

穴位贴敷法操作标准

项目		内容	标分
医嘱		双人核对医嘱，签名	2
评估	患者	1. 核对医嘱，核对患者相关个人信息	3
		2. 了解患者主要症状、既往史，有无药物及胶布过敏史，贴穴部位的皮肤情况及患者体质等	2
		3. 向患者解释目的、患者配合方法，询问是否二便	2
	环境	1. 是否清洁、安静、舒适，光线充足	1
		2. 是否根据季节关好门窗、调节室温。做好遮挡及保暖工作	1
	护士	①衣；②帽；③鞋；④口罩；⑤洗手	2
	用物	治疗盘、外敷药物、涂药板、无菌纱布或医用棉垫、医用胶布、生理盐水棉球、治疗巾或一次性垫巾	4
预期目标		1. 患者用药安全，无不良反应	1
		2. 患者理解操作目的，愿意配合	1
实施		1. 携用物至床旁，核对患者，做好解释	9
		2. 关闭门窗，取合适体位，暴露贴敷部位，注意防寒和保护患者隐私	10
		3. 再次核对，清洁患者皮肤，确定贴敷穴位并做好标记	10
		4. 将贴敷中药用温水、酒或醋调好，用一次性贴敷片包好，贴敷于定位的穴位上	15
		5. 随时询问患者有无不适，交代注意事项	10
		6. 贴敷完毕，协助患者着衣，整理床单位	7
		7. 洗手，记录，执行者签名	5
评价		1. 患者：体位合理，感觉舒适，保护隐私，皮肤无意外灼伤，症状改善，操作中与患者沟通良好	5
		2. 护士：方法正确，部位准确，操作熟练，符合规范要求	10

附录 25

皮内注射操作标准

项目		内容	标分
医嘱		双人核对医嘱，签名	2
评估		1．全身情况：目前病情，治疗情况，用药需要及对药物的反应、用药史、过敏史和家族史	1
		2．局部情况：注射部位皮肤有无红肿、硬结、疤痕	1
		3．心理状态：有无紧张、焦虑，用药的动机，心理反应及对用药计划的了解与认识程度等	1
		4．询问患者进食情况，空腹禁做药物过敏试验	1
	环境	环境清洁、光线充足，符合无菌操作要求	2
	护士	①衣；②帽；③鞋；④洗手；⑤戴口罩	2
	准备	1．用物：治疗盘内盛 ①无菌注射器和针头；②无菌持物钳；③无菌棉签；④弯盘；⑤皮肤消毒剂；⑥青霉素40万U；⑦无菌纱布、无菌巾包；⑧砂轮、启瓶器；⑨无菌等渗盐水；⑩备抢救盒	4
		2．检查药物的质量、批号	1
		3．检查注射器及针头符合需要，灭菌日期、灭菌效果	2
		4．检查注射盘用物齐全	1
预期目标		1．患者用药安全，无不良反应	1
		2．患者紧张情绪缓解，安全感增加，理解皮试目的，主动配合	1
实施		1．稀释皮试药液：①铺一无菌盘；②启开青霉素瓶铝盖中心；③消毒瓶塞；④检查等渗盐水；⑤消毒安瓿颈及砂轮，安瓿锯痕；⑥重新消毒去屑；⑦无菌纱布包好折断安瓿；⑧取注射器及针头吸等渗盐水2 ml；⑨注入青霉素瓶内；⑩充分溶解；⑪用1 ml注射器及针头吸青霉素溶液0.1 ml；⑫再抽取等渗盐水0.9 ml；⑬摇匀后推掉0.9 ml；⑭再抽取等渗盐水0.9 ml；⑮摇匀后推掉0.9 ml；⑯再抽取等渗盐水0.9 ml；⑰摇匀后换皮试针头；⑱无菌小安瓿套在针头上，置无菌盘内。核对药物并签名，请人核对签名	18
		2．①用物带至患者床旁；②对床号、姓名；③向患者解释；④再次询问过敏史、用药史、家族史	8
		3．①选择合适体位，选定注射部位；②乙醇消毒皮肤待干；③排尽注射器内空气；④查对安瓿	14
		4．①左手绷紧前臂掌侧之皮肤；②右手持注射器；③针头斜面向上；④与皮肤呈5°；⑤刺入至针头斜面完全进入皮内	10
		5．①左手拇指固定针栓；②右手推药液0.1 ml；③使局部变成一圆形隆起的皮丘；④皮丘皮肤变白，毛孔变大	4
		6．①迅速拔出针头；②嘱患者留观20分钟后看结果	4
		7．①记录时间；②签名；③清理用物	4
		8．注意观察反应	1
		9．健康教育	2
评价		1．患者：情绪稳定，理解皮试目的，主动配合。结果（阳性或阴性）准确	5
		2．护士：配制皮试液准确，操作熟练，方法正确；熟悉过敏性休克的急救措施	10

附录 26

女性患者留置导尿术操作标准

项目		内容	标分
医嘱		双人核对医嘱，签名	2
评估	患者	1. 全身情况：目前病情，诊断，意识状态，生命体征，治疗及导尿目的，饮水和排尿习惯等	1
		2. 局部情况：膀胱充盈情况、会阴部皮肤及黏膜情况	1
		3. 心理状态：是否有焦虑不安、自卑等心理，合作程度，对疾病的认识	1
		4. 健康知识：饮水、卫生习惯，接受保健知识的能力	1
		5. 患者：①缓解紧张情绪；②能下床活动者嘱其自行清洗外阴	1
	环境	环境是否清洁、舒适，是否能保护患者隐私	2
	护士	①衣；②帽；③鞋；④口罩；⑤洗手	2
	用物	1. 治疗盘内备：①无菌导尿包（血管钳 2 把，小药杯内置棉球数个，液状石蜡棉球瓶，孔巾一条，弯盘 2 只，有盖标本试管、纱布 3 块）；②无菌持物钳；③无菌手套；④治疗碗内盛消毒液棉球数个；⑤血管钳，或指套；⑥消毒溶液 1 瓶；⑦弯盘 2 只（手套 1 只，止血钳 1 把）；⑧橡胶单；⑨治疗巾；⑩浴巾；⑪ 10 ml 注射器 1 只，引流袋 1 个，导尿管 1 根；⑫ 必要时备屏风	4
		2. 检查导尿包的灭菌日期、灭菌效果；消毒液的有效浓度；无菌手套的号码、灭菌日期、效果等	2
预期目标		1. 正确完成操作，患者满意	1
		2. 患者理解导尿的目的，主动配合，无不良反应发生	1
实施		1. ①备齐用物携至床旁；②查对床号、姓名，看腕带；③向患者解释目的	3
		2. ①操作者站患者右侧；②帮助脱去对侧裤腿，盖在近侧腿部；③对侧腿部用棉被遮盖；④患者取仰卧屈膝位；⑤两腿略向外展，露出外阴	5
		3. ①垫橡胶单和治疗巾于臀下；②弯盘置于近外阴处；③治疗碗放于两腿间；④左手戴手套	4
		⑤右手持血管钳夹浸有消毒液的棉球消毒阴阜、左右腹股沟、左右大阴唇、左右大阴唇内侧即小阴唇外侧、左右小阴唇内侧、尿道口、尿道口至肛门；⑥一个棉球限用一次；⑦棉球及手套用后置弯盘内移至护理车下层	6
		4. ①取无菌导尿包置患者两腿之间并依序打开；②分别倒消毒溶液与生理盐水于小药杯内；放置导尿管、注射器、引流袋；③戴无菌手套	6
		④铺孔巾；⑤使孔巾和导尿包包布连接形成一无菌区	4
		5. ①按操作顺序排列无菌用物，检查导尿管通畅，抽好生理盐水；②用液状石蜡棉球润滑导尿管前端后置弯盘内备用	2
		③将另一弯盘移近外阴处；④再次消毒：尿道口、左右小阴唇内侧、尿道口	4
		6. ①右手持血管钳夹导尿管对准尿道口轻轻插入 4～6 cm；②见尿液流出再插入 1～2 cm；③打入 10 ml 盐水，固定并回拉	6
		④留取中段尿液，标本瓶盖严，放妥；⑤如插管困难，应稍停片刻；⑥或让患者深呼吸	6
		⑦再缓缓插入，切忌暴力；⑧接好引流袋；⑨穿过孔巾，放于床沿	6
		7. ①撤下孔巾，擦净外阴；②脱去手套，放入弯盘内；③撤去橡胶单、治疗巾	6
		8. ①协助患者穿裤；②整理床单位；③清理用物；④做好记录；⑤将尿标本贴标签后送检；⑥洗手	6
		9. 健康教育	2
评价		1. 患者：无痛苦；衣、被清洁、干燥	5
		2. 护士：操作熟练、方法正确，无菌观念强，一次插管成功；能说出注意事项	10

附录 27

艾条灸操作标准

项目		内容	标分
医嘱		双人核对医嘱，签名	2
评估	患者	1. 体质及艾灸处皮肤情况	2
		2. 患者既往病史，目前症状，发病部位及相关因素	3
		3. 患者心理状态和对治疗疾病的信心	2
	环境	是否整洁、舒适、安静，关好门窗，调节室温22~24℃	2
	护士	①衣；②帽；③鞋；④口罩；⑤洗手	2
	用物	治疗盘、艾条、火柴、弯盘、小口瓶，必要时备浴巾、屏风	3
实施		1. 备齐用物，携至床旁。对床号、姓名。做好解释，再次核对治疗卡	7
		2. 取合理体位，暴露施灸部位，冬季注意保暖	5
		3. 根据病情或医嘱，实施相应的灸法。温和灸，每处灸5~7分钟，至局部皮肤红晕为度。雀啄灸，每处5分钟左右。回旋灸，可灸20~30分钟	15
		4. 施灸过程中，随时询问患者有无灼痛感，及时调整距离，防止烧伤。观察病情变化及有无体位不适感，了解患者的心理、生理感受	15
		5. 施灸中应及时将艾灰弹入弯盘中，防止烧伤皮肤及衣物	8
		6. 施灸完毕，立即将艾条插入小口瓶熄灭艾火，清洁局部皮肤后，协助患者整理衣着，安置舒适卧位，酌情开窗通风	13
		7. 整理床单位，清理用物，做好记录，健康教育	6
评价		1. 患者：体位合理，感觉舒适，皮肤无烫伤，衣物无烧损，症状改善	5
		2. 护士：部位准确，操作熟练；熟悉注意事项	10

附录 28

静脉输液法（密闭式）操作标准

项目		内容	标分
医嘱		双人核对医嘱、输液卡，签名	2
评估	患者	1. 全身情况：目前病情，治疗、用药、意识状态	1
		2. 局部情况：注射部位皮肤及静脉情况，有无疤痕、炎症，肢体活动情况	2
		3. 心理状态：有无紧张、焦虑等情况，缓解紧张情绪，排空二便	2
		4. 健康知识：对疾病和输液作用的认识程度	1
	环境	环境是否清洁、光线是否充足、符合输液要求	2
	护士	①衣；②帽；③鞋；④口罩；⑤洗手	2
	准备	1. 治疗盘内盛：①一次性输液管；②纱布缸；③输液贴；④剪刀；⑤皮肤消毒剂；⑥无菌棉签；⑦弯盘；⑧ 0.9% NaCl，维生素 C 0.5 g；⑨小枕；⑩无菌持物钳；⑪压脉带；⑫一次性注射器；⑬砂轮；⑭输液卡；⑮笔；⑯输液架；⑰无菌手套；⑱必要时备夹板和绷带	4
		2. 检查输液液体和药物的质量，有无配伍禁忌	2
		3. 检查输液用物的灭菌时间、质量	2
预期目标		1. 患者基本了解药物作用，输液顺利，用药安全，无不良反应	1
		2. 患者紧张、焦虑反应减轻或消失	1
实施		1.（1）再次查对输液卡及药物、检查药物质量	2
		（2）输液瓶签上注明患者床号、姓名及主要药物名称	2
		（3）消毒瓶口	2
		2.（1）核对并消毒药物及砂轮	2
		（2）安瓿锯痕	1
		（3）拭去玻璃屑	1
		（4）用无菌纱布包好、打开安瓿	2
		（5）取注射器吸取药物	1
		（6）将药液加入瓶内	1
		（7）将输液管和通气管的针头同时插入瓶内	2
		（8）关闭输液器开关	1
		（9）双人核对药物	2
		3.（1）用物带至患者床旁	1
		（2）对床号、姓名	1
		（3）解释目的	1
		（4）核对药物	1
		（5）将输液瓶挂于输液架上并固定通气管	2
		（6）戴手套，备好输液贴	2
		4.（1）选择血管，系上压脉带	1
		（2）消毒皮肤	1
		5.（1）取下输液管排气	2

续

项目	内容	标分
实施	（2）关上开关	2
	（3）嘱患者握拳	3
	（4）穿刺，见回血再将针头平行推进少许	3
	6．（1）松压脉带，同时嘱患者松拳	2
	（2）打开开关	1
	（3）见液体点滴通畅	1
	（4）用胶布固定	1
	（5）必要时用夹板固定	1
	7．（1）根据病情调节输液速度 40～60 滴/分（口述不同患者的滴速调节）	1
	（2）遮盖好患者	1
	8．（1）再次查对无误	1
	（2）在输液卡上记录时间、滴速并签名，挂于输液架	1
	（3）向患者及家属交代注意事项	2
	9．（1）助患者于舒适的卧位	1
	（2）整理床单位	1
	（3）清理用物	1
	10．拔针 （1）核对患者床号、姓名、输液卡，关调节器开关，迅速拔针	2
	（2）分类处理垃圾	1
	11．整理用物；洗手记录	4
	12．健康教育	2
评价	1．患者：输液通畅；局部无肿胀；用药准确无不良反应	5
	2．护士：操作熟练；一次排气成功；一针见血；遇到故障迅速排除；无菌观念强；坚持三查七对。熟悉注意事项	10

附录 29

电除颤操作标准

项目		内容	标分
评估	患者	1. 巡视病房时发现患者心电监护仪显示室颤，检查电极片连接情况	2
		2. 判断患者有无意识，呼叫其他医务人员	2
		3. 患者：去枕平卧于硬板床，不与金属物体接触，取下义齿（口述），暴露胸前区，左臂外展	5
	环境	现场环境安全，请家属在病房外等候	2
	护士	仪表端庄，服饰整洁	2
	用物	除颤仪（带电极板、心电监测导联线），导电膏，纱布、棉签，必要时备电插板、急救药品	3
预期目标		通过电除颤，纠正、治疗心律失常，恢复窦性心律	2
实施		1.（1）除颤仪：备齐用物至床旁，打开电源，取下电极板，均匀涂擦导电膏	4
		（2）选择电极板示波，模式为"非同步"状态	5
		（3）选择合适的能量：双向波 200 J（小儿 3～5 J/kg）	5
		（4）按下充电按钮，充电完毕	5
		2. 口述"请大家离开"	2
		3. 将两电极板按标识放置于胸骨右缘第 2 肋间；左腋前线第 5 肋间，用力按压电极板使其紧贴皮肤	9
		4. 观察患者心电示波，判断为室颤心律	2
		5. 再次大声口述"请大家离开"	5
		6. 两手同时按下两个电极板上的放电键，放电后再放开按钮	5
		7. 观察患者心电图显示恢复窦性心律，除颤成功	5
		8. 操作完毕，将能量开关回复至零位	5
		9. 清洁皮肤，协助患者取舒适体位，整理床单位	5
		10. 洗手，做记录。健康教育	6
		11. 用物按院感要求分类处理，清洁擦拭除颤仪，处于备用状态	4
评价		1. 患者心律失常得到及时发现和有效控制	5
		2. 操作流程熟练、动作流畅，简述内容重点突出	5
		3. 密切观察病情变化及患者反应；急救意识强，动作敏捷	3
		4. 患者安全，无皮肤灼伤等并发症发生	2

附录30

心肺复苏操作标准

项目		内容	标分
评估	患者	巡视病房，核对患者信息	2
	环境	现场环境安全，请家属在病房外等候	2
	护士	仪表端庄，服饰整洁	2
	用物	纱布、弯盘、手电筒，必要时推抢救车	2
预期目标		患者恢复窦性心律，呼吸平稳，无不适表现	2
实施		1．迅速判断意识 （1）呼叫患者，轻拍患者肩部（5秒）	3
		（2）立即呼救："快来人呀！××需要抢救！"推除颤仪、抢救车，记录时间	3
		（3）判断患者颈动脉搏动及呼吸（6～10秒）："颈动脉无搏动！呼吸停止"	4
		2．体位 （1）迅速将患者仰卧于硬板床或地上（或胸下垫胸外按压板）	2
		（2）立即解开患者衣领、腰带	2
		（3）站立于患者身旁，患者头、颈、躯干呈直线	1
		3．（1）立即进行胸外按压按压30次，抢救者将一手掌根部按在患者胸骨下1/3，即双乳头连线与胸骨交界处，另一手平行重叠于此手背上，十指交叉，手指不触及胸壁	5
		（2）最好呈跪姿，双轴关节伸直，借臂、肩和上半身体重的力量垂直向下按压，按压时手指不能接触患者胸壁	3
		（3）按压频率大于100次/分，按压与放松比例1∶1	2
		（4）按压幅度大于5 cm，而后迅速放松，反复进行，放松时手掌根部不能离开胸壁	3
		4．抢救者应位于患者头部的后方，将头部向后仰，并托牢下颌使其朝上，使气道保持通畅	3
		5．面罩扣住口鼻，左手拇指和示指紧紧按住，其他的手指则紧按住下颌（CE）	3
		6．右手挤压球体，将气体送入肺中，有规律地挤压球体，提供足够的吸气/呼气时间（成人10～15次/分，儿童14～20次/分）	3
		7．患者有自主呼吸，应按患者的呼吸动作加以辅助，与患者同步	2
		8．挤压呼吸囊时，压力适中，不可时快时慢，压力不可过大。若患者气道压力过高，可下旋压力阀，以增加送气压力。简易呼吸器呼吸囊容积/输出容积一般为1500/1350 ml，可根据患者具体情况而定，潮气量选择8～12 ml/kg，吸呼比1∶（1.5～2）	10
		9．抢救者应注意确认患者是否处于正常的换气。胸外按压与人工呼吸比例为30∶2，共进行5个循环	8
		10．同时判断呼吸和脉搏并口述抢救效果（口述） 患者往往有三种复苏结果：①心搏、呼吸均恢复，将患者摆为复苏体位；②心搏恢复，给患者继续人工呼吸；③心搏、呼吸均未恢复，继续给患者心肺复苏或电除颤	6
		11．（口述）抢救成功指征（10秒） ①瞳孔：散大的瞳孔开始回缩，对光反射出现。②面色：由发绀变红润。③大动脉：颈动脉可以摸到搏动。④上肢收缩压：60 mmHg。⑤呼吸：自主呼吸出现	6
		12．抢救成功，记录时间，整理床单位及用物，进行进一步生命支持（10秒）。将抢救的时间和经过记录于危护单上	4
		13．健康教育	2
评价		1．急救意识强；操作熟练、规范	10
		2．患者无不良反应	2
		3．时间限定4分钟，每超过1分钟扣2分	3

附录 31

咽拭子采集法操作标准

项目		内容	标分
评估	患者	1. 了解患者病情、口腔黏膜和咽部感染情况	2
		2. 向患者解释，取得配合	2
	环境	评估病室环境、整洁、光线充足	2
	护士	着装整洁规范、仪表端庄大方（一项不规范扣1分）	2
	用物	备齐用物：①治疗盘；②无菌咽拭子培养管；③实验室检查单；④压舌板；⑤一次性手套；⑥温开水；⑦纱布；⑧手电筒；⑨弯盘等	4
预期目标		操作熟练、无不良反应	2
实施		1. 备齐用物携至患者床旁，再次核对床号、姓名、住院号、手腕带，向患者解释，取得合作（未核对者或者核对不仔细者扣4分）	8
		2. 协助患者取合适体位，用清水漱口（未漱口扣4分，未取合适体位扣4分）	8
		3. 戴手套，再次核对标本标签，让患者张口发"啊"音，必要时使用压舌板（未核对者扣2分）	8
		4. 取出培养管中的拭子轻柔、快速地擦拭两腭弓、咽及扁桃体的分泌物，避免咽拭子触及其他部位	10
		5. 迅速把咽拭子插入无菌试管内塞紧	7
		6. 再次核对，将条形码标签贴于标本容器上，注明留取时间（一处不符合扣3分）	6
		7. 用纱布擦净患者口唇，脱手套，手消毒液消毒双手，整理床单位，协助患者取舒适体位，询问患者需要并做相关健康教育（未整理床单位扣1分，未询问患者需要扣2分）	12
		8. 处理用物，洗手，取口罩（一处不符合要求扣2分）	2
		9. 按要求将标本及时送检（未及时送检扣4分）	4
		10. 洗手，记录	4
		11. 健康教育。操作速度：6分钟内完成	2
评价		1. 操作过程中，应注意瓶口消毒，保持容器无菌	2
		2. 最好在使用抗菌药治疗前采集标本	1
		3. 避免在进食后2小时内留取咽拭子标本，以防呕吐，棉签不要触及其他部位以免影响检验结果	2
		4. 操作流程熟练、动作流畅，患者无不良反应	10

附录 32

物理降温操作标准

项目		内容	标分
评估	患者	1. 安置体位：协助患者采取舒适卧位	3
		2. 评估患者合作程度	2
	环境	评估病室环境安静、整洁、光线充足	2
	护士	①衣；②帽；③鞋；④口罩；⑤洗手	2
	用物	1. 备齐用物，放置合理。用物准备：①冰袋；②布袋；③毛巾；④手消毒液	3
		2. 检查冰袋等无破损，清点冰袋数目	2
		3. 携带用物至床旁，核对床号、床头卡询问患者姓名并向患者解释	2
预期目标		操作熟练、测量准确	2
实施		1. 评估患者病情、治疗、用药、意识状态、局部皮肤	10
		2. 放置位置：高热降温置冰袋于前额、头顶部和体表大血管流经处（颈部两侧、腋窝、腹股沟等）	18
		3. 放置时间：不超过30分钟	18
		4. 物理降温过程中密切观察患者体温情况	10
		5. 整理用物，分类处理	5
		6. 洗手，整理记录	4
		7. 健康教育	2
评价		1. 护士操作熟练	5
		2. 患者无不良反应	10

附录33

小儿推拿操作标准

项目		内容	标分
医嘱		双人核对医嘱，签名	2
评估	患者	1. 评估患者意识、年龄、病情，告知操作目的	2
		2. 评估患者合作程度	2
		3. 了解患者是否存在影响测量结果的因素（口述）	2
	环境	评估病室环境安静、整洁、光线充足	2
	护士	①衣；②帽；③鞋；④口罩；⑤洗手	2
	用物	1. 备齐用物，放置合理。用物准备：滑石粉、药油、治疗巾、药酒	4
		2. 携带用物至床旁，核对床号、床头卡，询问患者姓名并向患者解释	5
预期目标		操作熟练、无不良反应	2
实施		1. 取舒适体位，充分暴露按摩部位，注意保护隐私	6
		2. 遵医嘱确定穴位	12
		3. 正确选择点、揉、按等手法	12
		4. 力量及摆动幅度均匀	10
		5. 操作中询问患者对手法的感受，及时调整	12
		6. 整理用物，分类处理，记录，洗手	8
		7. 健康教育	2
评价		1. 取穴准确，所选穴位与手法、患者感受及目标达到	10
		2. 注重和患者的沟通	5

附录 34

腹部体格检查——腹部触诊操作标准

项目		内容	标分
评估	患者	核对信息，告知患者放松身体，避免肌肉紧绷	2
	环境	评估病室环境安静、整洁、光线充足	2
	护士	①衣；②帽；③鞋；④口罩；⑤洗手	2
	用物	护士搓热双手，保护患者隐私	2
预期目标		操作熟练、患者无不良反应	2
实施		1. 嘱患者排空膀胱，正确暴露腹部（上至剑突，下至耻骨联合），屈膝、放松腹部，双上肢置于身体两侧	2
		2. 腹部浅触诊：自左下腹开始、逆时针方向，力度约为下陷1 cm，查腹肌紧张度，有无包块、压痛（触诊过程中注意观察患者表情、面色，询问有无压痛）	14
		3. 腹部深触诊：自左下腹开始、逆时针方向（触诊过程中注意观察患者表情、面色，询问有无压痛、检查有无反跳痛）	13
		4. 肝触诊：右锁骨中线及前正中线上双手触诊，手法正确（一手托住肝区，另一手自脐下向肝区深触诊）	11
		5. 检查肝颈静脉回流征：右手掌面压住肝区10秒，嘱患者头偏向左侧，观察颈静脉是否充盈	9
		6. 检查胆囊点有否压痛、Murphy征检查：位置正确（锁骨中线与肋弓的交点），手法正确、判断准确（嘱患者深吸气，同时拇指按压胆囊点，嘱患者做深呼吸，若屏住呼吸即为Murphy征阳性，反之为阴性）	10
		7. 脾触诊：双手法，平卧未能触及，再行右侧卧位检查	5
		8. 肾触诊：双手法，左手托腰部向上推起	3
		9. 膀胱触诊：自脐向下触	2
		10. 整理用物；洗手记录	4
		11. 健康教育	2
评价		1. 态度严肃、认真，体现人文关怀（减少暴露、暖手）	7
		2. 操作熟练、连贯、正确有效	6
		3. 整理用物，洗手	2

附录35

静脉留置针输液操作标准

项目		内容	标分
医嘱		双人核对医嘱,签名	2
评估	患者	1. 向患者解释并取得合作	1
		2. 评估患者皮肤、血管情况	1
	环境	评估病室环境安静、整洁、光线充足	2
	护士	①衣;②帽;③鞋;④口罩;⑤洗手	2
	用物	1. 备齐用物,放置合理。用物准备:①一次性输液管;②纱布缸;③输液贴;④剪刀;⑤皮肤消毒剂;⑥无菌棉签;⑦弯盘;⑧0.9%NaCl;⑨小枕;⑩无菌持物钳;⑪止血带;⑫留置针;⑬砂轮;⑭输液卡;⑮笔;⑯输液架;⑰无菌手套;⑱必要时备夹板和绷带	4
		2. 核对药液标签,检查药液质量,贴瓶贴	4
预期目标		操作熟练、无不良反应	2
实施		1. 开启瓶盖,两次消毒瓶塞至瓶颈	2
		2. 检查输液器包装、有效期与质量	3
		3. 将输液器针头插入瓶塞	2
		4. 携带用物至床旁,核对床号、床头卡,询问患者姓名并向患者解释	3
		5. 再次检查药液质量后,将输液瓶挂于输液架上	3
		6. 检查并打开留置针包装,连接输液器	3
		7. 排空装置内气体,检查有无气泡	4
		8. 协助患者取舒适体位,垫小枕与治疗巾	2
		9. 选择静脉,扎止血带(距穿刺点上方10 cm),消毒皮肤(直径≥8 cm;2次消毒)	2
		10. 再次核对	2
		11. 去除针套,旋转松动外套管,再次排气至有少量药液滴出,检查有无气泡	8
		12. 固定血管,嘱患者握拳,进针,见回血后,边推进边抽出针芯	4
		13. 穿刺成功后,松开止血带,打开调节器,嘱患者松拳	3
		14. 妥善固定,管道标签上注明置管日期、时间及签名	3
		15. 根据患者的年龄、病情和药物性质调节滴速(口述),调节滴速时间至少15秒,并报告滴速,实际调节滴数与报告一致	2
		16. 操作后核对患者,告知注意事项	2
		17. 安置患者于舒适体位,放呼叫器于易取处	1
		18. 整理床单位及用物,垃圾分类处理	2
		19. 洗手,记录输液执行记录卡,15~30分钟巡视病房一次	4
		20. 核对解释,揭去敷贴,无菌干棉签轻压穿刺点上方,关闭调节夹,迅速拔出留置针,嘱患者按压片刻至无出血,并告知注意事项	2
		21. 协助患者取舒适体位,询问需要	2
		22. 清理治疗用物,分类放置	2
		23. 洗手记录,记录输液结束时间及患者反应	4
		24. 健康教育	2
评价		1. 操作中与患者沟通良好	5
		2. 护士操作熟练,无菌观念强,患者无不良反应	10

附录 36

伤口换药操作标准

项目		内容	标分
医嘱		双人核对医嘱，签名	2
评估	患者	1．暴露创面，根据操作需要安置体位及肢体，暴露伤口所在的部位。遮挡其他部位	2
		2．评估患者合作程度	2
		3．了解患者是否存在影响测量结果的因素（口述）	2
	环境	评估病室环境安静、整洁、光线充足	2
	护士	①衣；②帽；③鞋；④口罩；⑤洗手	2
	用物	1．备齐用物，放置合理；用物准备：镊子、棉球、乙醇溶液与聚维酮碘溶液、药物	2
		2．携带用物至床旁，核对床号、床头卡，询问患者姓名并向患者解释	5
预期目标		操作熟练、无不良反应	2
实施		1．评估患者意识、年龄、病情，告知操作目的	4
		2．(1) 揭开敷料：用手揭开外层敷料（胶布应由伤口外侧向伤口方向揭去）	6
		(2) 再用镊子轻夹内层敷料，若粘连较紧，应先用盐水浸湿后再揭去（以免损伤肉芽组织或引起创面出血）	6
		(3) 揭去内层敷料时应和伤口纵向保持一致，以免伤口裂开	4
		3．(1) 伤口周围皮肤消毒：用聚维酮碘溶液对伤口周围皮肤进行消毒	5
		(2) 左手持一把无菌镊将无菌治疗碗内的聚维酮碘棉球传递给右手的另一把镊子操作，用以擦洗创口周围皮肤	10
		(3) 清洁伤口先由创缘向外擦洗，勿使乙醇溶液流入创口引起疼痛和损伤组织	9
		4．(1) 处理创面：直接用左手的无菌镊取无菌治疗碗内的盐水棉球，传递给右手的镊子，轻轻清洗创面，禁用干棉球擦洗创口，以防损伤肉芽组织	6
		(2) 后用干棉球擦洗伤面周围多余盐水	2
		5．(1) 覆盖伤口，包扎固定：覆盖无菌干纱布，其面积、厚度视创面大小、渗液情况及不同部位而定	2
		(2) 一般覆盖8层，面积要超过伤口四周3～5 cm，以达隔离作用。胶布固定时，其方向应与肢体或躯干长轴垂直	2
		(3) 胶布不宜固定时，可用绷带包扎	2
		6．整理用物；洗手记录	4
		7．健康教育	2
评价		1．操作中与患者沟通良好	5
		2．护士操作熟练，无菌观念强，患者无不良反应	10

附录 37

更换引流袋操作标准

项目		内容	标分
医嘱		双人核对医嘱，签名	2
评估	患者	1．评估患者意识、年龄、病情，告知留置引流管的时间及操作目的	1
		2．评估患者合作程度、患者反应、是否自理	1
		3．检查引流管是否通畅，引流液的颜色、性质及量	1
	环境	1．患者卧位舒适	1
		2．环境整洁温暖	1
	护士	①衣；②帽；③鞋；④口罩；⑤洗手	2
	用物	1．基础治疗盘、止血钳、弯盘、治疗巾、污物桶	2
		2．检查引流袋是否漏气及生产日期	2
预期目标		操作熟练、无不良反应	2
实施		1．护士核对床号姓名，向患者解释操作目的	4
		2．暴露并松解引流袋	4
		3．查看原有的引流液量及性质	6
		4．铺治疗巾，弯盘放置正确，夹紧引流管	8
		5．引流管衔接处消毒范围、方法正确	8
		6．更换引流袋方法正确，无污染	10
		7．松解止血钳，开放引流管，观察引流是否通畅	6
		8．固定引流袋的位置及长度合适	8
		9．向患者交代注意事项	4
		10．整理床单位，助患者取舒适卧位	3
		11．用物处理正确	3
		12．洗手，整理记录	4
		13．健康教育	2
评价		1．操作中与患者沟通良好	5
		2．护士操作熟练，无菌观念强，患者无不良反应	10

附录 38

艾炷灸操作标准

项目		内容	标分
医嘱		双人核对医嘱，签名	2
评估	患者	1．患者体质及艾灸处皮肤情况	2
		2．患者既往病史，目前症状，发病部位及相关因素	2
		3．患者心理状态和对治疗疾病的信心	1
	环境	是否整洁、舒适、安静，关好门窗，调节室温 22～24 ℃	2
	护士	①衣；②帽；③鞋；④口罩；⑤洗手	2
	用物	治疗盘、艾炷、火柴、凡士林、棉签、镊子、弯盘，必要时备浴巾、屏风等。间接灸时，备姜片或蒜片等	4
实施		1．备齐用物，携至床旁。对床号、姓名。核对治疗卡，做好解释	5
		2．取合理体位，暴露施灸部位，冬季注意保暖	5
		3．根据医嘱实施相应的灸法 （1）直接灸（常用无疤痕灸） ①先在施灸部位涂以少量凡士林	5
		②放置艾炷后点燃	4
		③艾炷燃至 2/5 左右患者感到灼痛时，即用镊子取走余下的艾炷，放于弯盘中	5
		④更换新炷再灸，一般连续灸 5～7 壮	6
		（2）间接灸（常用隔姜灸、隔蒜灸、隔盐灸、隔附子饼灸） ①施灸部位涂凡士林	6
		②根据医嘱，放上鲜姜片或蒜片或附子饼一片（附子饼是附子研末以黄酒调和而成，厚 0.6～0.9 cm，中心用粗针刺数孔）	6
		③上置艾炷，点燃施灸	4
		④当艾炷燃尽或患者感到灼痛时，则更换新炷再灸，一般灸 3～7 壮。达到灸处皮肤红晕，以不起疱为度	6
		4．燃烧时，应认真观察，防止艾灰脱落，以免烧伤皮肤或烧坏衣物等	6
		5．施灸完毕，清洁局部皮肤，协助患者整理衣着，安置舒适体位，整理床单位，酌情通风	8
		6．清理用物，洗手，做好记录，健康教育	4
评价		1．患者：体位合理，感觉舒适，皮肤无烫伤，衣物无烧损，症状改善	5
		2．护士：部位准确，方法正确，操作熟练；熟练注意事项	10

附录39

口服给药操作标准

项目		内容	标分
医嘱		双人核对医嘱,签名	2
评估	患者	1. 患者病情、合作能力、进食能力	1
		2. 服药时机、服药体位、服药方式和安全性	1
		3. 用药史、家族史及不良反应史	1
		4. 告知患者及家属药物的作用、方法、不良反应及注意事项	1
	环境	清洁,符合无菌操作要求,光线充足,营造无干扰的给药环境	2
	护士	①衣;②帽;③鞋;④口罩;⑤洗手	2
	用物	1. 药物、温开水	2
		2. 检查药物的质量,有无配伍禁忌	2
预期目标		1. 患者基本了解药物作用,用药安全、无不良反应	1
		2. 患者紧张、焦虑反应减轻或消失	1
实施		1. 核对患者床号、姓名、年龄、手腕带,解释,取得患者配合	5
		2. 协助患者取合适体位	5
		3. 给药 (1) 液体药物,应精确量取,确保剂量准确	9
		(2) 药物应一次取离药盘,不同患者的药物不可同时取出	9
		(3) 由胃管途径给药时,应将药物研碎,用水溶解后由胃管注入	9
		4. 对危重和不能自行服药的患者应予喂药	7
		5. 确保服药到口,若患者不在或因故暂不服药,应将药物带回保管,适时再发或交班	7
		6. 说明注意事项	5
		7. 再次核对患者,协助取舒适体位	5
		8. 洗手,在口服药单上签名	4
		9. 随时观察用药后的效果及不良反应,必要时记录。整理:药杯做相应处理,清洁发药车(盘)	4
评价		1. 患者:局部用药准确、安全,无不良反应	5
		2. 护士:操作中与患者沟通良好,坚持查对,熟悉注意事项	10

附录40

入院评估操作标准

项目		内容	标分
评估	患者	确认患者姓名、年龄、性别、配合程度	4
	环境	清洁宽敞，明亮安静，温湿度适宜	2
	护士	①衣；②帽；③鞋；④洗手；⑤戴口罩	2
	用物	入院评估单、黑色签字笔、血压计	2
预期目标		能顺利完成入院评估，患者配合度高，记录准确	2
实施		1. 基本资料：姓名、性别、年龄、婚姻、出生地、民族、职业、工作单位、住址、入院日期、教育程度、职业、宗教信仰、费用支付情况、家庭子女情况等	15
		2. 现病史 （1）起病情况：患者情况，发病缓急，可能病因或诱因 （2）主要症状或体征的特点：部位、性质、持续时间、程度、缓解或加重因素 （3）病情的发展与演变 （4）伴随症状 （5）鉴别诊断症状 （6）诊疗过程：是否到医院就诊？做过哪些检查？治疗用药情况及效果 （7）二便、睡眠、饮食、精神等一般情况及相关病史	14
		3. 既往病史资料	3
		4. 家族史资料	3
		5. 心理-行为-社会资料	3
		6. 评估：患者意识、皮肤情况、自理能力、疼痛评分、营养评分、跌倒评分、皮肤完整性、视力状况、听力状况等。做好压疮、坠床与跌倒等的风险评估并做相应标识	15
		7. 测量生命体征，注意为患者保暖并将结果告知患者及家属。询问患者生活、饮食状况。吸烟、饮酒等嗜好	6
		8. 交流技巧 （1）条理性强 （2）能够围绕病情询问，语言通俗易懂 （3）无暗示性、诱导性、责难性提问 （4）在规定时间内完成入院评估	8
		9. 整理用物；洗手记录	4
		10. 健康教育	2
评价		1. 人文关怀意识强，服务态度好，对患者关心体贴	5
		2. 沟通能力强，巧妙引导，不生硬打断患者叙述	10

主要参考文献

[1] 陈偶英，罗尧岳．临床护理教学查房案例与设计［M］．北京：人民卫生出版社，2022．
[2] 陈志强，杨关林．中西医结合内科学（新世纪第三版）［M］．北京：中国中医药出版社，2016．
[3] 窦水儿，许小凤．多囊卵巢综合征中医药治疗进展［J］．内蒙古中医药，2022，41（5）：167-168．
[4] 冯进，王丽芹．妇产科护理学［M］．4版．北京：中国中医药出版社，2021．
[5] 葛均波，徐永健，王辰．内科学［M］．9版．北京：人民卫生出版社，2018．
[6] Dave Singh, Alvar Agusti, Antonio Anzueto, et al. Global Strategy for the Diagnosis, Management, and Prevention of Chronic Obstructive Lung Disease: the GOLD science committee report 2019 [J]. Eur Respir J, 2019, 53 (5): 1900164.
[7] 何清湖，秦国政．中医外科学［M］．3版．北京：人民卫生出版社，2016．
[8] 李海．慢加急肝衰竭的诊断标准及管理［J］．诊断学理论与实践，2021，20（5）：434-438．
[9] 李乐之，路潜．外科护理学［M］．6版．北京：人民卫生出版社，2017．
[10] 李巧玲，彭静，周本宏，等．基于网络药理学和实验验证探讨黄芩射干汤治疗小儿肺炎的抗炎作用机制［J］．中南药学，2023，21（8）：2009-2015．
[11] 李小寒，尚少梅．基础护理学［M］．7版．北京：人民卫生出版社，2022．
[12] 刘佳，俞楚仪，马红霞，等．多囊卵巢综合征远期并发症及防治的研究进展［J］．国际生殖健康/计划生育杂志，2018，37（2）：172-176．
[13] 刘全喜，陶源，王微，等．《金匮要略》薏苡附子败酱散治法刍议［J］．中国民族民间医药，2022，31（15）：19-21．
[14] 陆静波，蔡恩丽．外科护理学［M］．北京：中国中医药出版社，2021．
[15] 孙秋华．中医临床护理学［M］．北京：中国中医药出版社，2016．
[16] 万润之，孙丽平，王延博，等．基于文献计量与知识图谱可视化的中医药治疗小儿肺炎研究热点分析［J］．世界中医药，2023，18（3）：406-411，415．
[17] 王德军，李路凯，张辉．加味二陈汤对肾虚痰湿型多囊卵巢综合征患者卵巢多囊样改变、内分泌及代谢的影响［J］．中国实验方剂学杂志，2017，23（24）：190-195．
[18] 谢幸，孔北华，段涛．妇产科学［M］．9版．北京：人民卫生出版社，2018．
[19] 徐桂华，张先庚．中医临床护理学（中医特色）［M］．2版．北京：人民卫生出版社，2017．
[20] 许甜甜，卢敏，董莉．多囊卵巢综合征的中医证型研究［J］．中医学报，2020，35（1）：86-89．
[21] 薛博瑜，吴伟．中医内科学［M］．3版．北京：人民卫生出版社，2017．
[22] 杨英豪，潘晓彦．中医临证施护［M］．北京：中国中医药出版社，2019．
[23] 尤黎明，吴瑛．内科护理学［M］．6版．北京：人民卫生出版社，2017．

[24] 俞瑾,刘璐茜,翟东霞,等.多囊卵巢综合征肝经湿热证患者炎症微环境状态及补肾清肝法的改善作用[J].北京中医药大学学报,2018,41(8):689-695.

[25] 中国中西医结合学会.慢加急性肝衰竭中西医结合诊疗专家共识[J].临床肝胆病杂志,2021,37(9):2045-2053.

[26] 中华医学会妇产科学分会内分泌学组及指南专家组.多囊卵巢综合征中国诊疗指南[J].中华妇产科杂志,2018,53(1):2-6.